图解经络穴位按摩大全

黄曼博 编著

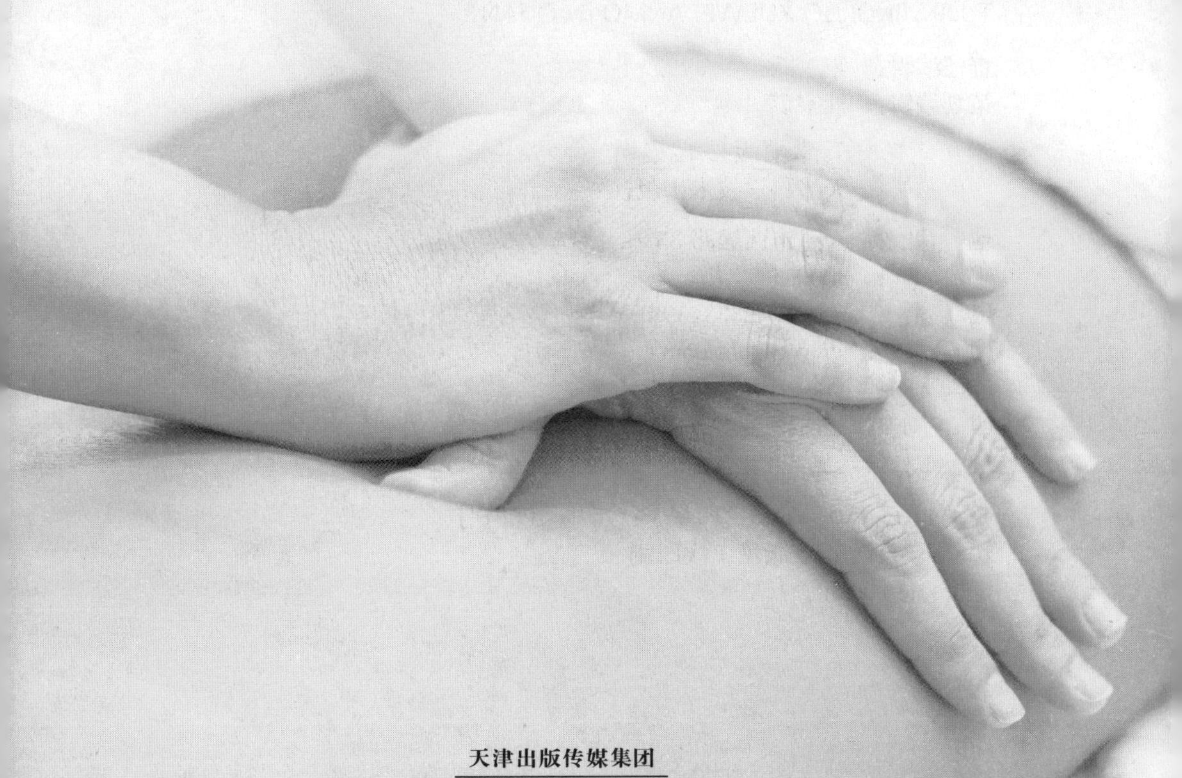

天津出版传媒集团
天津科学技术出版社

图书在版编目（CIP）数据

图解经络穴位按摩大全 / 黄曼博编著 . -- 天津：天津科学技术出版社，2021.11

ISBN 978-7-5576-9001-4

Ⅰ . ①图… Ⅱ . ①黄… Ⅲ . ①穴位按压疗法 – 图解 Ⅳ . ① R245.9-64

中国版本图书馆 CIP 数据核字（2021）第 065427 号

图解经络穴位按摩大全
TUJIE JINGLUO XUEWEI ANMO DAQUAN

责任编辑：张 跃
策划编辑：杜宇琪

出 版：天津出版传媒集团
天津科学技术出版社

地 址：天津市西康路 35 号
邮 编：300051
电 话：（022）23332399
网 址：www.tjkjcbs.com.cn
发 行：新华书店经销
印 刷：三河市九洲财鑫印刷有限公司

开本 710×1000 1/16 印张 15 字数 200 千字
2021 年 11 月第 1 版第 1 次印刷
定价：50.00 元

前言

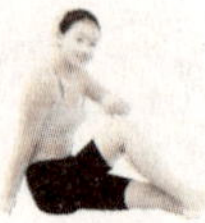 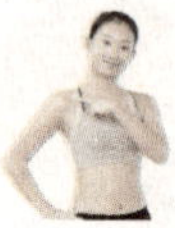 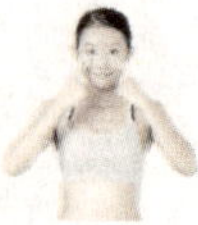 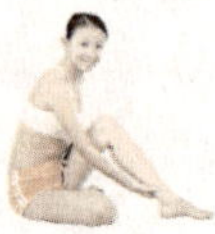

随着21世纪科技的发展和社会的进步，人类进入了“健康世纪”“养生年代”，人们对生活品质的追求越来越着重表现在对健康体质的不断追求上，一些日常生活中简便易学又安全可靠的防病健身的方法日渐受到大家的欢迎和推崇。

因此近年来，兴起一股天然养生热，在这样的情况下，经络穴位按摩——这一古老而又传统的中医治疗保健手段，越来越多地出现在现代人的生活中，携着千百年的古老文明在时代的舞台上展示着其历久弥新的魅力。

按摩又称推拿，古称按跷、案机等，是中医学一种古老的防病、治病的方法。我国古代名医扁鹊、华佗等就运用按摩治疗了很多疾病。时至今日，随着医学科学技术的进步，凭着效果的显著和理论体系的完善，按摩在我国乃至世界范围内越来越受到高度的重视。运用按摩的方法防病、治病、健身益寿，在中华民族的医疗史上一直有着悠久的渊源和宝贵的传承。

尽管穴位按摩对人体病症确有天然效果，但取穴位置是否到位、针灸深度是否精准、配穴治疗是否正确、力道推压是否合宜，皆关乎人体性命安危，因此具备正确的穴位按摩常识，不仅自救亦可救人。

本书用深入浅出的文字介绍了经络穴位按摩的相关知识，共分八章。第一章主要是介绍按摩的基础常识；第二章重点介绍各类常见病症的按摩治疗方法；第三至八章介绍了对人体五脏六腑有保健和治疗作用的主要穴位。

本书所囊括之人体穴位，皆是人体临床常见特效穴，其详尽的穴

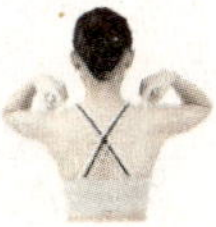
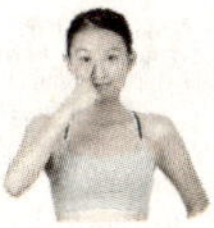
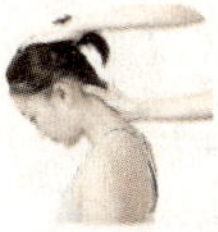
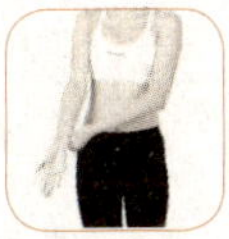

位解说、主治、人体取穴部位与按摩手法及力度皆配以精美图说、浅显文字，使读者一目了然；本书采用图解形式，用表格、流程图展示正文精彩内容，解答穴位按摩疑难问题。每条经络配以清晰的循行图，并用不同线条标出经脉循行路线和相应穴位。读者在阅读的时候可以图文对应。每个穴位都有相应的简易取穴法，读者只要比照图片做出动作就能找准穴位，也可以通过真人演示图放心按摩，解决了读者难以判断位置的困惑，是家庭必备的自疗养生书。

另外，为方便读者更确切、更快捷地了解并掌握经络穴位按摩，本书特别配用了人体穴位经络挂图，以期为读者提供更全面的快速可查的方法。

本书不是一本简单的取穴书，读者通过简单易懂的方法，达到对症取穴的调治养生效果，希望我们为读者提供的，不仅是读者需要的，更是让读者意想不到的。

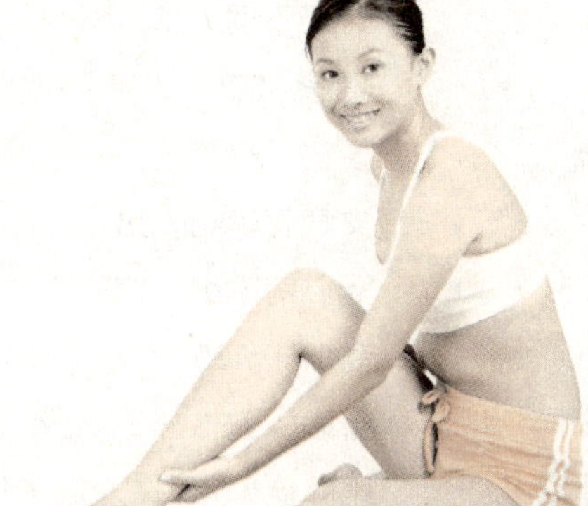

目录

第一章 穴位按摩基础知识

- 按摩手法说明 / 2
- 按摩注意要点 / 6
- 按摩体位和准备工作 / 8
- 日常按摩器具 / 10
- 专业按摩工具 / 14
- 自我检测：经络是否通畅——按穴位测虚实 / 18
- 自我检测：经络是否通畅——冷体质检测表 / 20

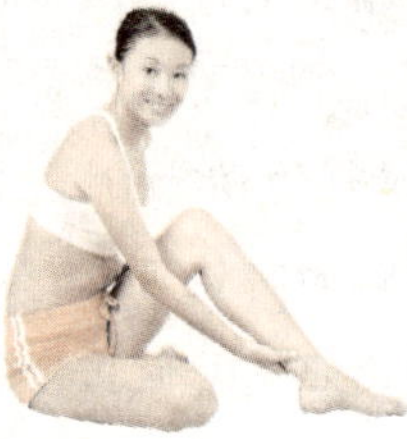

第二章 常见病特效穴位按摩法

- 腹泻 / 24
- 咳嗽 / 24
- 发热 / 25
- 食积 / 25
- 痛经 / 26
- 月经不调 / 26
- 胃痛 / 27
- 便秘 / 27
- 支气管哮喘 / 28
- 冠心病 / 28
- 高血压 / 29
- 糖尿病 / 29
- 肥胖症 / 30
- 癫痫 / 30
- 半身不遂 / 31
- 神经衰弱 / 31
- 肩周炎 / 32
- 足跟痛 / 32
- 闪挫腰痛 / 33
- 落枕 / 33
- 痔疮 / 34
- 慢性胃炎 / 34
- 慢性咽喉炎 / 35
- 关节炎 / 35
- 颈椎病 / 36
- 慢性腰肌痛 / 36
- 近视眼 / 37
- 鼻炎 / 37

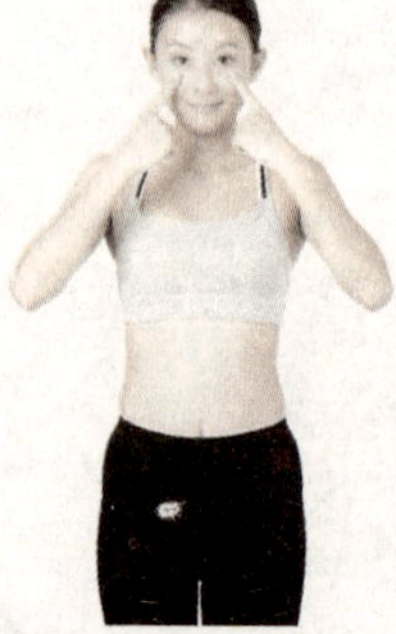

- 耳鸣 / 38
- 牙痛 / 38
- 眼睛疲劳 / 39
- 小腿抽筋、脚麻 / 39
- 脚底冰凉 / 40
- 失眠 / 40
- 头晕目眩 / 41
- 心悸 / 41
- 心情烦躁 / 42
- 腹胀 / 42
- 食欲不振 / 43
- 酒醉、宿醉 / 43

第三章 头部穴位一点通

- 迎香穴 / 46
- 承泣穴 / 47
- 四白穴 / 48
- 地仓穴 / 49
- 颊车穴 / 50
- 下关穴 / 51
- 颧髎穴 / 52
- 听宫穴 / 53
- 睛明穴 / 54
- 攒竹穴 / 55
- 丝竹空穴 / 56
- 瞳子髎穴 / 57
- 阳白穴 / 58
- 水沟穴 / 59
- 耳门穴 / 60
- 头维穴 / 61
- 眉冲穴 / 62
- 曲差穴 / 63
- 五处穴 / 64
- 承光穴 / 65
- 通天穴 / 66
- 天柱穴 / 67
- 颅息穴 / 68
- 角孙穴 / 69
- 悬颅穴 / 70
- 悬厘穴 / 71
- 天冲穴 / 72
- 目窗穴 / 73
- 风池穴 / 74
- 哑门穴 / 75
- 脑户穴 / 76
- 风府穴 / 77
- 强间穴 / 78
- 百会穴 / 79
- 前顶穴 / 80
- 神庭穴 / 81
- 扶突穴 / 82
- 人迎穴 / 83
- 廉泉穴 / 84

目录

第四章 教你找准胸腹穴

中府穴 / 88
乳中穴 / 89
乳根穴 / 90
周荣穴 / 91
大包穴 / 92
极泉穴 / 93
神封穴 / 94
俞府穴 / 95
天池穴 / 96
章门穴 / 97
期门穴 / 98
上脘穴 / 99
膻中穴 / 100
滑肉门穴 / 101
天枢穴 / 102
归来穴 / 103
气冲穴 / 104
府舍穴 / 105
大横穴 / 106
横骨穴 / 107
大赫穴 / 108
气 穴 / 109
肓俞穴 / 110
商曲穴 / 111
神阙穴 / 112
会阴穴 / 113
中极穴 / 114
关元穴 / 115
阴交穴 / 116

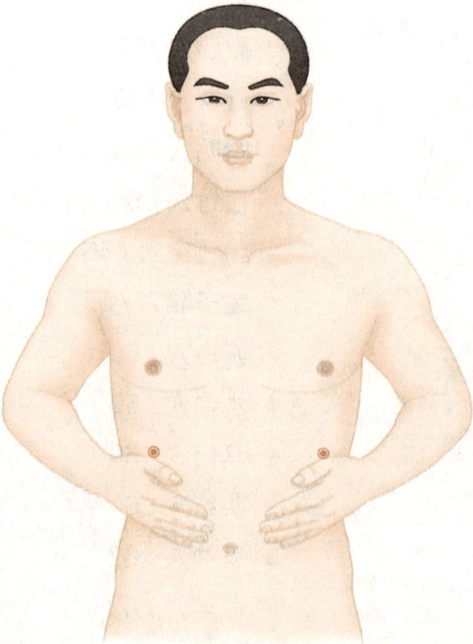

第五章

互相按摩腰背部

- 会阳穴 / 120
- 承扶穴 / 121
- 肩髎穴 / 122
- 环跳穴 / 123
- 长强穴 / 124
- 命门穴 / 125
- 肩贞穴 / 126
- 天宗穴 / 127
- 肩中俞穴 / 128
- 大杼穴 / 129
- 风门穴 / 130
- 肩井穴 / 131
- 身柱穴 / 132
- 大椎穴 / 133

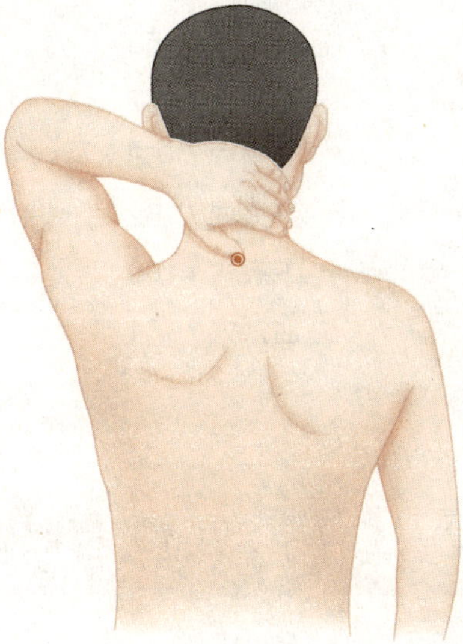

第六章

随时随地按摩上肢穴

- 太渊穴 / 136
- 鱼际穴 / 137
- 少商穴 / 138
- 商阳穴 / 139
- 三间穴 / 140
- 合谷穴 / 141
- 阳溪穴 / 142
- 少府穴 / 143
- 少冲穴 / 144
- 少泽穴 / 145
- 后溪穴 / 146
- 阳谷穴 / 147
- 养老穴 / 148
- 大陵穴 / 149

目录

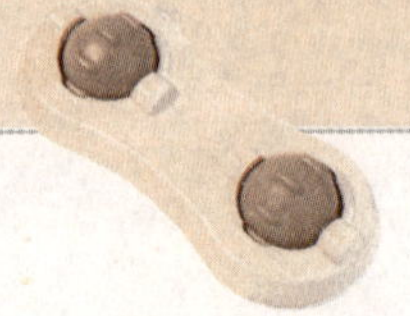

- 劳宫穴 / 150
- 中冲穴 / 151
- 关冲穴 / 152
- 液门穴 / 153
- 中渚穴 / 154
- 阳池穴 / 155
- 尺泽穴 / 156
- 孔最穴 / 157
- 列缺穴 / 158
- 经渠穴 / 159
- 下廉穴 / 160
- 曲池穴 / 161
- 肩髃穴 / 162
- 青灵穴 / 163
- 少海穴 / 164
- 神门穴 / 165
- 小海穴 / 166
- 曲泽穴 / 167
- 内关穴 / 168
- 支沟穴 / 169
- 天井穴 / 170
- 消泺穴 / 171

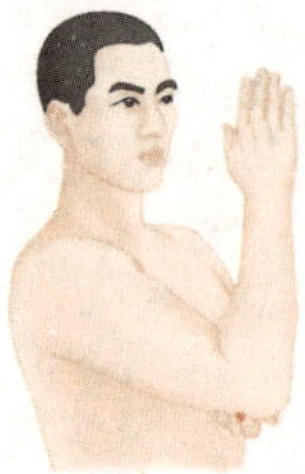

第七章 下肢穴位有特效

- 解溪穴 / 174
- 内庭穴 / 175
- 厉兑穴 / 176
- 隐白穴 / 177
- 太白穴 / 178
- 公孙穴 / 179
- 昆仑穴 / 180
- 申脉穴 / 181
- 至阴穴 / 182
- 涌泉穴 / 183
- 足临泣穴 / 184
- 足窍阴穴 / 185
- 大敦穴 / 186
- 太冲穴 / 187
- 中封穴 / 188
- 伏兔穴 / 189
- 犊鼻穴 / 190
- 足三里穴 / 191
- 丰隆穴 / 192
- 三阴交穴 / 193
- 阴陵泉穴 / 194
- 血海穴 / 195
- 殷门穴 / 196
- 委中穴 / 197
- 承筋穴 / 198
- 承山穴 / 199

- 飞扬穴 / 200
- 太溪穴 / 201
- 复溜穴 / 202
- 筑宾穴 / 203
- 风市穴 / 204
- 阳陵泉穴 / 205
- 阳辅穴 / 206
- 曲泉穴 / 207
- 足五里穴 / 208
- 阴廉穴 / 209

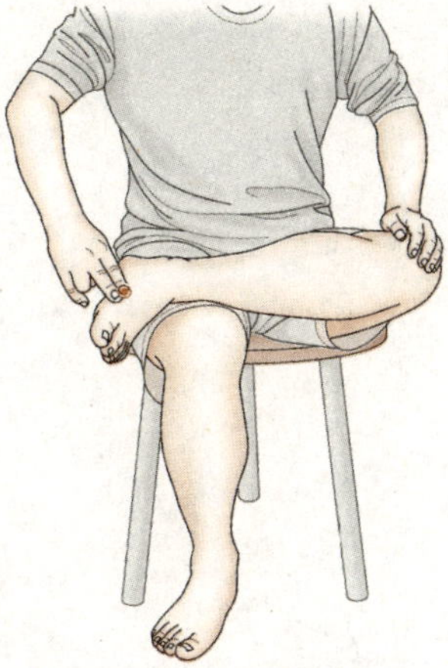

第八章 奇经穴位有奇效

- 太阳穴 / 212
- 肘尖穴 / 212
- 八风穴 / 213
- 鱼腰穴 / 213
- 百劳穴 / 214
- 球后穴 / 214
- 胆囊穴 / 215
- 十宣穴 / 215
- 外明穴 / 216
- 耳尖穴 / 216
- 子宫穴 / 217
- 发际穴 / 217
- 安眠穴 / 218
- 内踝尖穴 / 218
- 二白穴 / 219
- 四神聪穴 / 219
- 当阳穴 / 220
- 定喘穴 / 220
- 金津穴 / 221
- 玉液穴 / 221
- 乳上穴 / 222
- 翳明穴 / 222
- 阑尾穴 / 223
- 独阴穴 / 223
- 牵正穴 / 224
- 外踝尖穴 / 224
- 夹承浆穴 / 225
- 巨阙俞穴 / 225
- 百虫窝穴 / 226
- 八邪穴 / 226
- 膝眼穴 / 227
- 四缝穴 / 227
- 大骨空穴 / 228
- 外劳宫穴 / 228

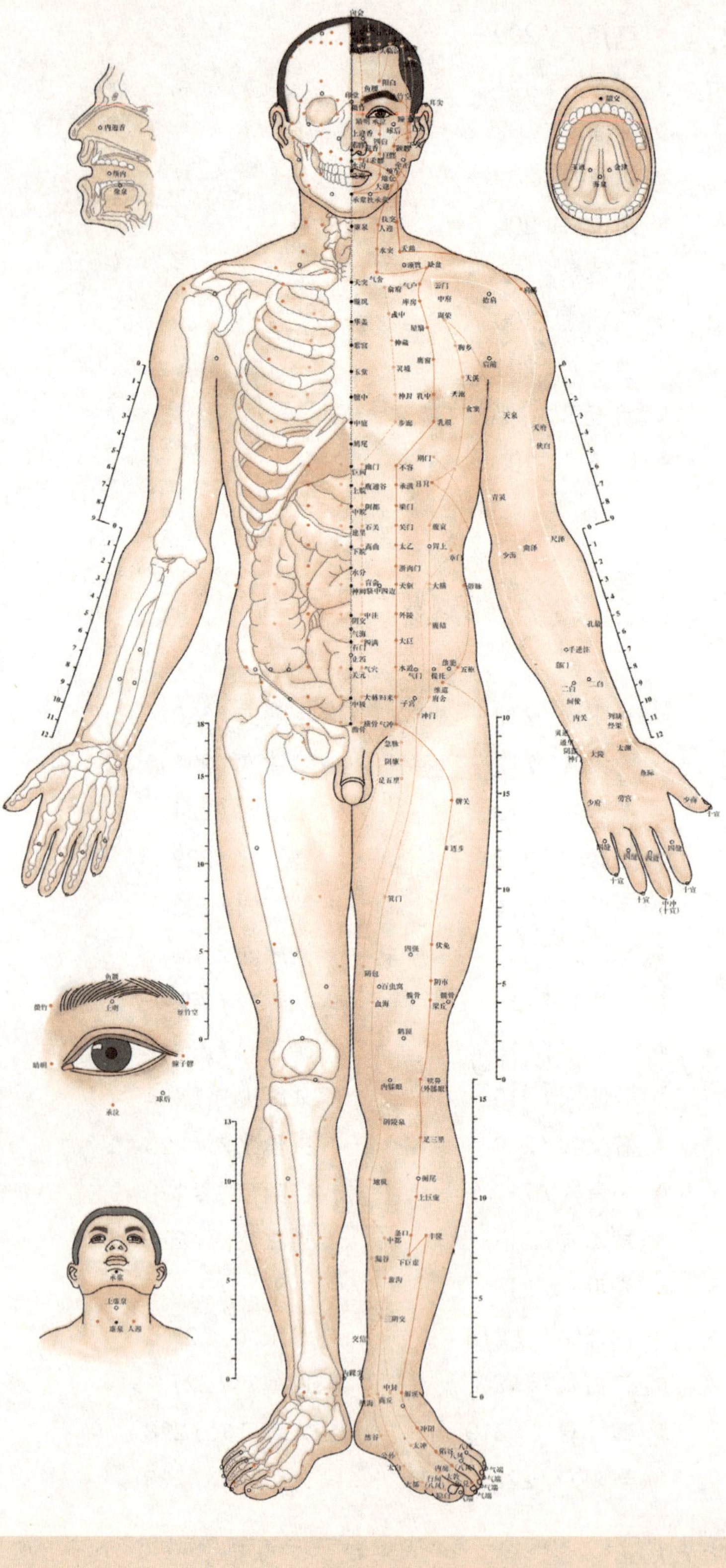

第一章

穴位按摩基础知识

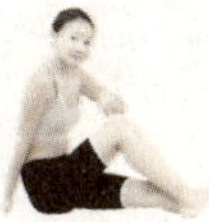
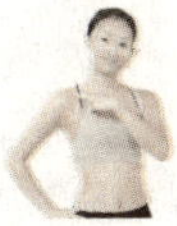
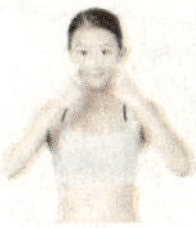
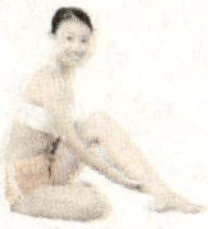
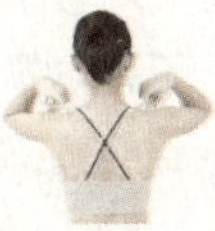
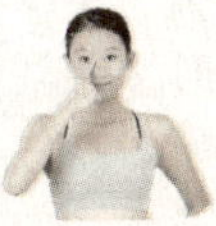
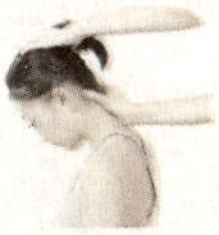
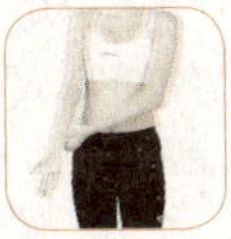

按摩手法说明

徒手的、灵巧精湛的按摩手法是许多顶尖按摩机都无法完全取代的。全面了解按摩的各种手法并灵活掌握相关技巧可以帮助获得更佳的按摩疗效。本节将简要介绍14种常见的按摩手法，大家可根据具体情况灵活应用。

推法

以指、掌、拳或肘部着力于身体体表一定穴位上，进行单方向的直线或弧形推动的方法，称为推法。推法可在人体各部位使用，具有行气活血[1]、疏通经络、舒筋理肌、消积导滞、解痉镇痛、调和营卫[2]等作用。推法操作时，着力部位要紧贴皮肤，用力要稳，速度要缓慢均匀。

拿法

用大拇指与食指、中指或大拇指与其他四指相对用力，呈钳形，持续而有节奏地提捏或捏揉肌肤，称为拿法。包括三指拿、四指拿、五指拿三种。拿法刺激性较强，多作用于较厚的肌肉筋腱，具有祛风散寒、通经活络、行气开窍、解痉止痛、去瘀生新等作用。

按法

将手指、手掌置于体表之上，先轻后重，逐渐用力向下压某个部位或穴位，称为按法，又称压法、抑法。按法具有宁心安神、镇静止痛、开闭通塞、放松肌肉、矫正畸形等作用。根据施按部位的不同，一般有指按法、掌按法及肘按法三种。指按法适用于全身各部腧穴，掌按法常用于背腰、下肢，肘按法常用于背腰、臀部、大腿等肌肉丰厚部位。

摩法

用手指或手掌在身体特定部位做逆时针或顺时针的环形摩动，或直线往返摩动，称为摩法。动作轻柔缓和，常用于胸腹、胁肋部操作，具有理气和中、行气和血、消积导滞、祛瘀消肿、健脾和胃、宣肺排浊等作用。

注解

❶ 行气活血
中医术语，指一种治法。治疗气滞血瘀证候，常用于气血涩滞之证。常用药有香附、丹参、当归、桃仁、红花、木香等。

❷ 调和营卫
中医术语，指发表解肌并调整营卫失和的治法。营卫失和的表现为头痛发热、汗出恶风、鼻塞、干呕、脉浮弱、苔白滑、口不渴等。

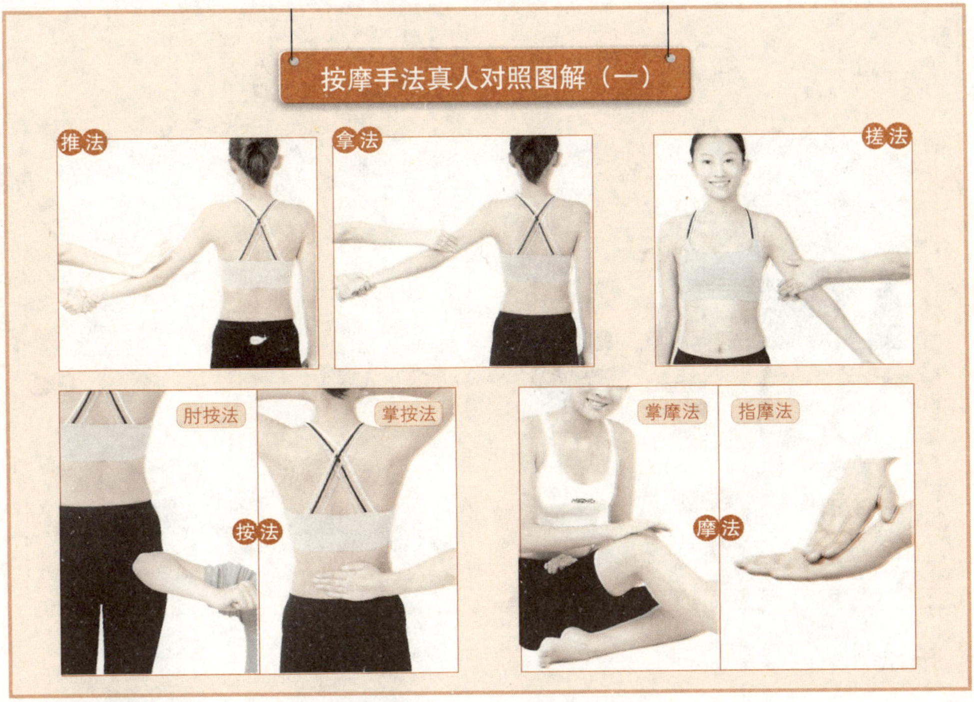

捏法

用拇指和其他手指对合用力，均匀地捏拿皮肉，称为捏法。捏法常用于头颈、项背、腰背及四肢，具有舒筋活络、行气活血、消积化瘀、调理脾胃等作用。

揉法

用手掌大鱼际或掌根、全掌、手指螺纹面部分，着力于体表施术部位做回旋揉动，称为揉法。揉法轻柔缓和，刺激量小，适用于全身各部位，具有宽胸理气、消积导滞、活血化瘀、消肿止痛、祛风散寒、舒筋活络、缓解痉挛等作用。揉法常常与按法结合使用。

搓法

用双手掌面夹住肢体或用单手、双手掌面着力于施术部位，做交替搓动或往返搓动，叫作搓法。

点法

用指端或屈曲的指间关节部着力，持续点压刺激患者的某些穴位，称为点法。点法作用面积小，刺激大，用于全身穴位，具有疏通经络、活血止痛、开通闭塞、调理脏腑等作用。

按摩手法真人对照图解（二）

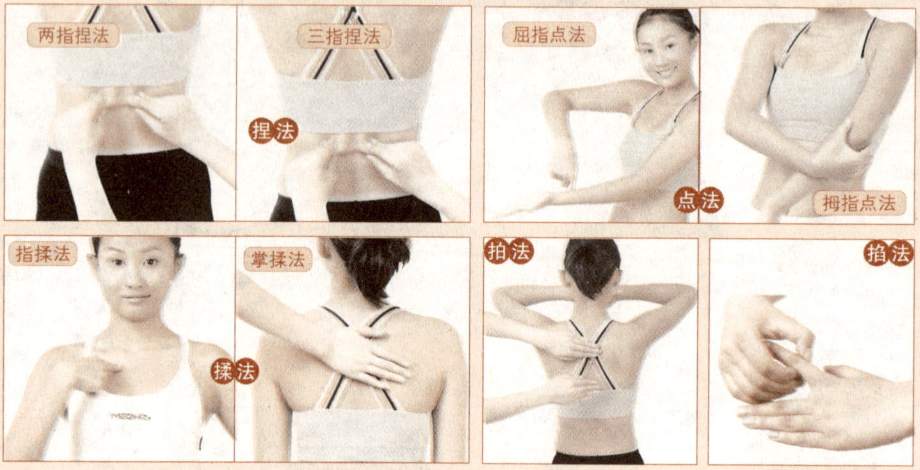

拍法

以手指、手掌为着力部位，附着于体表一定部位，进行平稳而有节奏的拍打动作，称为拍法。拍法主要作用于肩背、腰臀及下肢部，治疗四肢麻木、半身不遂、肌肉萎缩、风湿性疼痛、局部反应迟钝、肌肉痉挛等病症，具有舒筋活络、行气活血、解除痉挛等作用。

击法

用指尖、拳背、掌根、掌侧小鱼际捶击身体一定部位或穴位，称为击法。此法分为指击法、拳击法和掌击法三种。指击法多用于头部，拳击法多用于腰背部，小鱼际击法多用于腰背、下肢，掌击法多用于腰臀下肢。本法具有舒筋通络、调和气血、提神解疲等作用。

掐法

用拇指指甲着力，重按穴位而不刺破皮肤的方法，称为掐法，又称切法、抓法。本法常用于人中或十宣等肢端较敏锐的穴位，具有开窍醒脑、回阳救逆、调和阴阳、疏通经络、运行气血等作用。

扳法

双手反向或向同一方向用力扳动肢体，使受术的关节在正常活动范围内被动达到最大限度活动，称为扳法。此法常与其他手法配合应用于颈、腰等全身关节，具有纠正错位、解除粘连、通利关节、舒筋活络等作用。

摇法

用双手分别握住患者关节，在关节的生理活动范围内，使关节做前后屈伸、左右屈伸或环转摇晃等被动动作，叫作摇法。摇法适用于颈、肩、腰及四肢关节，具有润滑关节、松解粘连、整复错位等作用。

擦法

用手指或手掌着力于一定部位，做前后左右直线往返摩擦，使患者体表产生一定热度，叫作擦法。擦法可用于身体各部，具有行气活血、疏通经络、消肿止痛、健脾和胃、温阳散寒等作用。擦法操作时可涂抹润滑油，操作后不宜在该处再进行其他手法，以免皮肤损伤。

按摩手法真人对照图解（三）

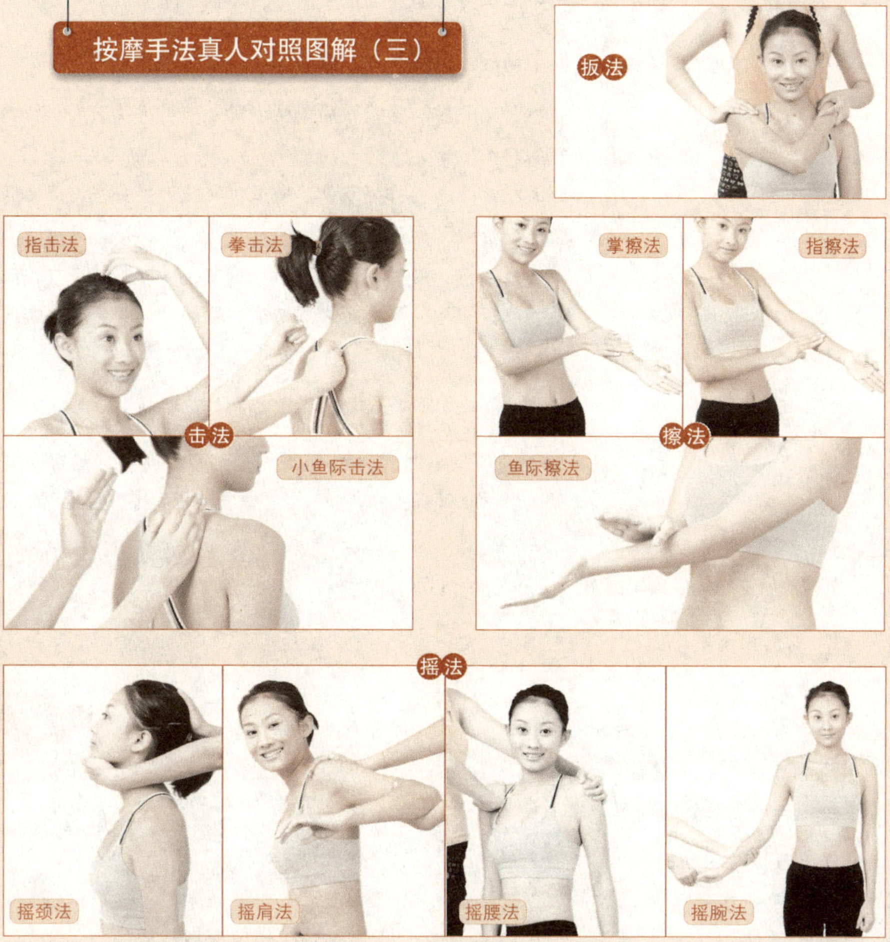

按摩注意要点

结合无数的临床经验，在继承传统中医理论的基础上，按摩已经发展成一门越来越先进和系统的理疗手法。在广泛用于日常保健的同时，更作为一种有效的医疗手段，用于多种常见疾病的治疗及辅助治疗。不过，虽然按摩治疗是非常安全有效的方法，但临床上也是有一些禁忌。本节将对相关知识进行介绍。

按摩的适应证

适应范围	常见病症
闭合性的关节及软组织损伤[1]	腰椎间盘突出症、腰肌扭伤、梨状肌综合征、半月板撕裂
肌肉、韧带的慢性劳损	颈肌劳损、背肌劳损、腰肌劳损、跟腱炎、网球肘等
骨质增生性疾病[2]	颈椎骨质增生、腰椎骨质增生、膝关节骨性关节炎、跟骨骨刺等
周围神经疾患	三叉神经痛、面神经麻痹、肋间神经痛、坐骨神经痛、腓总神经麻痹等
内科疾患	神经官能症、气管炎、肺气肿、胃炎、胃下垂、十二指肠溃疡、半身不遂、高血压、冠心病、糖尿病、胆囊炎、腹胀、头痛等
五官疾患	近视、斜视、耳鸣、咽喉炎、鼻窦炎、眼睑下垂等
妇科疾病	功能性子宫出血、月经不调、盆腔炎、痛经、闭经、乳腺炎、产后耻骨联合分离症、子宫脱垂、更年期综合征等
儿科疾患	小儿肌性斜颈、夜尿症、小儿脑瘫痪、小儿麻痹后遗症、小儿消化不良、小儿腹泻等
皮肤科病患	黄褐斑、痤疮等

注解

❶ 软组织挫伤

西医名词，是指人体运动系统皮肤以下骨骼之外的肌肉、韧带、筋膜、肌腱、滑膜、脂肪、关节囊等组织以及周围神经、血管的不同情况的损伤而造成组织破坏和组织生理功能紊乱产生损伤。

❷ 骨质增生性疾病

西医名词，骨质增生症是由于构成关节的软骨、椎间盘、韧带等软组织变性、退化引起继发性的骨质增生，导致关节变形。骨质增生分原发性和继发性两种。

按摩的禁忌证

不适应范围	禁忌部位
皮肤有破损或患有其他会影响按摩施术的皮肤病者不宜按摩。如湿疹、癣、疱疹、脓肿、蜂窝组织炎、溃疡性皮肤病、烫伤、烧伤等	孕妇的腰骶部、臀部、腹部不要实施按摩
各种急性传染病患者不能按摩，以免疾病扩散传染和延误治疗	有感染性疾病者如骨髓炎、骨结核、化脓性关节炎、丹毒等，还有化脓性感染及结核性关节炎患者，都不能进行按摩，以免炎症扩散
内外科危重病人如严重心脏病、肝病、肺病患者，急性十二指肠溃疡、急腹症者不宜按摩	各种肿瘤，原发性或继发性恶性肿瘤的患者都不宜做按摩，以免肿瘤细胞扩散
有血液病及出血倾向者如恶性贫血、紫癜、体内有金属固定物等按摩后易引起出血者，都不宜按摩	久病、年老体弱等体质虚弱经不起轻微手法作用者，应慎用按摩，以免造成昏迷或休克
极度疲劳、醉酒后神志不清、饥饿及饭后半小时以内的人也不宜做按摩	诊断不明的急性脊柱损伤或伴有脊髓炎症者不宜按摩
妇女经期不宜或慎用按摩	

小贴士

①在脱衣按摩的情况下，有些受术者有可能睡着，应取毛巾盖好，注意室温以防着凉。最好不要在当风之处按摩。

②按摩前吸烟将会影响按摩疗效。

③不要在大怒、大喜、大恐、大悲等情绪激动的情况下按摩。

④按摩过程中，如果因为用力过猛或动作不当引起头晕、心慌、恶心、面色苍白甚至出冷汗、虚脱等不良症状时，应立即掐按患者的人中或十宣、内关等穴位进行急救，或者让患者饮热茶、糖水来缓解不适。

按摩体位和准备工作

按摩体位的正确使用能更利于按摩者的力道、节奏[1]和着力点[2]的掌握，从而可以针对不同病症实施最有效的按摩刺激，以达到预期的治疗及保健功效。具体操作的体位可以结合实际情况灵活选用。

按摩者的体位

（1）站立位：按摩者自然站立，双脚左右分开或双脚前后呈弓步站立。对于胸部、腹部、背部、腰部、髋部、上肢等部位的按摩均可采用这种体位。

（2）端坐位：按摩者正坐，屈膝、屈髋各90°，双脚分开与肩同宽。对于头面部、颈项部、肩部、上肢、胸部、腹部、腰部、下肢及小儿疾病等的按摩均可使用此种体位。

被按摩者的体位

（1）端坐位：正坐，屈膝、屈髋各90°，双脚分开与肩同宽，上肢自然下垂，双手置于膝上。此种体位适用于头面部、颈项部、肩部、胸部、背部、腰部疾病的按摩。

（2）仰卧位：去枕或低枕，面部朝上，上肢自然置于体侧，下肢自然伸直。根据按摩需要可随时调整上下肢的位置。此种体位适用于头面部、颈部、胸部、腹部、下肢疾病的按摩。

（3）侧卧位：身体一侧在下；双腿自然屈曲，或下侧腿伸直，上侧腿屈曲；下侧上肢屈肩、屈肘各90°，上侧上肢自然垂直，置于体侧或撑于体前床面。此种体位适用于头部、颈部、肩部、上肢、胸部、背部、腰部、髋部、下肢疾病的按摩。

（4）俯卧位：去枕，面部朝下，或歪向一侧，腹部向下，下肢自然伸直，上肢置于体侧或屈肘置于面部下方，根据按摩需要，可随时调整上下肢的位置。此种体位适用于头部、颈项部、背部、腰部、臀部、下肢疾病的按摩。

注解

1 节奏
指均匀有规律的进程。

2 着力点
力作用的主要集中点。

做好按摩前的准备工作

在进行按摩之前，为了确保按摩的有效进行，按摩者和接受按摩者进行充分的准备是非常必要的一环。

按摩者的准备

1.修整指甲，双手要保持清洁、温暖，同时，将指环等有碍操作的物品预先摘掉，以免损伤被按摩部位的皮肤。	2. 在进行按摩前，应对接受按摩者的病情和全身情况有充分的了解。
3. 让接受按摩者充分放松。如果对方过分紧张或疲劳，强行施用按摩术，不仅达不到目的，反而可能会妨碍按摩治疗。	4. 对于待按摩部位，需要充分观察，是否有皮肤溃疡、擦伤等。
5. 为了利于操作，按摩环境要保持光线明亮、环境舒适、通风良好、清洁干净等。	6. 对初次接受按摩治疗的患者，应注意其心理特点，耐心解释每项操作的方法和意义，争取患者的最大配合。

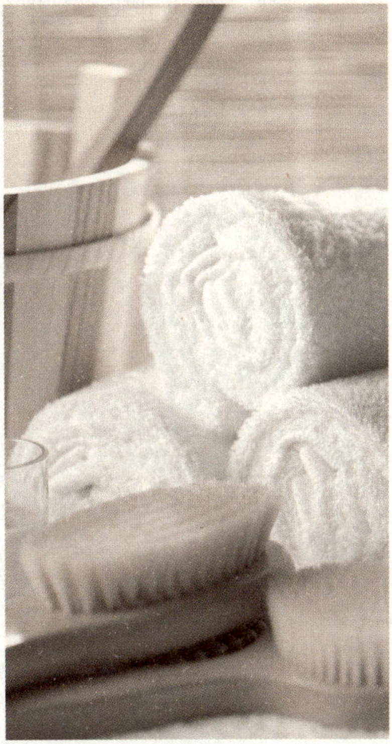

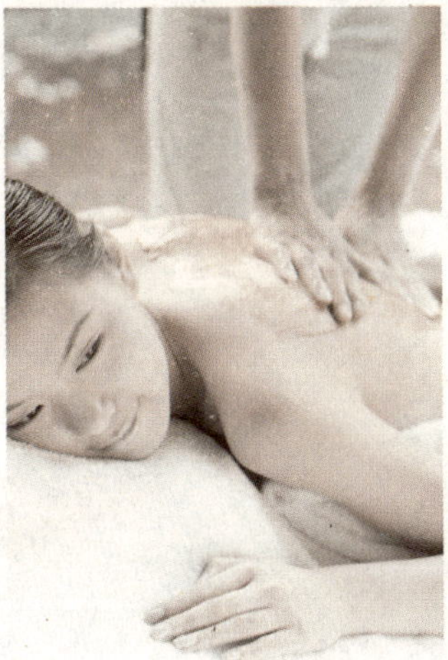

接受按摩者的准备

1. 尽量地与按摩者配合，向按摩者详细提供自己的病史，并将自己的症状尽量详尽地告诉按摩者。	2. 某些部位若有需要，应按要求完成清洗浸泡等预备程序。
3. 对按摩治疗有一定的心理准备，认真听取按摩者对治疗方法和过程的描述，并在操作中尽量与按摩者配合。	4. 当按摩者确定不适宜进行按摩治疗时，必要时须向其他专科医生求治，切勿耽误病情。

日常按摩器具

按摩时，尤其是自我按摩，很多时候手并不方便用力，这时如果借助一定的按摩工具，往往会起到更好的效果。日常生活中就有很多用品可以当作按摩的道具[1]。

圆珠笔

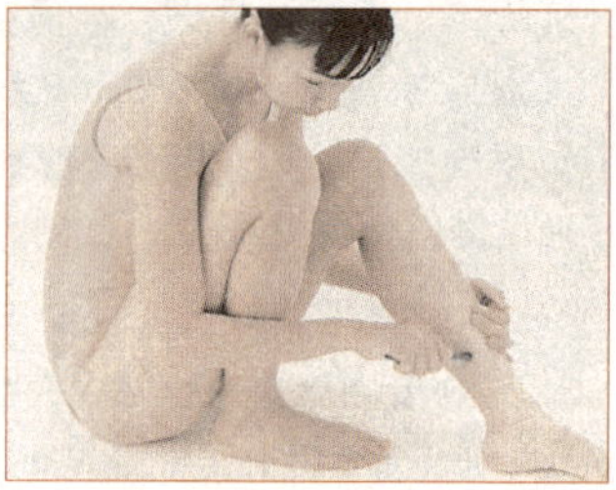

手指尽可能地握住笔的前端，用笔头指点或按压穴位。这样既能保证施力平均，更具有固定施力方向的作用。按压穴位的节奏是3～5秒后休息3分钟，如此循环重复几次即可。注意不要使用过于尖锐的笔尖部位。

指甲油瓶

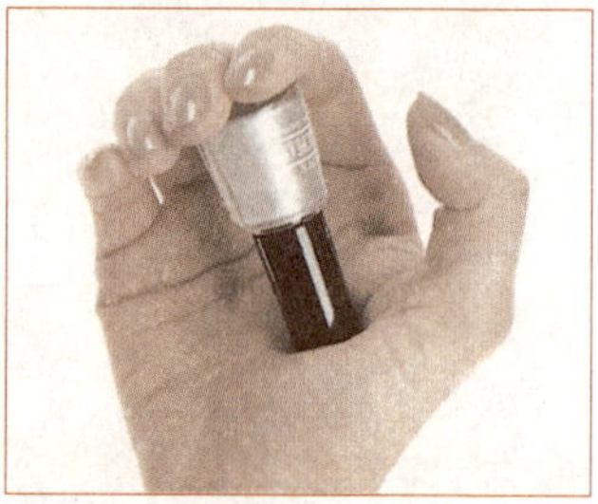

女性朋友大可利用等待指甲油干的这段时间来做按摩。瓶盖顶住掌部穴位，用四指关节压住瓶底施力，并用一、二、三、四的节奏来指压，这样就能刺激手心穴位，轻松达到按摩的预期功效。

雨伞

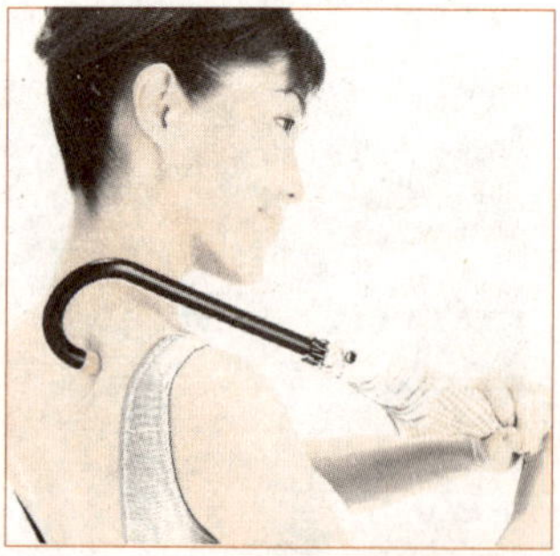

自己按摩时，身体上的某些穴位手指的力道无法达到，这时家里的雨伞便可以派上用场。用雨伞把手抵住背部的肩膀部分，抓住雨伞的中间部分往前方用力拉，感到酸麻胀的地方就是使你背部僵硬的反应点[2]。雨伞按摩适用于背部等自己双手不便使力的部位。

注解

❶ **道具**
泛指场景中任何装饰、布置用的可移动物件。

❷ **反应点**
又称疾病反应点，因某些疾病具有局部对应的疼痛点，故名。

梳子

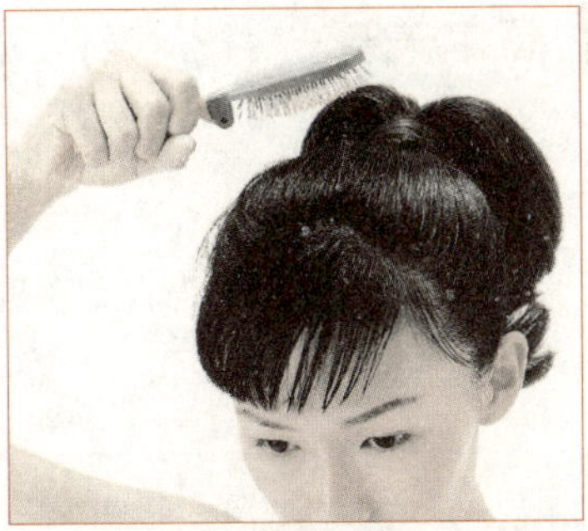

紧握梳子把柄轻轻地拍打头皮，或者用梳子缓慢地梳理头发。拍打一开始先慢慢地、轻轻地，再逐渐增加强度，其技巧是要有节奏感。采用此种手法能改善头部血液循环，消除头部、眼部的疲劳，同时也具有护发的功效。选用木质、宽齿梳子为佳。

牙签

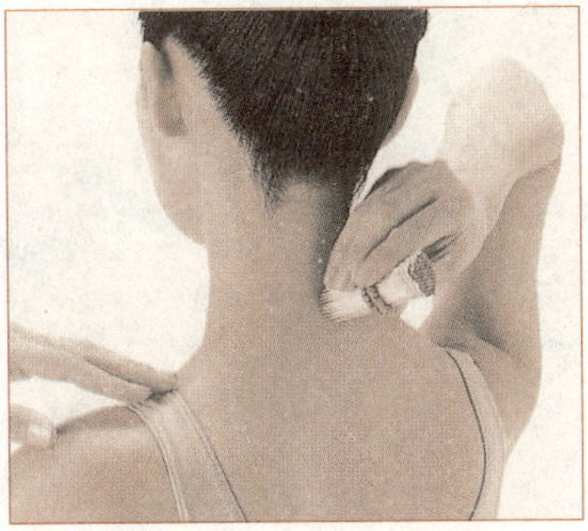

牙签在按摩时可以单用，也可以绑起来用。用牙签较平的一端来刺激鼻翼两侧的穴位能起到改善鼻塞的功效。用橡皮筋将20~30支牙签绑成一束，这样按摩起来会比只使用一支牙签的刺激效果来得温和。此方法适合用来刺激孩童及体力较差的患者，刺激颈后穴位具有改善体质的效果。

叉子

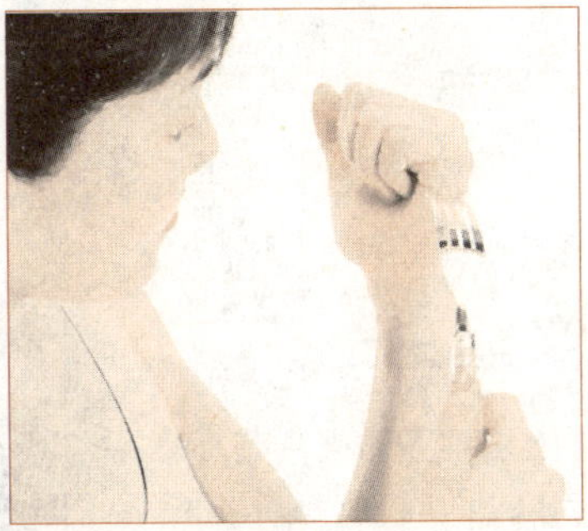

叉子是最适宜孩童及老人所使用的穴位刺激道具，可用来刺激手脚及头部。刺激小指根部的穴位有预防感冒的功效，用叉子触压此处持续3秒后休息2秒，如此循环反复几次即可。操作时先用叉子碰触皮肤，再慢慢地使力。注意不能太用力，以免划伤皮肤。

吹风机

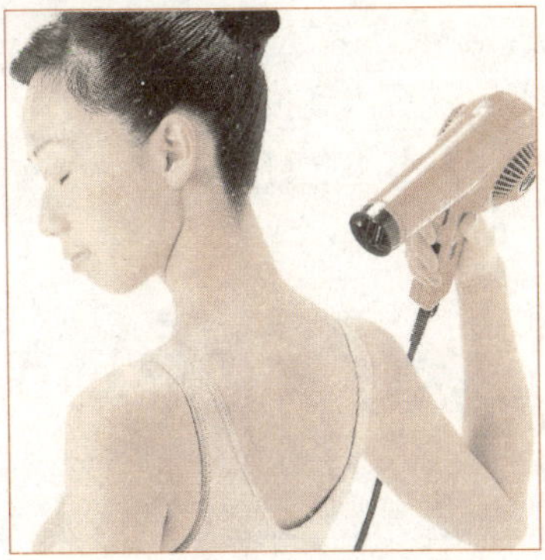

用吹风机对着穴位吹热风，在感到太烫时左右微微摇动吹风机来减少刺激。当受风寒或感冒时，用吹风机温热颈部下方，脊椎的温暖感可使背筋完全伸展开来，十分简单有效。注意要左右轻微摇动吹风机，不要让热风固定吹同一处，也不要让吹风机离皮肤太近，尽量不使用强风。

高尔夫球

• 背部

背部的指压要沿着脊椎两侧的肌肉上下滑动按摩，用球类按摩需别人帮忙才可进行，力道以感觉舒服为宜。在按摩过程中，持球的按摩者的手心也得到了按摩，可谓一举两得。

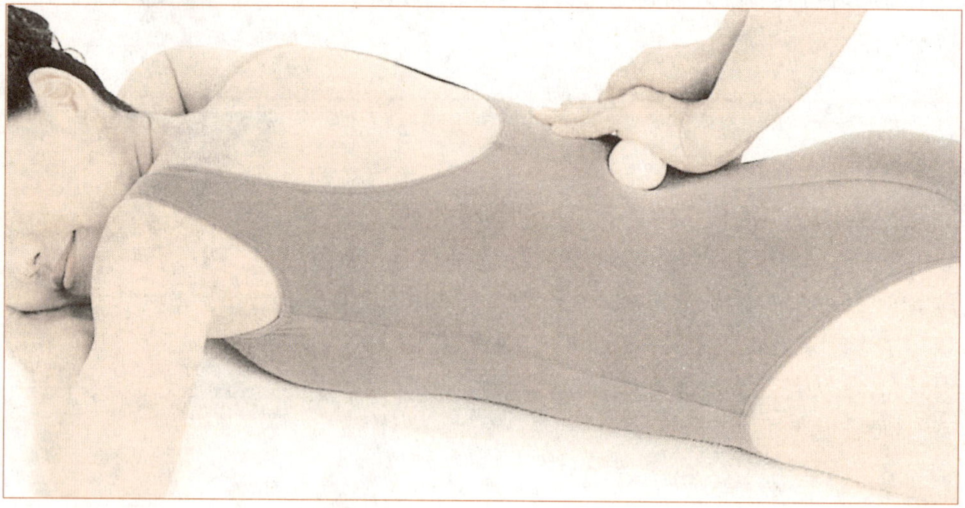

• 腿部

按摩腿部时，坐在地板上进行比较合适。大腿到膝盖的按摩与臂部按摩手法相同，分成四点来按摩。而膝盖到脚踝的小腿部分则分成三点，将膝盖伸直来进行会比较容易达到按摩效果。而小腿肚可用较轻的力道来按摩。

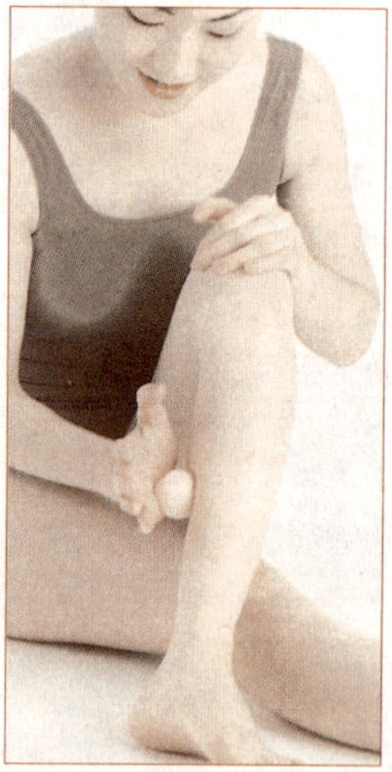

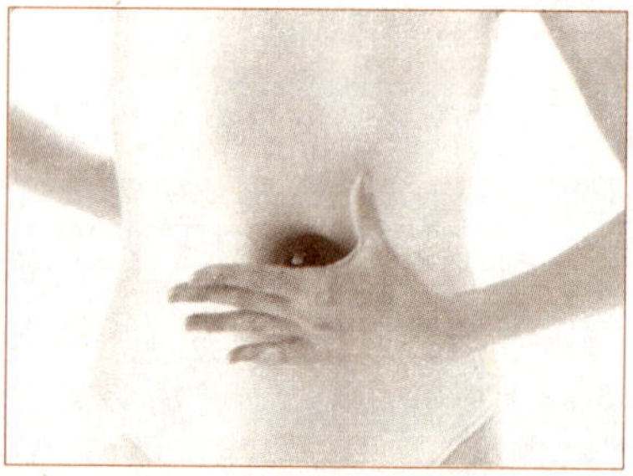

• 腹部

在肚脐的上方用高尔夫球以画圆的方式按摩，能够消除或减轻消化不良的毛病。但要注意以不碰到肋骨为原则。

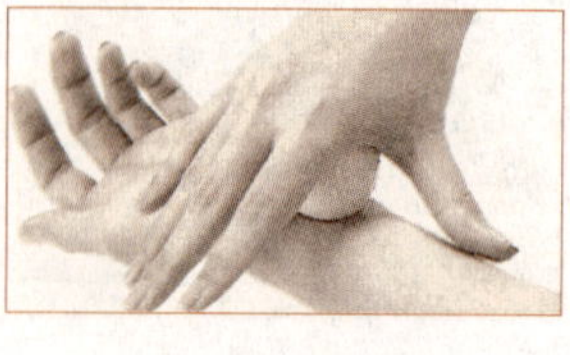

• 手臂

手臂自手腕到手肘的部分可分成四个按摩点来指压，此法可有效消除前臂的疲惫感。

牙刷

儿童的肌肤娇嫩，按压刺激可能会造成其皮肤损伤。对儿童或成人皮肤娇嫩的部位进行按摩，可以用废弃的旧牙刷。

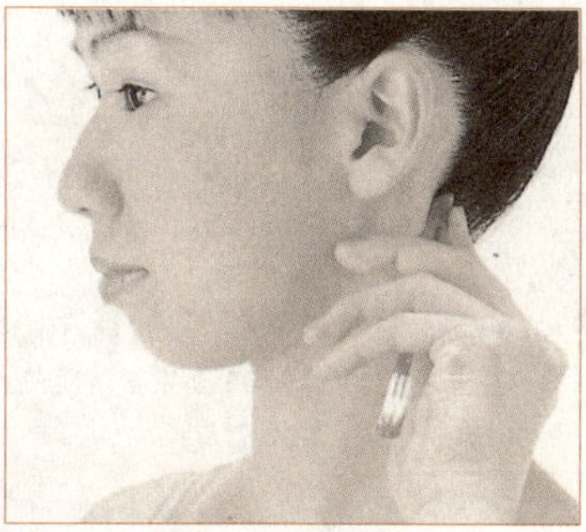

热咖啡杯

现在工作生活都离不开电脑，而长时间对着电脑，很容易产生视疲劳。利用尚有余热的杯子放在眼骨上，温热一段时间，可消除视疲劳，同时让热蒸气进入眼中，效果更佳。

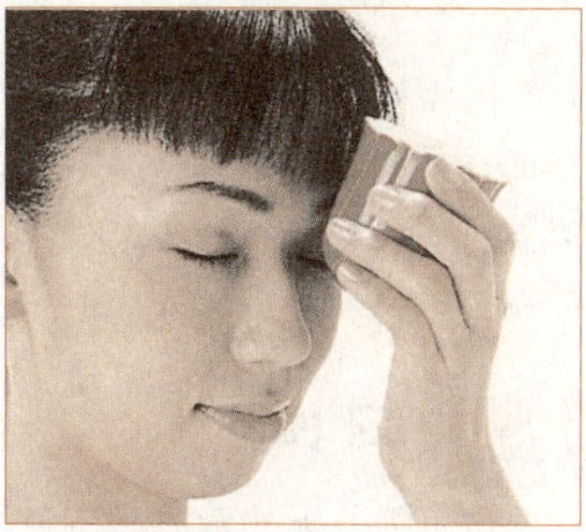

毛巾

用温热的湿毛巾缠绕并摩擦脖子、手腕、脚踝等处，能加快这些部位的血液循环，增加机体灵活度。按摩时，毛巾不可太热或太冷，以免伤害皮肤或达不到预期效果。

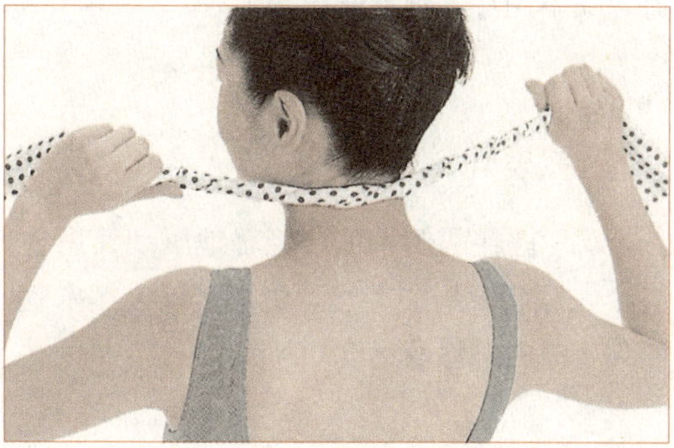

熏香

点燃香，在距身体穴位约2厘米的地方温热，穴位发热后持续温热2秒后移开，以此步骤不断重复。

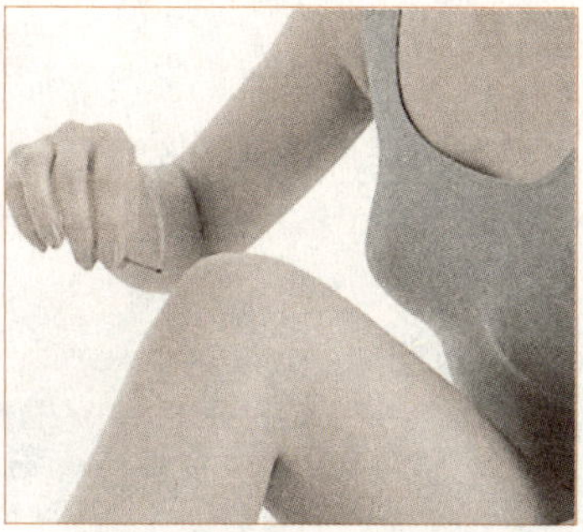

专业按摩工具

按摩时，尤其是自我按摩，很多时候手并不方便用力，这时如果借助一定的按摩工具，往往会起到更好的效果。日常生活中有很多用品可以当作按摩的道具，市面上也有很多专门用来进行按摩的工具。

滚滚乐 在肌肤上滚动 令人舒爽

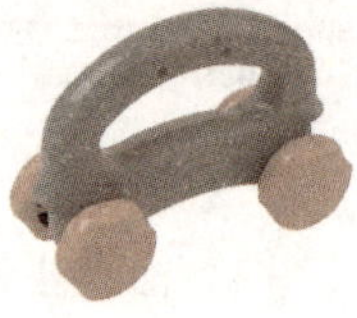

握住粉红色的把手，让黄色的轮子在皮肤上滚动，能消除肌肉酸痛，解除疲劳。你可以边看电视边按摩，让你随时拥有轻松的心情。内附有抗菌剂[1]，能保持清洁。

脚趾放松器 张开脚趾 解放足部

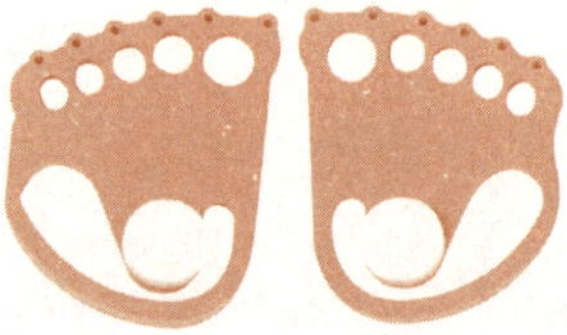

被束缚一天的双脚已疲惫不堪，此器具可以让被束缚住的脚趾张开使双足得到解放，既可以保持趾间通风良好，又不用打赤脚就能得到刺激。

按摩滚轮 原木的触感 有着自然的感觉

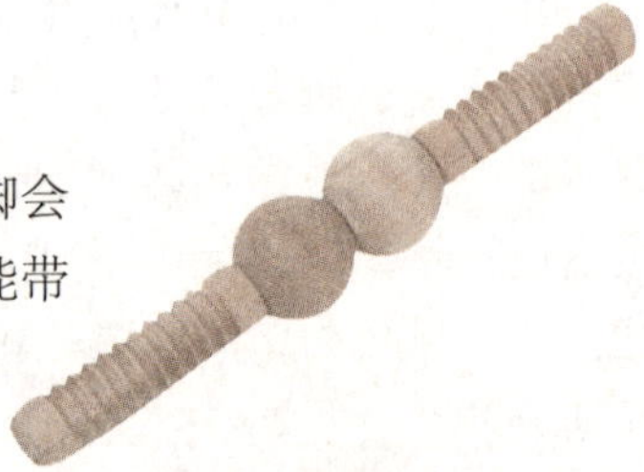

双手握住两侧手柄，轻轻地滚动，用它来按摩手脚会有令人意想不到的舒坦。由于是以天然木制成，所以能带给你一流的触感及适度的刺激。

瘦身轮 凹凸不平的轮子 可以消除赘肉

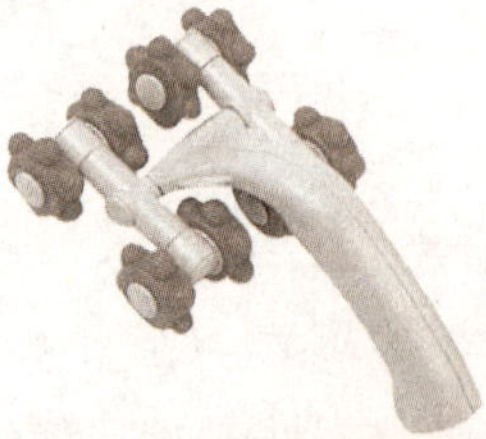

在大腿、背部、手臂等你觉得胖的地方滑动，这是各种体形都适用的身体按摩器。

注解

[1] 抗菌剂

指能够在一定时间内，使某些微生物的生长或繁殖保持在必要水平以下的化学物质。抗菌剂分为无机类（如银、锌、铜为主原料）和有机类（酯类、醇类、酚为主原料）两大类。

脸颊滚轮 让脸部看起来清秀小巧

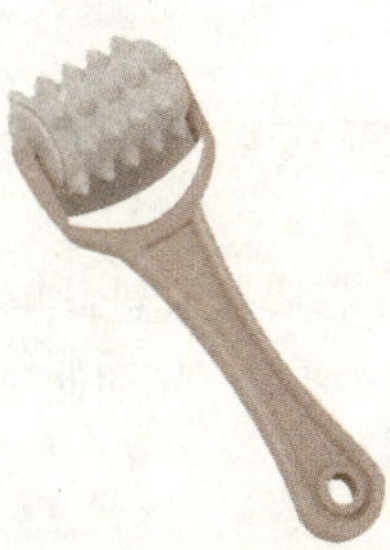

具有弹性的凹凸滚轮在脸部做来回滚动时，能使皮下组织的血液畅通，让皮肤看起来更光滑，而且还有瘦脸的功效。

足部按摩器 如口袋大小 随时可用

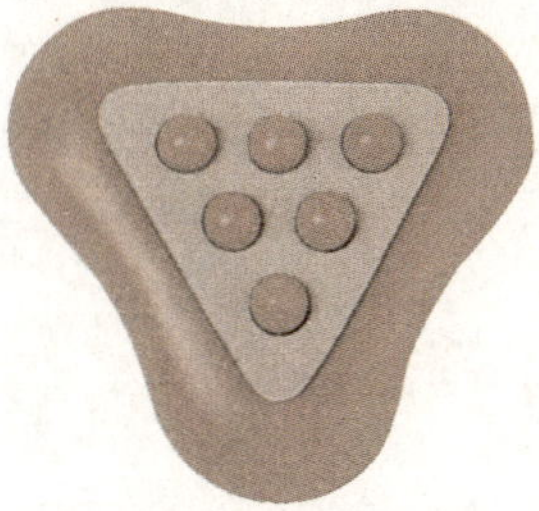

造型可爱、多彩且小巧的设计，放入旅行袋中方便携带，能帮助你随时解除旅游带来的疲惫，是你最佳的旅游伴侣。

肩膀按摩球 消除肩膀酸痛的有效利器

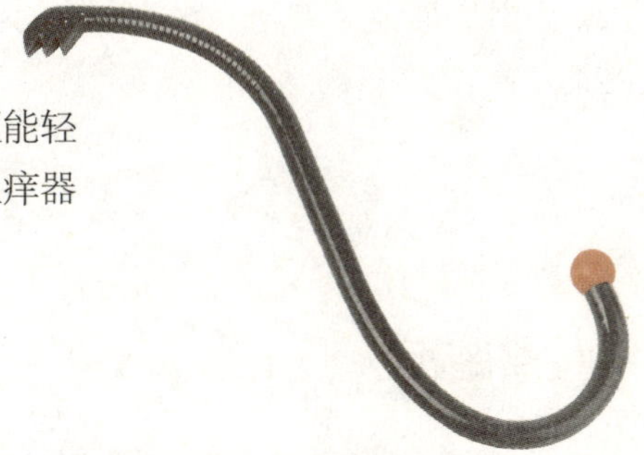

将圆形球体置于肩膀处，只要拉紧柄端便能轻松地刺激穴位。另一侧的爪状部分，可当作抓痒器具使用。

健足球 随着球的转动轻松地按摩

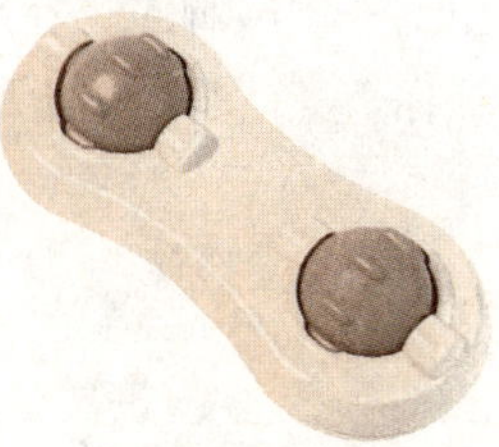

坐在椅子上就能操作，所以不论是在家里还是办公室，或者在旅行途中的车子里，简简单单就能达到刺激脚底的功效，尤其能有效消除脚部水肿。

悠闲的放松工具 带给你转动刺激及脚底刺激

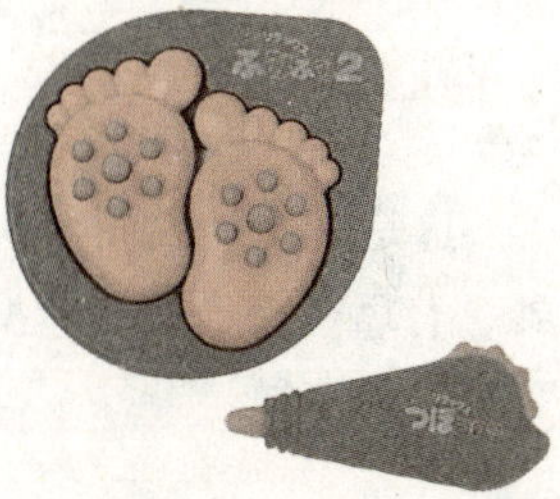

刺激脚底的“踏板”及会转动的“穴位按摩器”此两样为一组。轻巧且携带方便，能放进手提袋中，随时想到就可以用。

健康脚趾器　套上它行走能使脚趾舒展

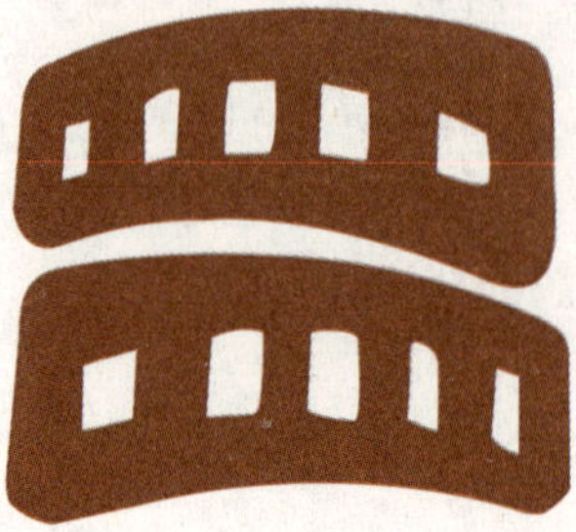

将脚趾套进此器具使脚趾全部张开，可迅速消解足部疲劳。长期使用的话，能改善拇趾侧弯及香港脚的毛病。

颈部按摩器　能紧紧夹住颈后

自己很难按摩到的颈部产生酸痛时，可利用两颗小球夹住颈部，便能达到消除酸痛的功效。此外，它还具有让头脑清醒、消除眼睛疲劳的功效。

按摩踏板　踏脚板的足部按摩法

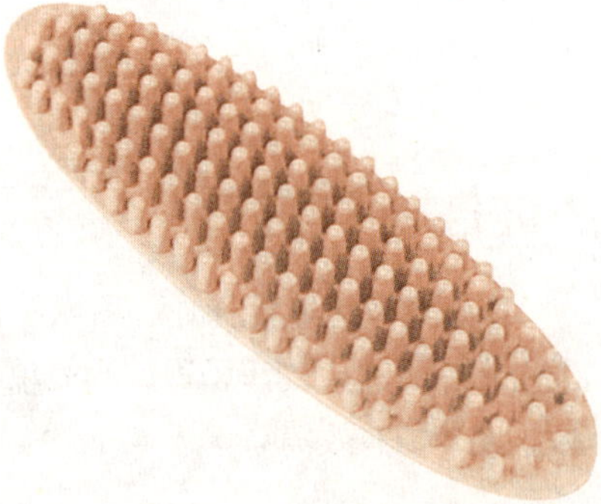

双脚站在表面凹凸不平的板子上，利用凸出部分刺激脚底。在厨房做菜时，脚踏此板会让你全身轻松，舒畅无比。

猫脸踏板　利用小凸起物来按摩

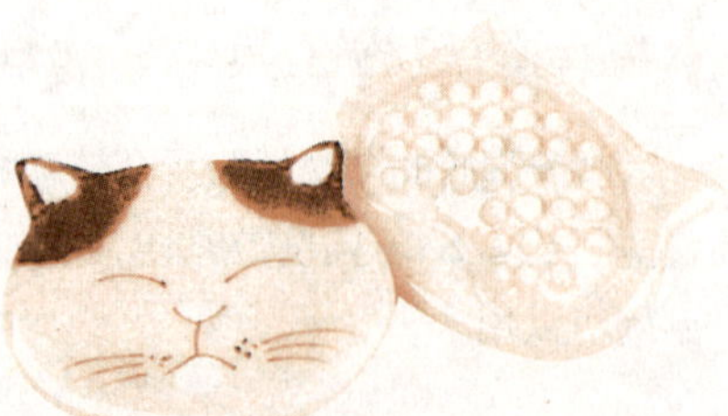

这是陶质且表面具有许多小凸起的按摩器，背后还有猫脸的造型。脚踩上去会带给你清凉的感觉。

小海獭按摩器 踩踏之间使你血液通畅

这是一个类似脚形的脚底按摩器。脚踏在上面凸起的部分能充分刺激脚底，使你感到十分舒服。此工具不仅能帮助你消除一天的疲劳，还附有不伤肌肤的抗菌防臭配方。

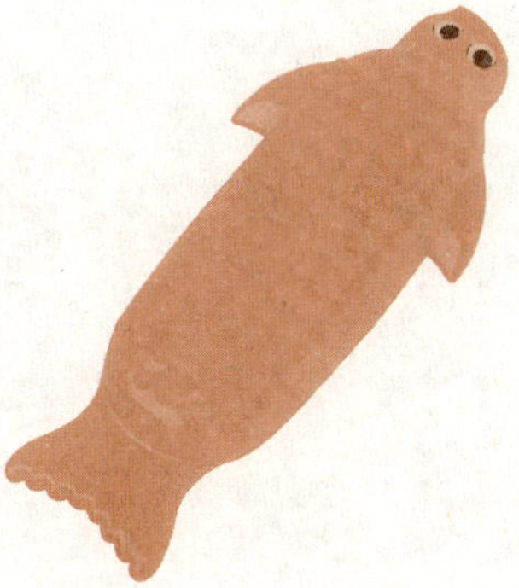

按摩手套 从手套便可得知穴位所在

这是能帮助你迅速得知穴位所在位置的手套。如果戴上它进行指压，就不会压错地方了。

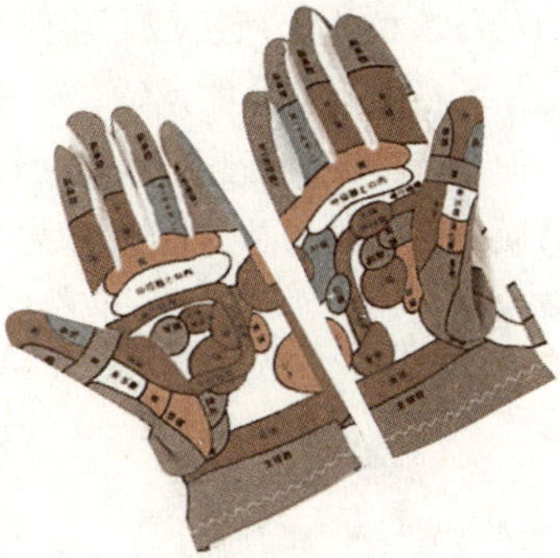

穴位袜 由袜子便可得知穴位所在

这组袜子能帮助你找到各穴位正确的所在位置。脚底下有许多攸关身体各部位的穴位，刺激这些穴位，较能消除身体各种病痛。

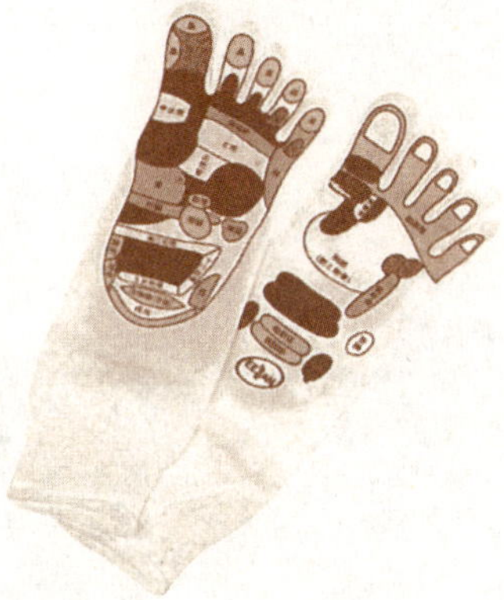

按摩浴枕 洗澡时可刺激颈部与肩部

这是能消解酸痛及疲劳的浴枕，将背后的吸盘附着在浴缸中，把颈及肩靠紧此处，再利用身体的力量来按摩，即可达到松弛、解压的目的。

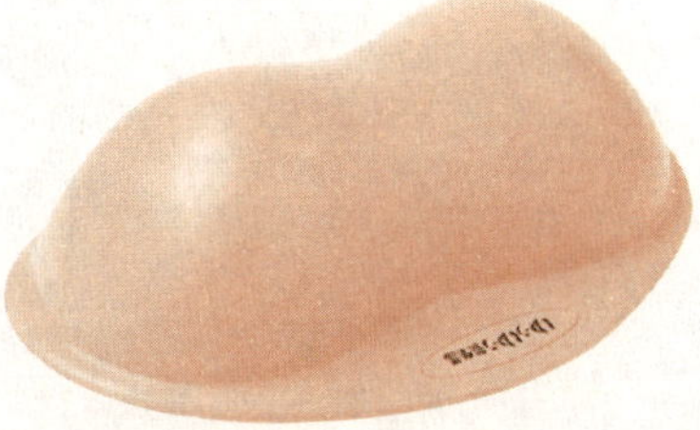

自我检测：经络是否通畅——按穴位测虚实

由于经络与脏腑相互联系，相互影响，如果脏腑出了问题，那么病变就会在相关的经络穴位上有所反应。中医有“通则不痛，痛则不通”的观点，就是说，按压穴位，如果出现疼痛的感觉，一般表示经络不畅通，若没有特殊的感觉，则表示经络中气血运行良好。因此，我们可以按压经络上几个重要的穴位，根据不同的感觉，来判断脏腑目前的状态。通常按压穴位时若出现压痛感，就表示患有实证；若觉得舒服或有快感，则为虚证；若没有特殊的感觉，则表示经络畅通。

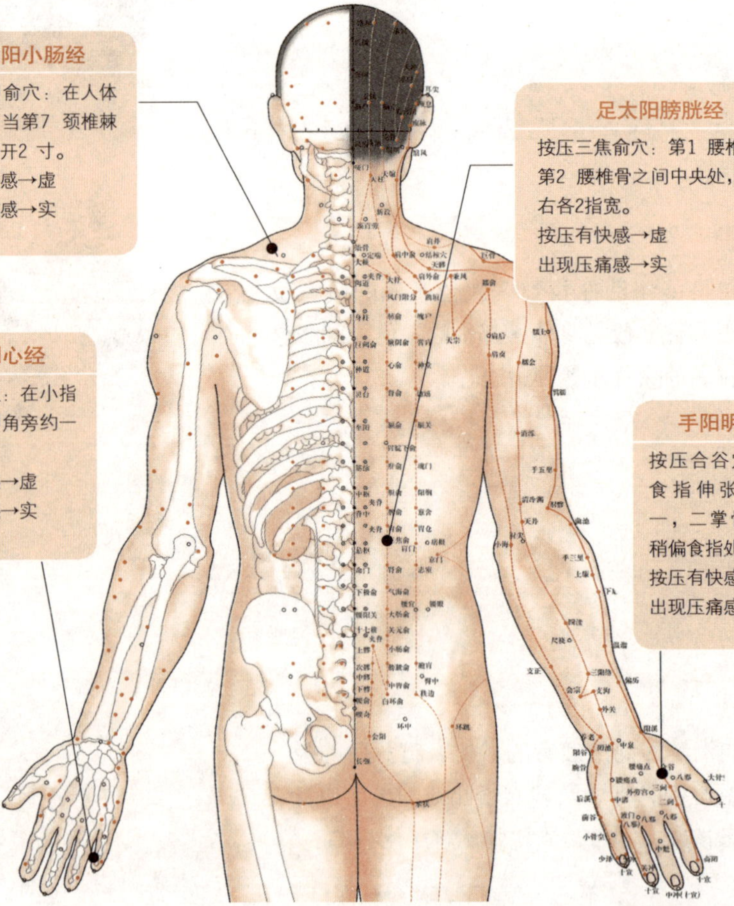

手太阳小肠经

按压肩中俞穴：在人体的背部，当第7 颈椎棘突下，旁开2 寸。

按压有快感→虚

出现压痛感→实

足太阳膀胱经

按压三焦俞穴：第1 腰椎骨和第2 腰椎骨之间中央处，往左右各2指宽。

按压有快感→虚

出现压痛感→实

手少阴心经

按压少冲穴：在小指桡侧、指甲角旁约一分处。

按压有快感→虚

出现压痛感→实

手阳明大肠经

按压合谷穴：拇指、食指伸张时，当第一，二掌骨之中点，稍偏食指处。

按压有快感→虚

出现压痛感→实

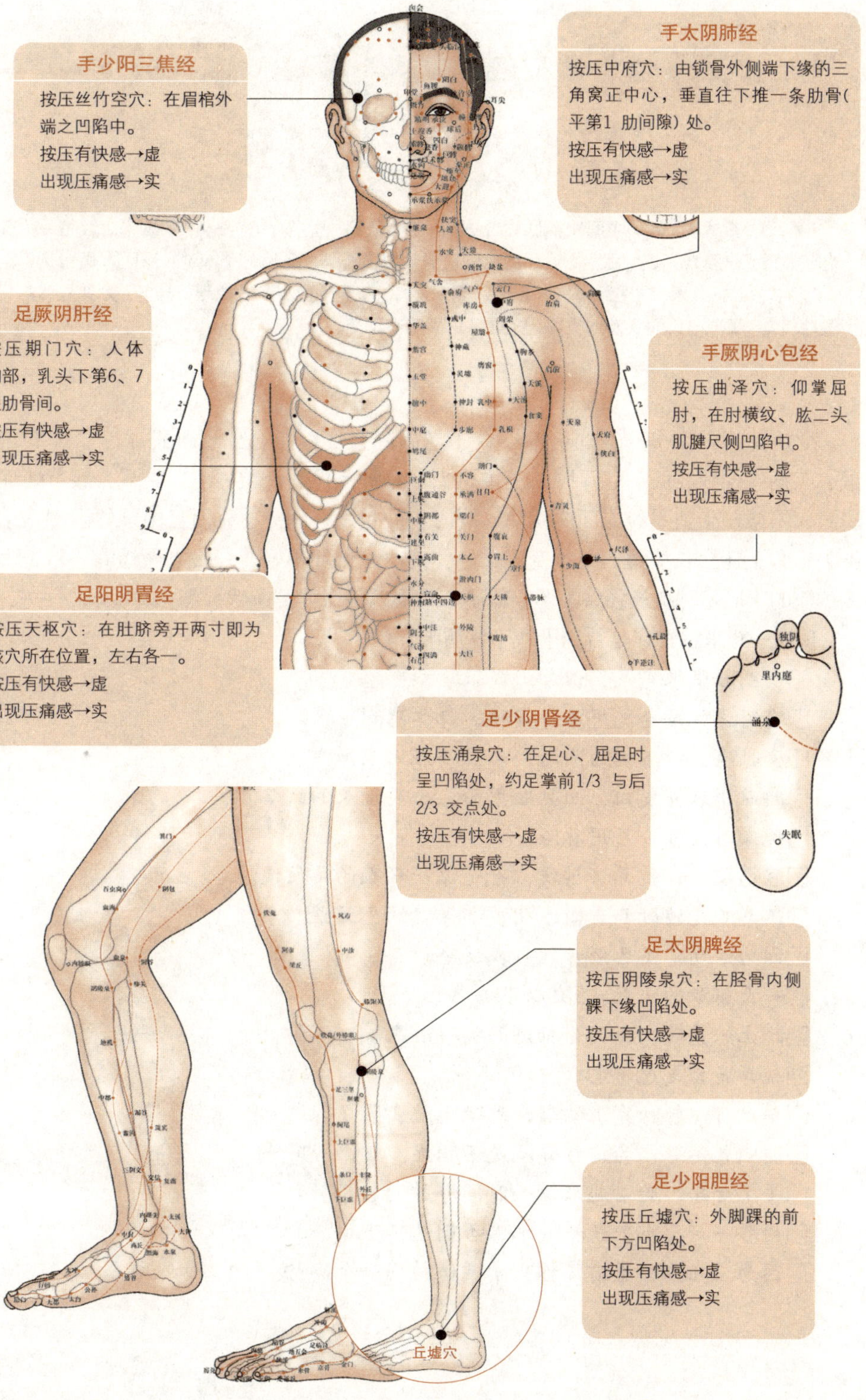

手少阳三焦经

按压丝竹空穴：在眉梢外端之凹陷中。

按压有快感→虚

出现压痛感→实

手太阴肺经

按压中府穴：由锁骨外侧端下缘的三角窝正中心，垂直往下推一条肋骨(平第1 肋间隙）处。

按压有快感→虚

出现压痛感→实

足厥阴肝经

按压期门穴：人体胸部，乳头下第6、7根肋骨间。

按压有快感→虚

出现压痛感→实

手厥阴心包经

按压曲泽穴：仰掌屈肘，在肘横纹、肱二头肌腱尺侧凹陷中。

按压有快感→虚

出现压痛感→实

足阳明胃经

按压天枢穴：在肚脐旁开两寸即为该穴所在位置，左右各一。

按压有快感→虚

出现压痛感→实

足少阴肾经

按压涌泉穴：在足心、屈足时呈凹陷处，约足掌前1/3 与后2/3 交点处。

按压有快感→虚

出现压痛感→实

足太阴脾经

按压阴陵泉穴：在胫骨内侧髁下缘凹陷处。

按压有快感→虚

出现压痛感→实

足少阳胆经

按压丘墟穴：外脚踝的前下方凹陷处。

按压有快感→虚

出现压痛感→实

自我检测：经络是否通畅——冷体质检测表

所谓“冷体质”就是中医所说的虚冷体质，包括气虚、血虚、阳虚三类，都属于比较怕冷的虚证体质。一般来说，女性为冷体质的比例比男性要多一些，而形成冷体质的原因大概包括以下几个方面：压力大、缺乏运动、常吃寒凉属性食物、过度节食和产后调理不当等。尤其是体内气血流动不顺畅，出现瘀滞的情况，就更容易形成冷体质。

冷是身体内大多病变的根源，会引起新陈代谢缓慢，出现手脚冰凉、虚胖、头晕、头痛、便秘、腹泻、浮肿、疲倦乏力、精神不振、抵抗力差、失眠、腰背酸痛、痛经、不孕及生殖系统方面的疾病，同时皮肤也没有润泽感，而且由于体内毒素排不出去，脸上还会长痘痘。身体变冷，是体内血液循环不好，经络不通畅的信号，因此冷体质的人应及时疏通经络、调整体质，从而改善身体健康状况。

现在一起来看看你是否属于寒冷体质吧。

□明明睡眠很充足，但却出现眼袋。

□有时候就是会觉得肩膀僵硬，身体感到很累。

□女性有月经不调的问题，而且痛经比较严重。

□脚趾甲容易发白，而且趾甲面上出现细长的纹路。

□洗澡时大部分是用淋浴。

□容易便秘，就算有排便，也是像一颗颗的羊便便。

□不喜欢吃猪肝和青椒、胡萝卜等黄绿色蔬菜。

□因为运动不足已经开始自我反省。

□一天排尿的次数在5次以下。

□晚上睡觉时，会因为抽筋而痛得醒来。

□就算是盛夏也不怎么流汗。

□早上可以轻松穿上的鞋，到晚上就变紧了。

□明明就不胖，为何锁骨就是不明显。

□早上起床，脸看起来像长时间浮肿的样子。

□用餐一定要搭配饮料或水，否则吃不下去。

□因为坐在办公桌前工作，常常保持同一个姿势。

检测结果揭晓

- **4个选项以下**

属于不易变冷、体内水分也充足的体质，内脏也很健康，和其他人相比，是身体比较健康的人。但是如果脸上或脚有一点儿浮肿，就表示新陈代谢正在变缓慢，如果可以做一些按摩或轻松简单的操，血液循环就很容易恢复，浮肿也会很快消除。建议平时多喝一些有利尿作用的咖啡或茶等。

- **5~7个选项**

属于不易变冷、体内水分平衡不错的体质。身体内部总是温热，血液循环也保持在理想健康的状态，只要稍微再做一点儿简单的调整，身体就会很棒。平时温性、热性的食物都可以吃，但建议多吃经过烹煮的黄绿色蔬菜，偶尔也可吃一些生菜，同时还要不间断地食用水果。此外，多运动以及保持充足的睡眠，也是保持身体健康的重要条件。

- **8~10个选项**

属于容易变冷、体内有许多水分的体质。通常体内水分充足，皮肤也很滋润，但是由于水分多而循环慢，体内多余的水分不能顺利地排出，因此容易引起内脏冷，所以平时要多运动，还可以泡热水澡让身体暖和起来，避免过度地节食或减肥，当然也不要吃冰、冷饮等寒凉食物，以免加重身体虚冷的情形。

- **10~12个选项**

属于易变冷但体内水分还算平衡的体质。尽管手脚、脸、皮肤不冷，体温也正常，但身体内部却容易变冷，全身循环代谢能力低，如果水喝多了就会变冷。建议不要喝凉啤酒或冰镇饮料，要多运动，泡温、热水澡。注意不要让腹部受冷，应多摄取肉桂、韭菜、姜等可以让身体暖起来的食物，辛香料也有温热身体的效果。

- **13个选项以上**

属于容易变冷的体质，而且因为体内水分不足，排尿的次数少，排便也不顺畅，体内容易堆积毒素，同时也会反应在皮肤上，容易长痘痘。要多注意水分的补充，适度的做运动，不喝冰镇饮料，不食或少食寒凉性的食物，从而改善身体的血液循环。这类型的人可能还没察觉自己是寒性体质，但内脏器官已经变冷，这种情况持续下去会影响荷尔蒙分泌，尤其女性更要注意。

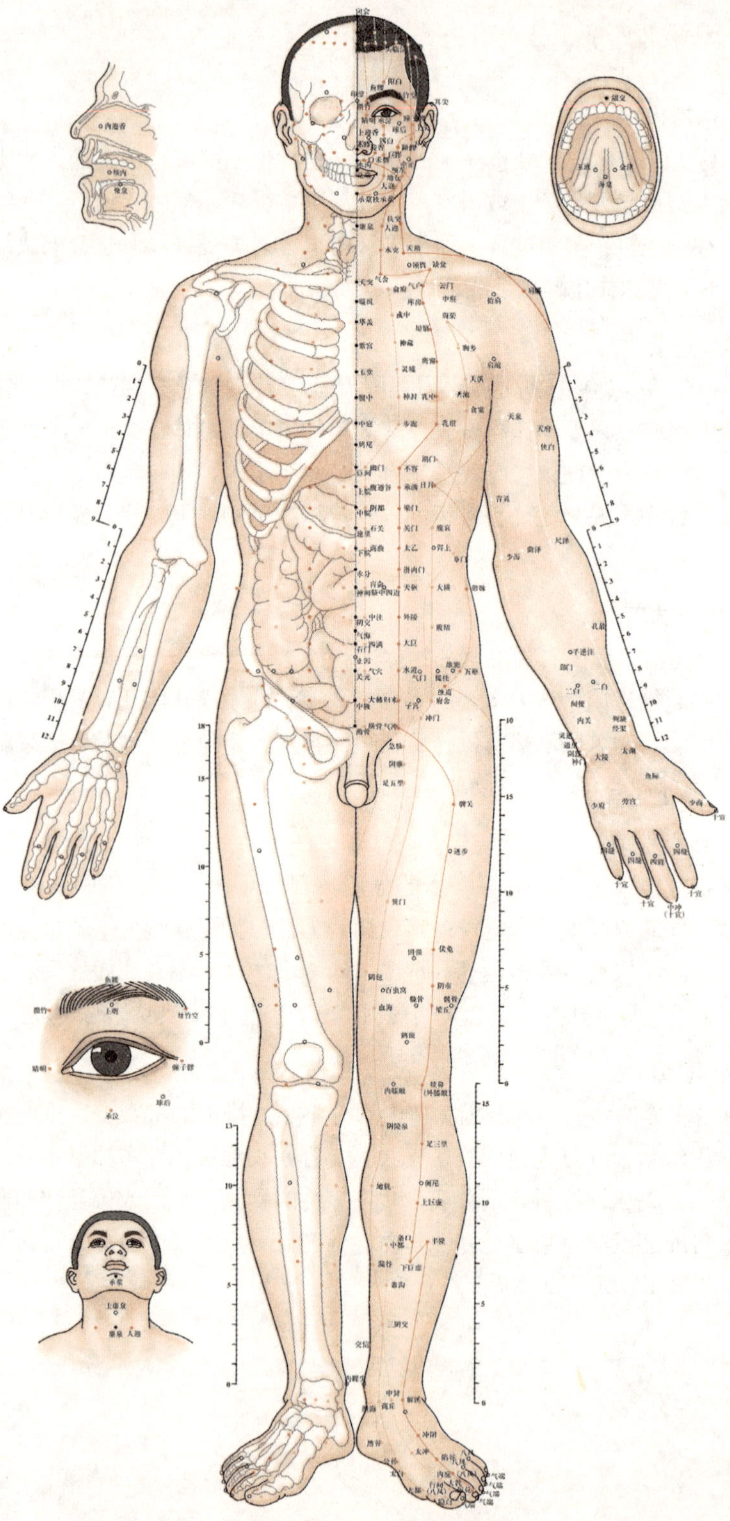

百会
内迎香
聚泉
龈交
金津
玉液
海泉
鱼腰
攒竹
上明
丝竹空
睛明
瞳子髎
球后
承泣
承浆
上廉泉
廉泉
人迎
天府
侠白
尺泽
孔最
太渊
鱼际
少商
十宣
中冲
劳宫
少府
髀关
伏兔
阴市
梁丘
犊鼻
血海
阴包
阴陵泉
足三里
阑尾
上巨虚
条口
丰隆
下巨虚
地机
漏谷
三阴交
商丘
中封
解溪
冲阳
太冲

第二章

常见病特效穴位按摩法

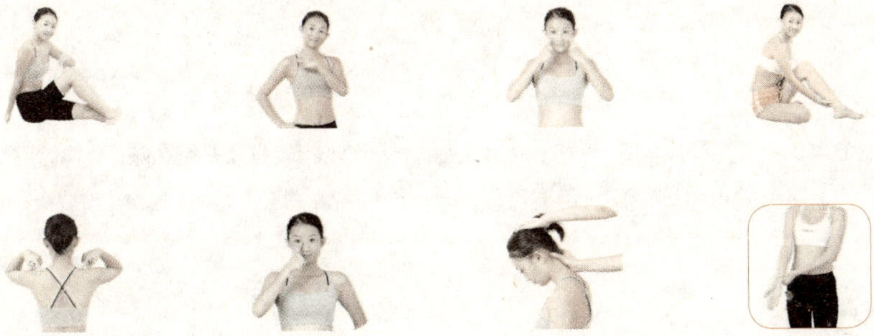

腹泻

轻症小儿腹泻物呈稀糊状、蛋花汤样或水样，可有少许黏冻，但无脓血，每日数次到十多次。患儿大便前可能啼哭，似有腹痛状，亦可有轻度恶心呕吐。重症患儿一天可以腹泻十多次甚至二十次以上。伴有呕吐，高热，体倦，嗜睡等现象。

按摩步骤

①

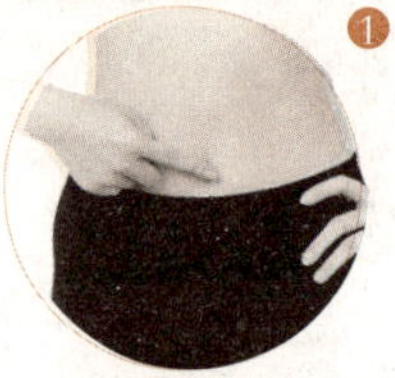

神阙穴

按摩手法：**揉法**

按摩时间：1分钟

按摩力度：★★

②

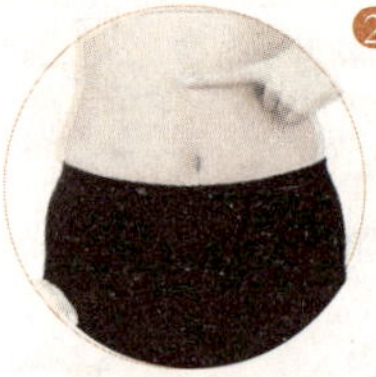

中脘关

按摩手法：**揉法**

按摩时间：1分钟

按摩力度：★★

③

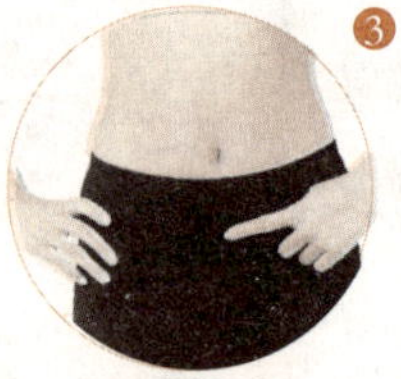

关元穴

按摩手法：**揉法**

按摩时间：1分钟

按摩力度：★★

④

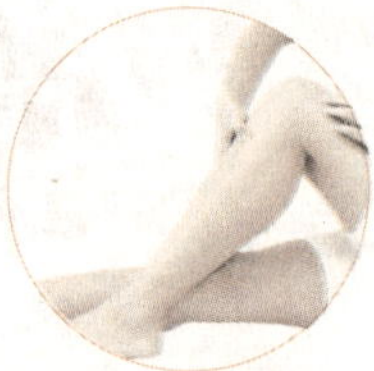

足三里

按摩手法：**推法**

按摩时间：2分钟

按摩力度：★★★

咳嗽

外感咳嗽的小儿，咳嗽有痰、鼻塞、流涕、头痛。内伤咳嗽的患儿多是久咳、身体略发热、可能干咳少痰或咳嗽痰多、食欲不振、神疲乏力、形体消瘦。

按摩步骤

①

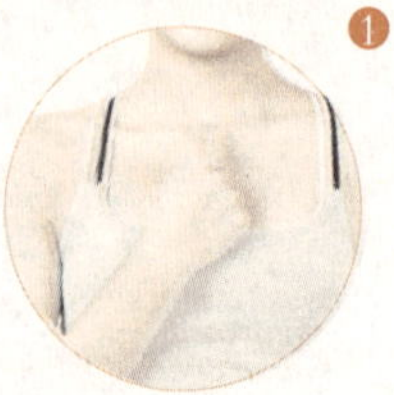

天突穴

按摩手法：**按揉**

按摩时间：1分钟

按摩力度：★★

②

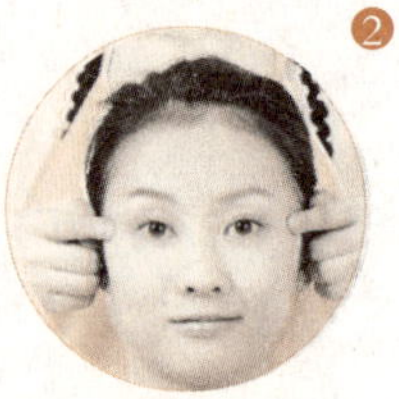

太阳穴

按摩手法：**指压**

按摩时间：1分钟

按摩力度：★★

③

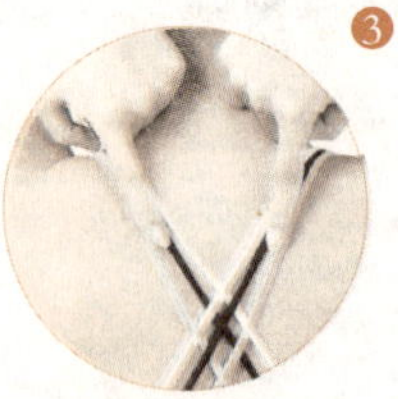

风门穴

按摩手法：**按揉**

按摩时间：2分钟

按摩力度：★★★

④

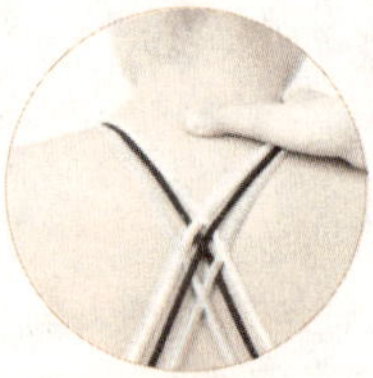

大椎穴

按摩手法：**按揉**

按摩时间：2分钟

按摩力度：★★★

发热

体温异常升高，额头、手足心均有发烫。另外还常伴有面赤唇红、烦躁不安、食欲减退、大便干燥恶臭，或者咳嗽流涕、鼻塞、打喷嚏、形体消瘦、盗汗自汗等症。

按摩步骤

①

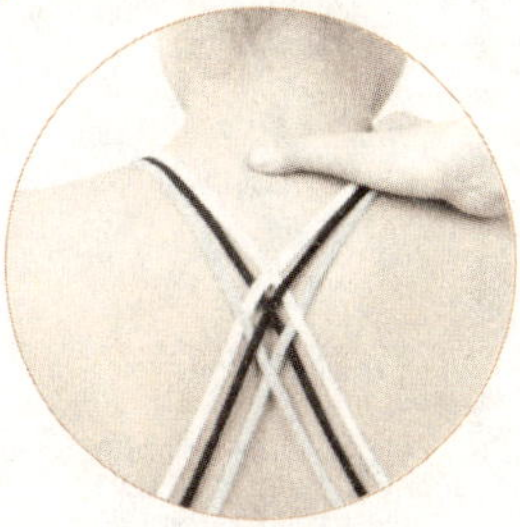

大椎穴

按摩手法：按揉

按摩时间：2分钟

按摩力度：★★★

②

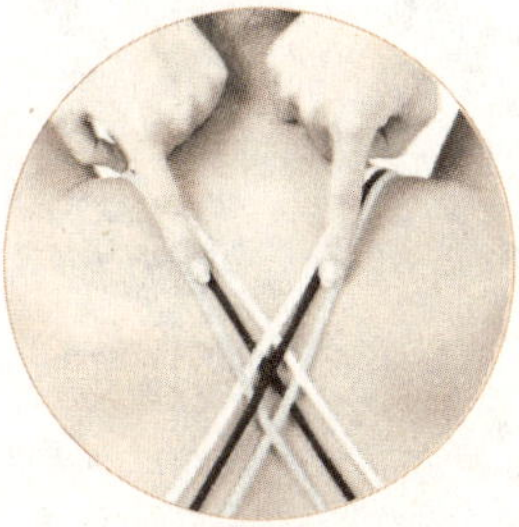

风门穴

按摩手法：按揉

按摩时间：2分钟

按摩力度：★★★

食积

食积可分为食积化热与脾虚食积两类。食积化热见夜卧不安、食欲不振、伴有呕吐、腹部胀实、可能伴有腹痛、小便赤黄、大便酸臭。脾虚食积见面色发黄、困倦乏力、喜欢抚按、夜卧不宁、不思饮食、伴有呕吐、大便稀薄酸臭。

按摩步骤

①

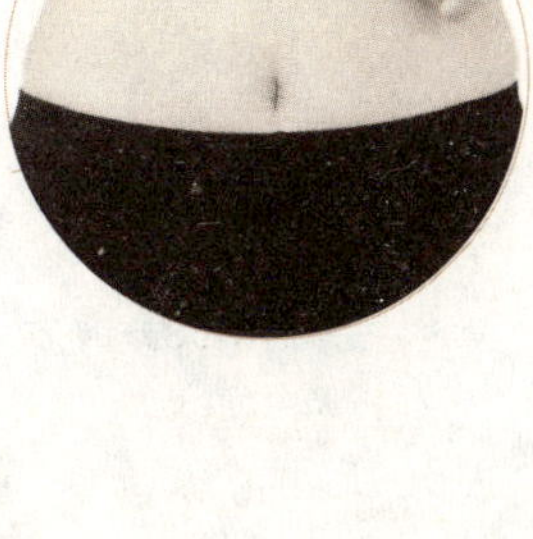

中脘穴

按摩手法：按揉

按摩时间：3分钟

按摩力度：★★

②

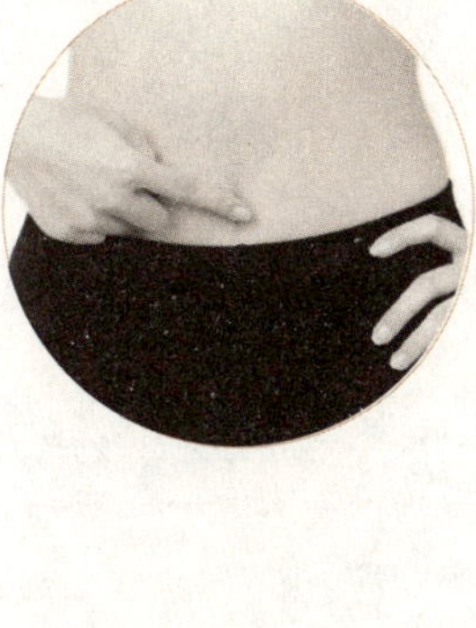

神阙穴

按摩手法：指压

按摩时间：3分钟

按摩力度：★★

痛经

痛经是指经期前后或行经期间，出现下腹部痉挛性疼痛，恶心呕吐，全身不适的现象。原发性痛经指生殖器官不伴有明显器质性疾病而出现痛经的现象。继发性痛经则是由于生殖器官的病变导致的痛经，如子宫内膜异位症、盆腔炎、肿瘤等。

按摩步骤

❶

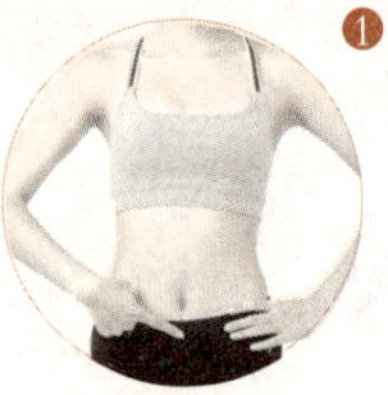

气海穴

按摩手法：**按揉**

按摩时间：2分钟

按摩力度：★★★

❷

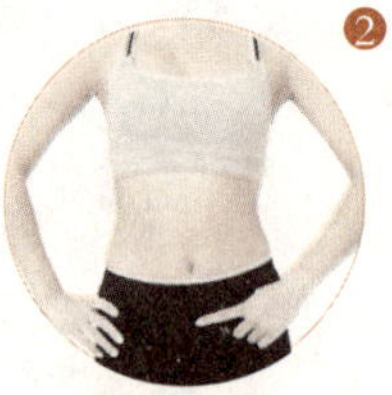

关元穴

按摩手法：**按揉**

按摩时间：2分钟

按摩力度：★★★

❸

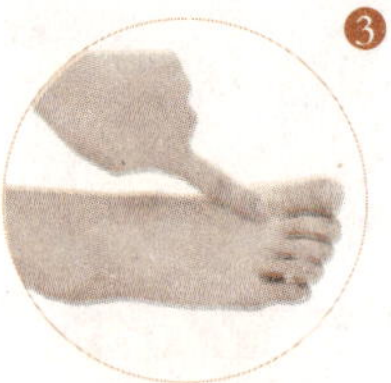

行间穴

按摩手法：**指压**

按摩时间：2分钟

按摩力度：★★★

❹

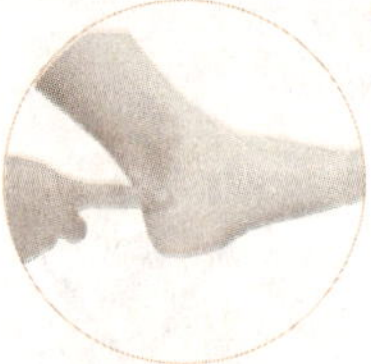

水泉穴

按摩手法：**指压**

按摩时间：2分钟

按摩力度：★★★

月经不调

月经不调是指由于卵巢功能不正常所引起的月经周期超前或落后，行经日期的紊乱，或者经量过多或过少。由于卵巢激素的作用，使子宫内膜起周期性变化后，周期性的子宫内膜破裂出血，就成为月经。第一次月经称初潮，现代女性月经初潮平均在12.5岁，绝经年龄通常在45~55岁。

按摩步骤

❶

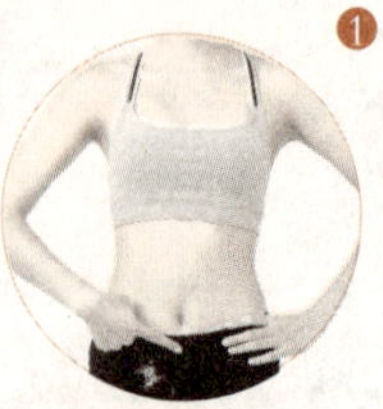

气海穴

按摩手法：**按揉**

按摩时间：3分钟

按摩力度：★★★

❷

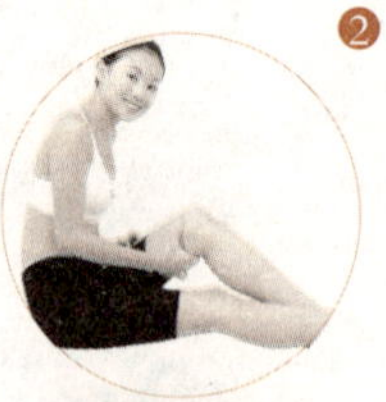

血海穴

按摩手法：**指按**

按摩时间：2分钟

按摩力度：★★★

❸

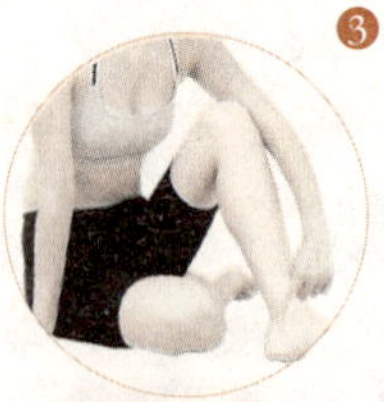

太溪穴

按摩手法：**指压**

按摩时间：3分钟

按摩力度：★★★

❹

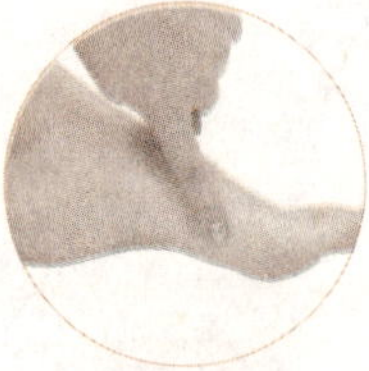

公孙穴

按摩手法：**指压**

按摩时间：3分钟

按摩力度：★★★

胃痛

脾胃虚寒的患者胃痛时喜按，呕吐清水，吃生冷食物胃痛加剧；肝胃不和的患者痛达胁处，胃胀吐酸；寒邪犯胃的患者胃痛发作比较急，而且怕冷，呕吐清水。胃痛一般是由外感邪气，内伤饮食，脏腑功能失调等引起，最后导致气机郁滞，胃失所养。

按摩步骤

1

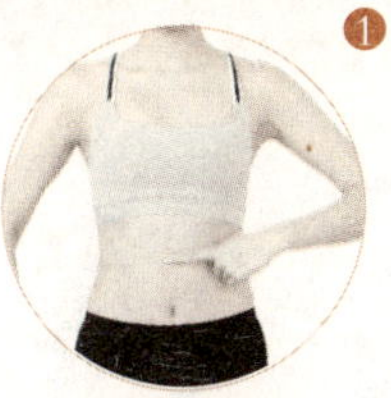

中脘穴

按摩手法：点按

按摩时间：1分钟

按摩力度：★★★

2

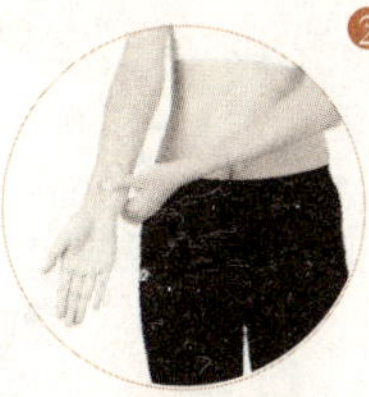

内关穴

按摩手法：按揉

按摩时间：1分钟

按摩力度：★★

3

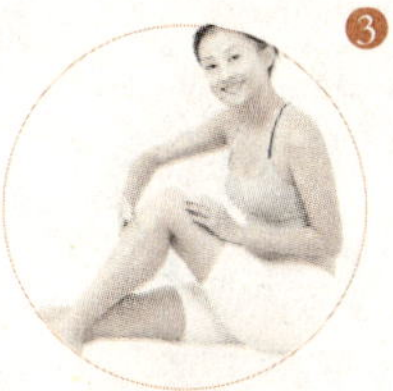

足三里

按摩手法：按揉

按摩时间：2分钟

按摩力度：★★★

4

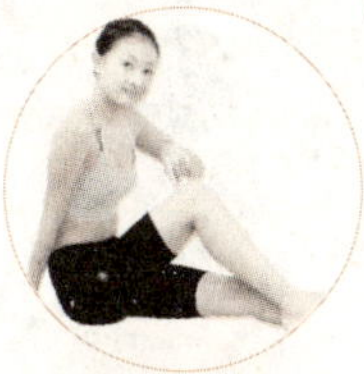

梁丘穴

按摩手法：按揉

按摩时间：1分钟

按摩力度：★★★★

便秘

便秘的主要表现是大便次数减少，间隔时间延长，或正常，但粪质干燥，排出困难。可伴见腹胀、腹痛、食欲减退、嗳气反胃等症。慢性便秘多无明显症状，可伴有头昏、头痛、易疲劳等神经官能症症状。

按摩步骤

1

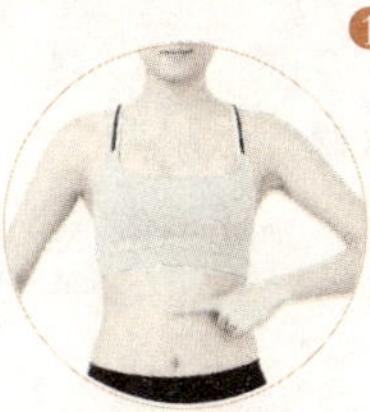

中脘穴

按摩手法：一指禅推法

按摩时间：2分钟

按摩力度：★★★

2

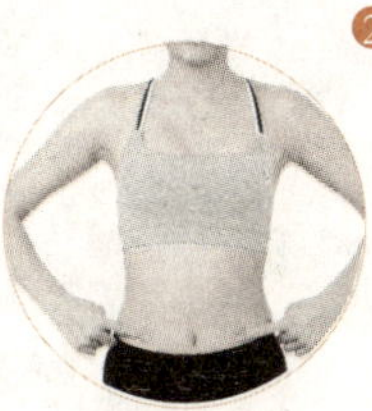

大横穴

按摩手法：一指禅推法

按摩时间：2分钟

按摩力度：★★★

3

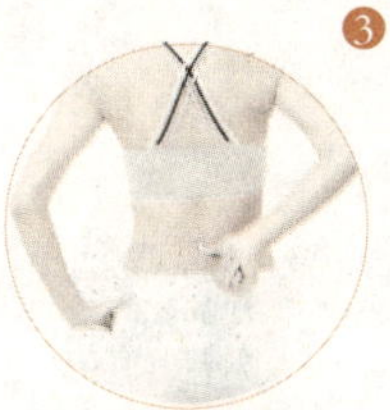

命门穴

按摩手法：按揉

按摩时间：1分钟

按摩力度：★★★

4

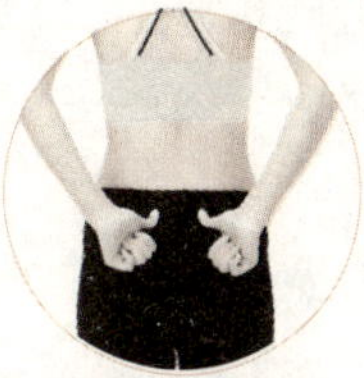

小肠俞

按摩手法：按揉

按摩时间：1分钟

按摩力度：★★★★

支气管哮喘

哮喘是因支气管痉挛所引起的很常见的呼吸道疾病。临床表现为反复发作的呼吸困难、喘息、气促、胸闷或咳嗽等症状，发作时不能平卧，发作将止时咳出白色泡沫痰。多在夜间或凌晨发生。

按摩步骤

❶

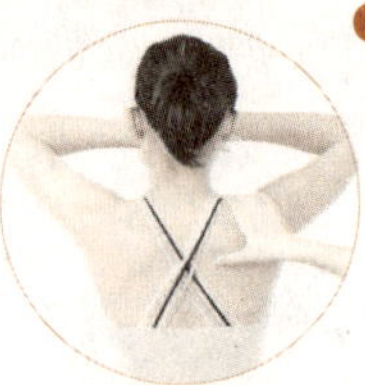

魄户穴

按摩手法：按揉

按摩时间：1分钟

按摩力度：★★★★

❷

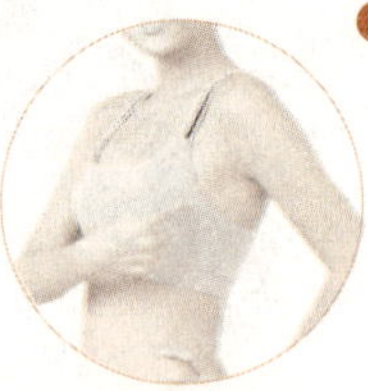

天溪穴

按摩手法：按揉

按摩时间：1分钟

按摩力度：★★★

❸

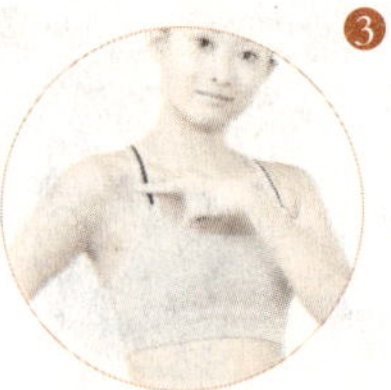

中府穴

按摩手法：按揉

按摩时间：1分钟

按摩力度：★★★

❹

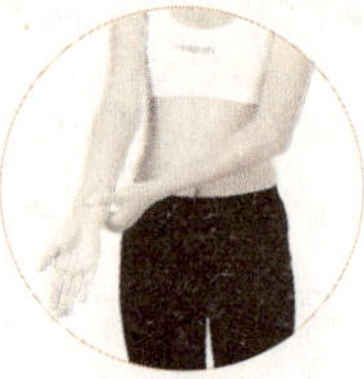

内关穴

按摩手法：按揉

按摩时间：1分钟

按摩力度：★★★

冠心病

冠心病是心血管多发病，主要症状表现是胸部感到有压榨性的疼痛，并可迁延至颈、颌、手臂及胃部。其他可能症状有眩晕、气促、出汗、寒战、恶心及昏厥。严重患者可能因为心力衰竭而死亡。

按摩步骤

❶

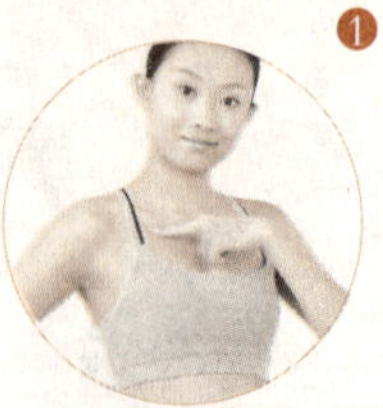

屋翳穴

按摩手法：按揉

按摩时间：1分钟

按摩力度：★★

❷

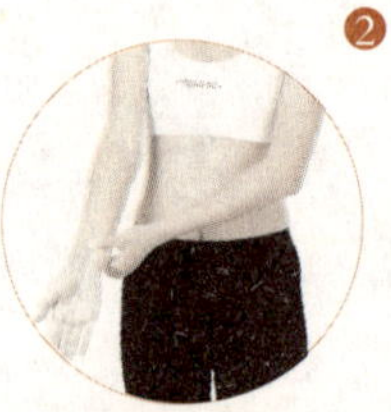

内关穴

按摩手法：按揉

按摩时间：2分钟

按摩力度：★★★

❸

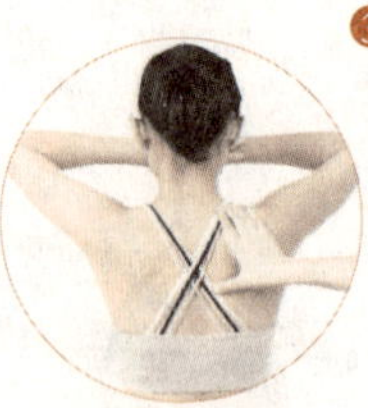

心俞穴

按摩手法：按揉

按摩时间：2分钟

按摩力度：★★★

❹

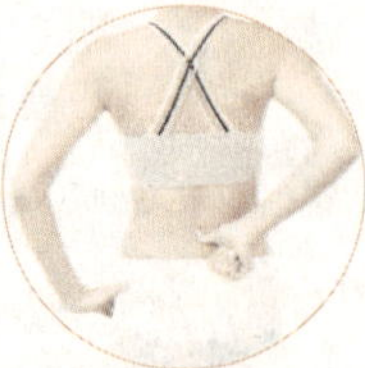

命门穴

按摩手法：按揉

按摩时间：1分钟

按摩力度：★★★

高血压

高血压是一种以动脉血压升高为主要表现的疾患。一般临床表现为血压在140/90毫米汞柱以上，多伴有眩晕、头痛、头胀、耳鸣、心慌、手指发麻、面红、烦躁、失眠等症。

按摩步骤

①

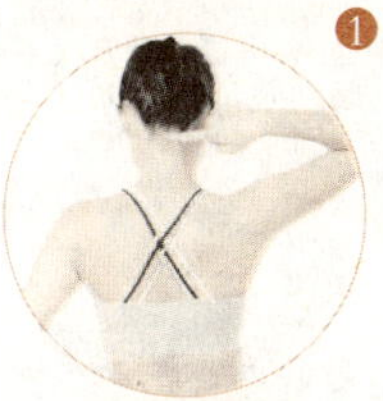

风府穴

按摩手法：**按揉**
按摩时间：2分钟
按摩力度：★★★

②

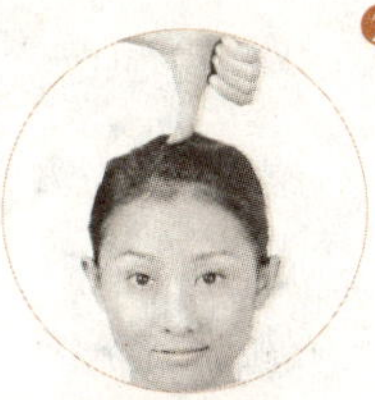

百会穴

按摩手法：**按揉**
按摩时间：3分钟
按摩力度：★★★

③

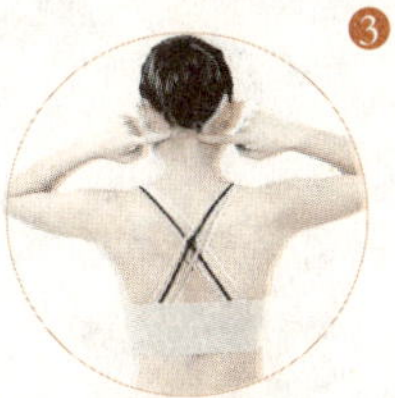

天柱穴

按摩手法：**拿法**
按摩时间：1分钟
按摩力度：★★★★

④

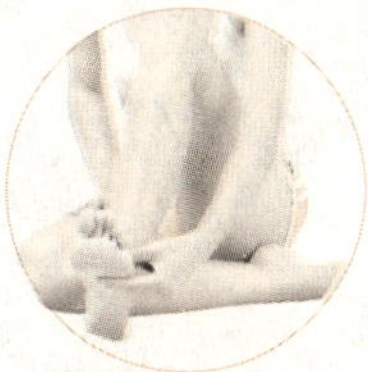

涌泉穴

按摩手法：**按揉**
按摩时间：2分钟
按摩力度：★★★★

糖尿病

糖尿病是胰岛功能减退引发的糖、蛋白质、脂肪、水和电解质等代谢紊乱的疾病。典型病例可出现多尿、多饮、多食、消瘦等表现，即“三多一少”症状。重症病者会出现肺结核、高血压、肾及视网膜微血管的病变等。

按摩步骤

①

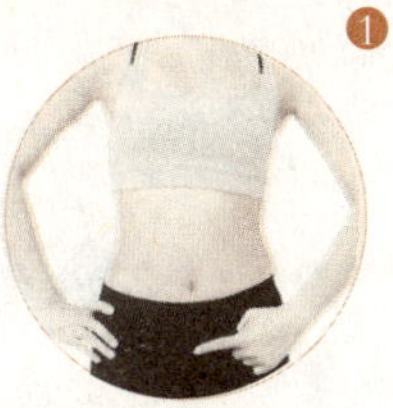

中极穴

按摩手法：**按揉**
按摩时间：1分钟
按摩力度：★★★★

②

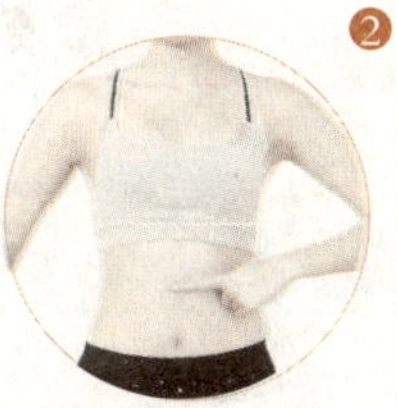

中脘穴

按摩手法：**按揉**
按摩时间：1分钟
按摩力度：★★★

③

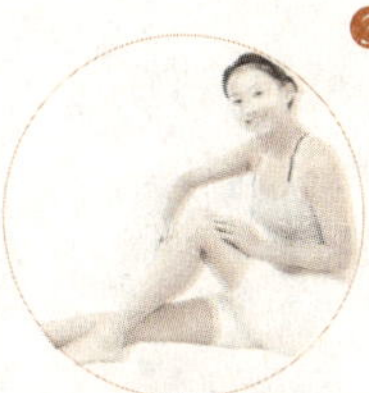

足三里

按摩手法：**按揉**
按摩时间：1分钟
按摩力度：★★★★

④

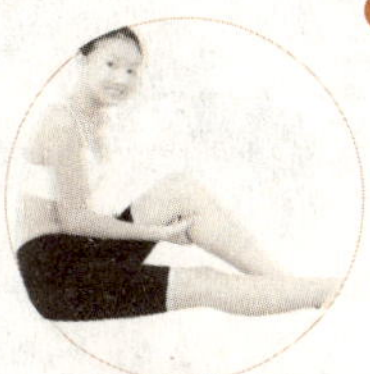

阴陵泉

按摩手法：**按揉**
按摩时间：1分钟
按摩力度：★★★★

肥胖症

肥胖症是一种慢性疾病。造成肥胖的原因是机体内热量的摄入量高于消耗，导致体重超标、体态臃肿，通俗讲肥胖就是体内脂肪堆积过多。中医认为肥胖症多因脾胃薄弱，饮食不节，嗜食厚味，或肝气郁结，气滞痰生，或多静少动所致。

按摩步骤

❶

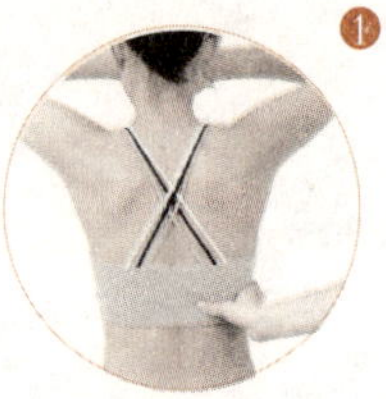

胃俞穴

按摩手法：**点按**

按摩时间：1分钟

按摩力度：★★★

❷

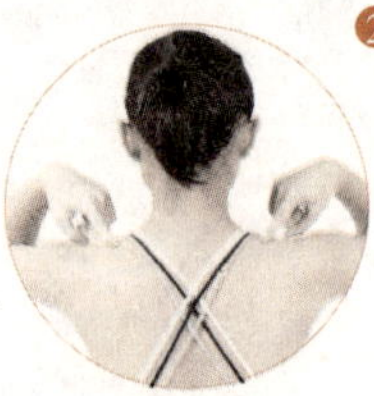

肩井穴

按摩手法：**拿法**

按摩时间：2分钟

按摩力度：★★★★

❸

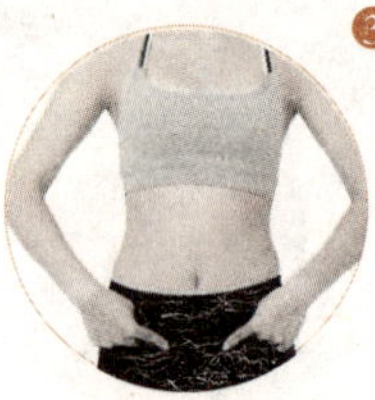

归来穴

按摩手法：**点按**

按摩时间：1分钟

按摩力度：★★★

❹

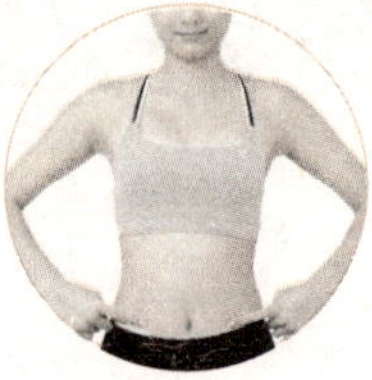

大横穴

按摩手法：**点按**

按摩时间：1分钟

按摩力度：★★★

癫痫

癫痫是指大脑神经元突发性异常放电导致大脑功能短暂障碍的一种慢性疾病，俗称羊癫疯。癫痫小发作时患者突然瞪目直视、呆立或呆坐，无跌扑和抽搐；癫痫大发作时患者突然发作，有时会大叫一声，全身抽搐、咬牙，持续数分钟后进入昏睡状态。

按摩步骤

❶

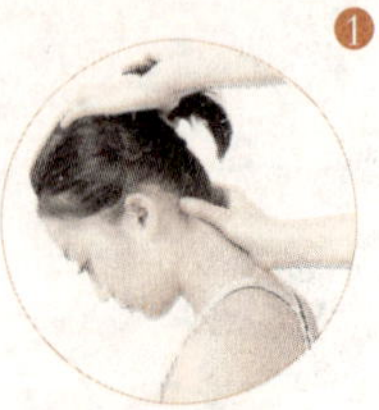

风池穴

按摩手法：**点按**

按摩时间：5分钟

按摩力度：★★★

❷

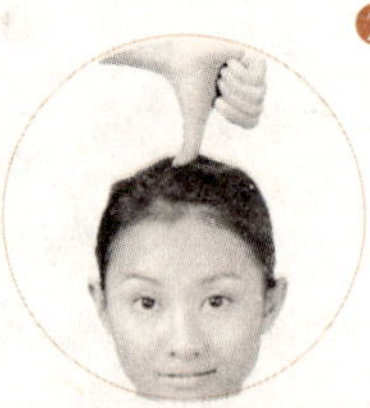

百会穴

按摩手法：**点按**

按摩时间：5分钟

按摩力度：★★★

❸

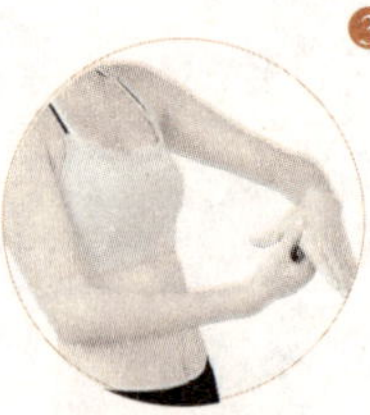

合谷穴

按摩手法：**指揉**

按摩时间：3分钟

按摩力度：★★★

❹

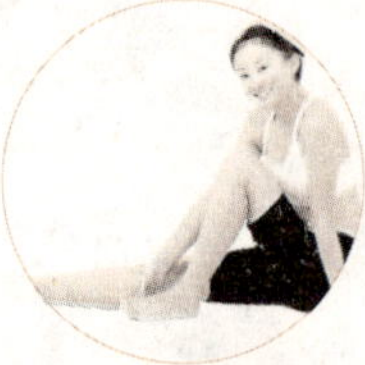

太冲穴

按摩手法：**按揉**

按摩时间：3分钟

按摩力度：★★★★

半身不遂

半身不遂，又叫偏瘫，症状是半身肢体不遂、口眼歪斜、语言障碍、口角流涎、吞咽困难，并伴有颜面、手足麻木，肢体沉重或手指震颤等。轻度病人尚能活动，严重者常卧床不起，丧失生活能力。经常在用力或情绪激动的情况下突然发病。

按摩步骤

1

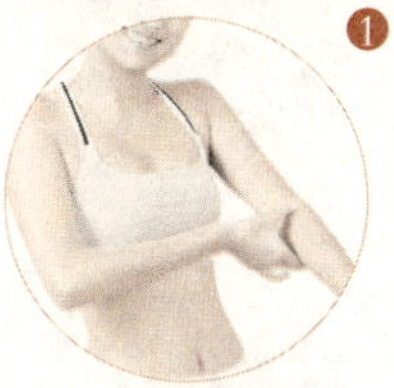

尺泽穴

按摩手法：**按揉**

按摩时间：1分钟

按摩力度：★★★

2

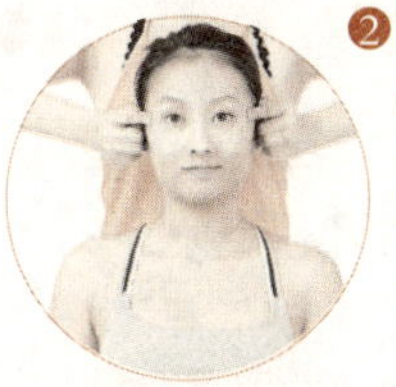

太阳穴

按摩手法：**按揉**

按摩时间：2分钟

按摩力度：★★★★

3

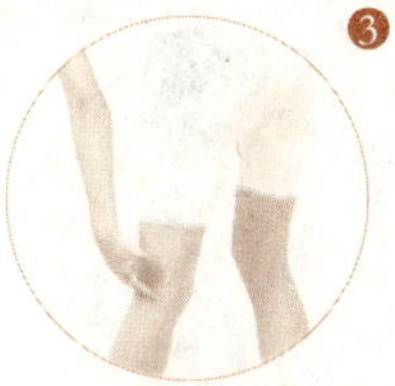

委中穴

按摩手法：**按揉**

按摩时间：1分钟

按摩力度：★★★

4

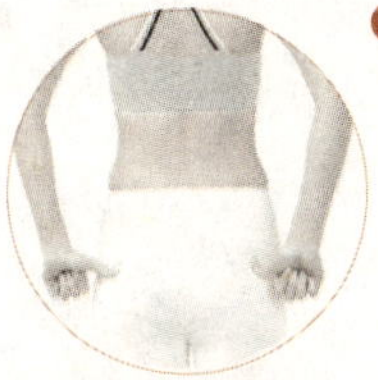

环跳穴

按摩手法：**按揉**

按摩时间：1分钟

按摩力度：★★★

神经衰弱

神经衰弱又称自主神经失调，属于神经官能症的一个类型，是一种常见的慢性疾病。常见的症状有失眠、多梦、头痛、头昏，记忆力减退、注意力不集中、自我控制能力减弱、容易激动，同时还伴有心慌气短、出汗较多、食欲不振，有时会出现便秘。

按摩步骤

1

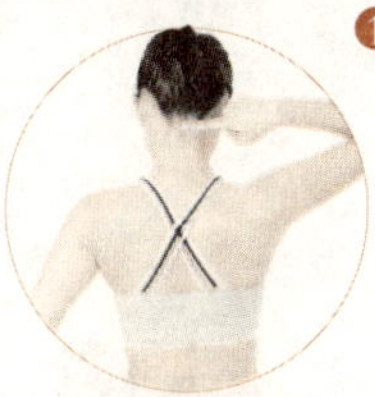

风府穴

按摩手法：**按法**

按摩时间：半分钟

按摩力度：★★★

2

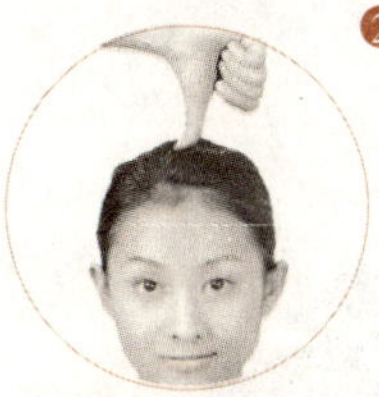

百会穴

按摩手法：**按法**

按摩时间：半分钟

按摩力度：★★★★

3

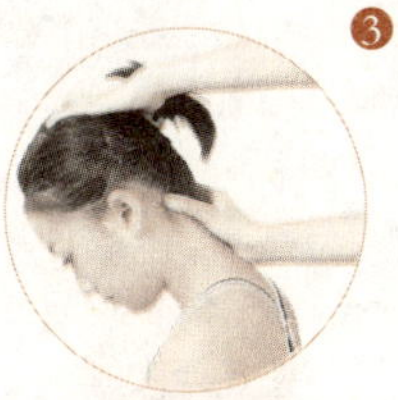

风池穴

按摩手法：**点按**

按摩时间：半分钟

按摩力度：★★

4

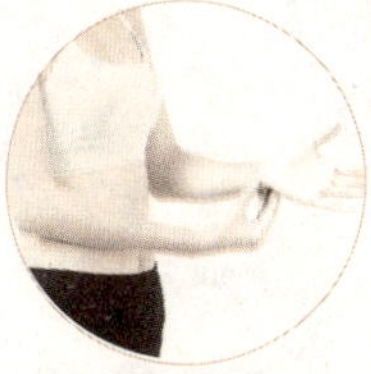

神门穴

按摩手法：**点按**

按摩时间：半分钟

按摩力度：★★

肩周炎

早期肩关节呈阵发性疼痛，常因天气变化及劳累而诱发，以后逐渐发展为持续性疼痛，并逐渐加重，昼轻夜重，夜不能寐，不能向患侧侧卧，肩关节可能有广泛压痛，并向颈部及肘部放射，还可出现不同程度的三角肌的萎缩。

按摩步骤

❶

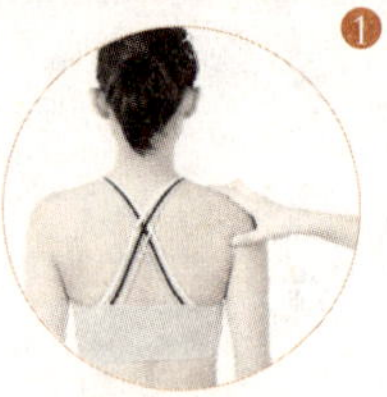

肩贞穴

按摩手法：点按

按摩时间：3分钟

按摩力度：★★★

❷

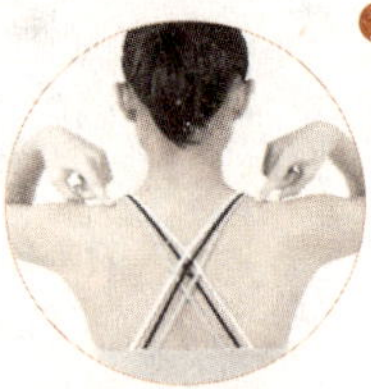

肩井穴

按摩手法：拿法

按摩时间：5分钟

按摩力度：★★★

❸

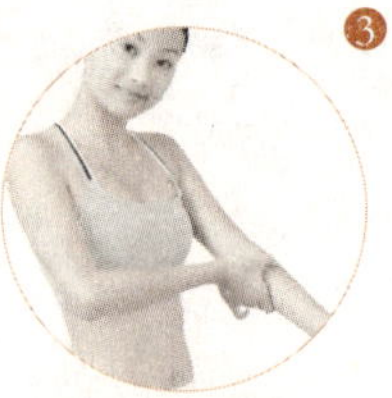

手三里

按摩手法：按揉

按摩时间：2分钟

按摩力度：★★★

❹

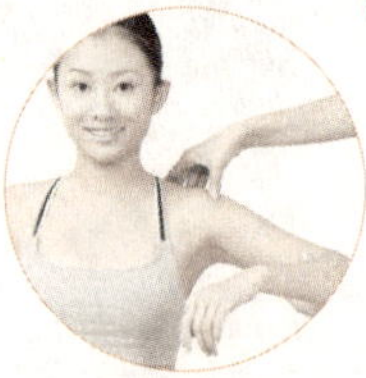

肩髃穴

按摩手法：按揉

按摩时间：3分钟

按摩力度：★★★

足跟痛

足跟痛又叫跟骨痛或跟痛症，是由多种原因引起的跟骨面疼痛，多与劳损和退行性病变有密切关系，常见于女性、肥胖者以及老年人。过重及过度负重或长时间行走者是易发此症的高危人群。

按摩步骤

❶

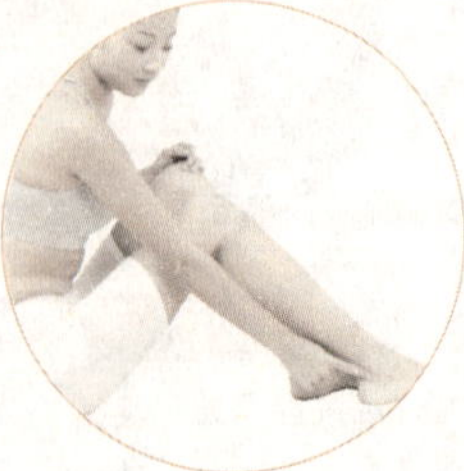

昆仑穴

按摩手法：拇指按揉

按摩时间：3分钟

按摩力度：★★★★

❷

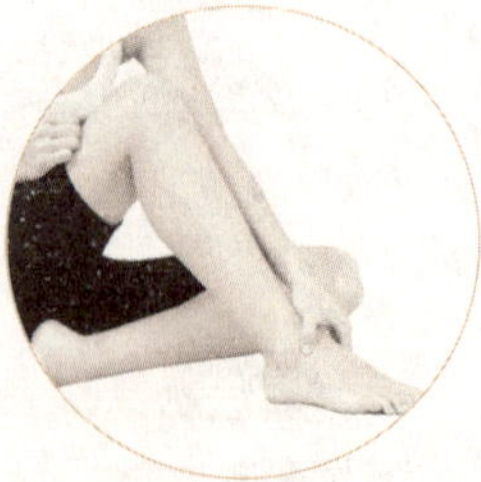

丘墟穴

按摩手法：拇指按揉

按摩时间：3分钟

按摩力度：★★★★

闪挫腰痛

闪到腰后，转身、弯腰拾物，痛苦倍增。腰部的活动受到限制，腰椎活动的幅度逐渐减小，脊椎多向患侧方向倾斜，腰部前屈后伸或是向侧屈时疼痛加重并受到限制。

按摩步骤

❶

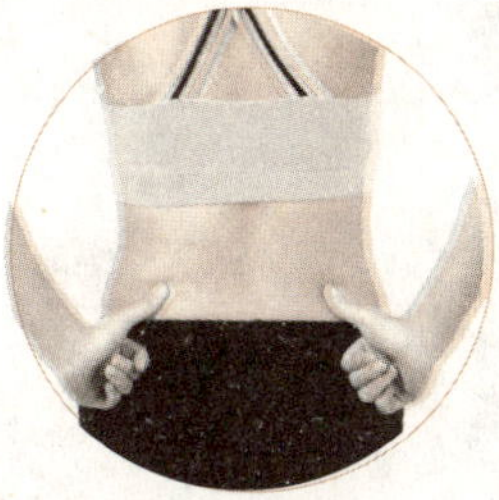

腰眼穴

按摩手法：**中指点揉**

按摩时间：2分钟

按摩力度：★★★

❷

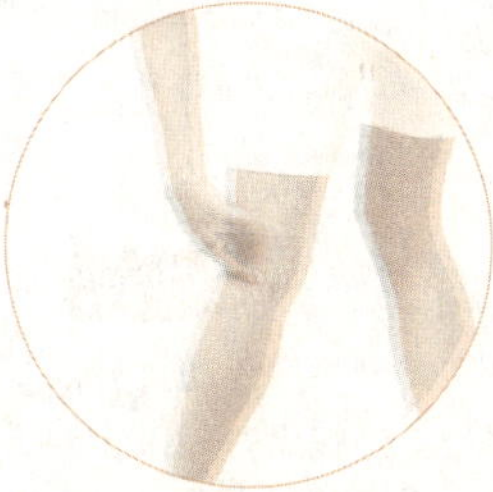

委中穴

按摩手法：**拇指点揉**

按摩时间：2分钟

按摩力度：★★★

落枕

落枕或称“失枕”，常见发病经过是入睡前并无任何症状，晨起后却感到项背部明显酸痛，颈部活动受限。这说明病起于睡眠之后，与睡枕及睡眠姿势有密切关系。

按摩步骤

❶

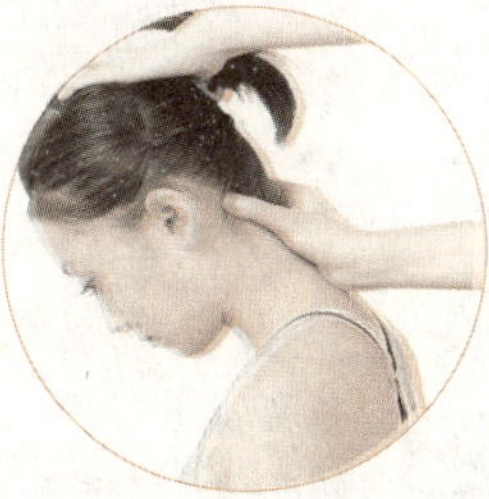

风池穴

按摩手法：**按揉**

按摩时间：5分钟

按摩力度：★★★

❷

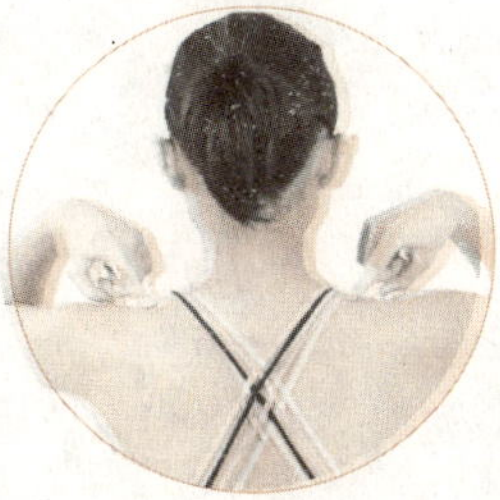

肩井穴

按摩手法：**按拿**

按摩时间：5分钟

按摩力度：★★★★

痔疮

痔疮是指直肠下端黏膜下和肛管皮肤下静脉扩大和曲张所形成的静脉丛。位于肛门周围称外痔，一枚或数枚，质硬而坚，时痒时痛；位于肛门内则称内痔，经常可见到便后出血的症状。

按摩步骤

1

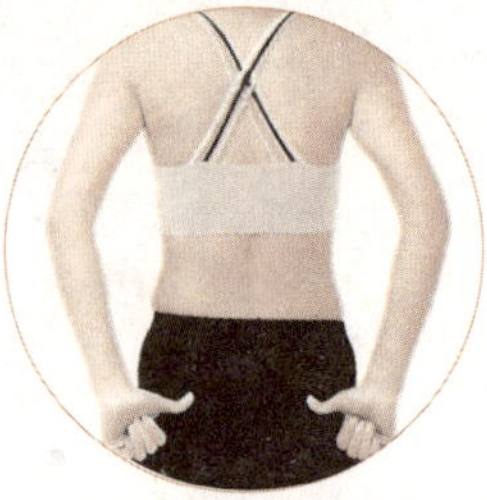

秩边穴

按摩手法：指压

按摩时间：2分钟

按摩力度：★★★★

2

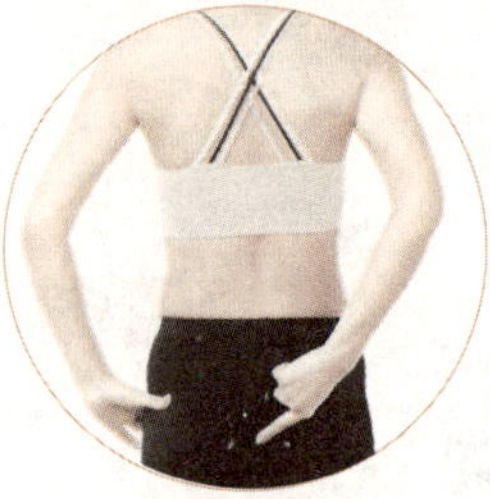

长强穴

按摩手法：指压

按摩时间：5分钟

按摩力度：★★★

慢性胃炎

慢性胃炎是指不同病因引起的各种慢性胃黏膜炎性病变，是一种常见病，属中医学“胃脘痛”，“痞满”“吞酸”“嘈杂”等范畴。临床上通常表现为以下几个症状：上腹部闷胀疼痛、嗳气频繁、泛酸、食欲减退、消瘦、腹泻等症。

按摩步骤

1

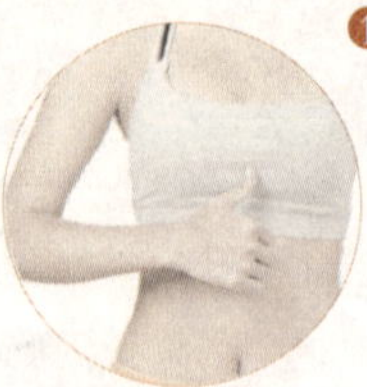

膻中穴

按摩手法：按揉

按摩时间：3分钟

按摩力度：★★★

2

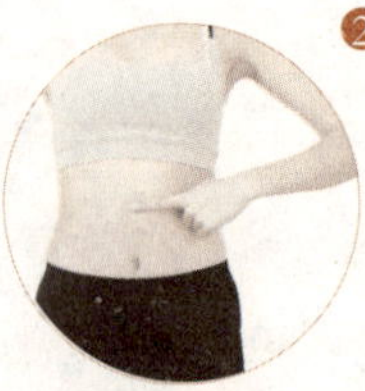

中脘穴

按摩手法：点压

按摩时间：3分钟

按摩力度：★★★

3

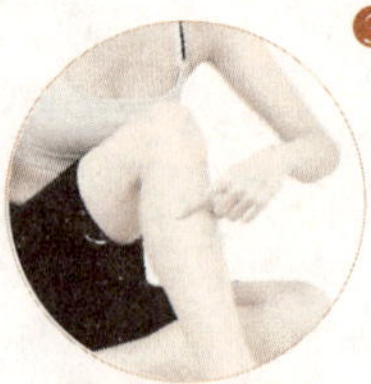

上巨虚

按摩手法：指压

按摩时间：1分钟

按摩力度：★★★

4

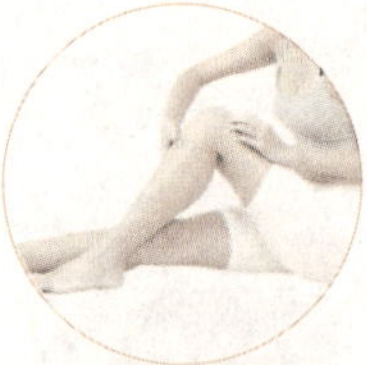

足三里

按摩手法：按揉

按摩时间：1分钟

按摩力度：★★★

慢性咽喉炎

咽喉炎是耳鼻喉科一种常见疾病，是咽部黏膜和淋巴组织的炎性病变。临床主要以吞食障碍、流涎、咽部触压敏感及咽腔潮红、肿胀为特质。症状表现为咽痛、咽痒、吞咽困难、发热等。慢性咽喉炎患者患部潮红，呈慢性充血，咽部不适，似常有痰而又不易咳出。声音嘶哑，常以晨起为重，声粗甚则失音。

按摩步骤

①

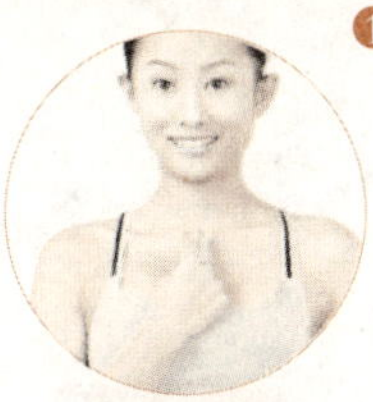

天突穴

按摩手法：**按揉**

按摩时间：2分钟

按摩力度：★★

②

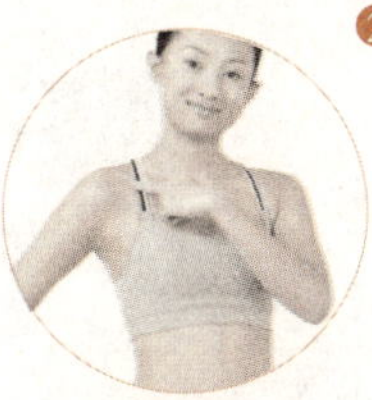

云门穴

按摩手法：**按揉**

按摩时间：2分钟

按摩力度：★★★

③

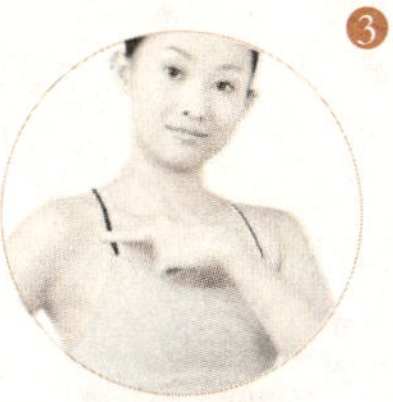

中府穴

按摩手法：**按揉**

按摩时间：1分钟

按摩力度：★★★

④

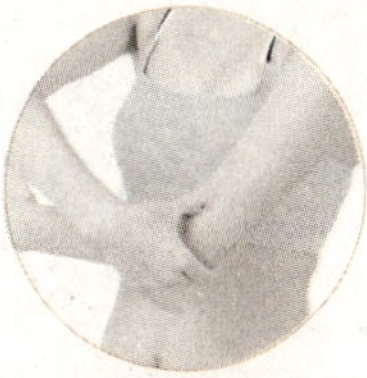

曲池穴

按摩手法：**按揉**

按摩时间：1分钟

按摩力度：★★★★

关节炎

关节炎是指由炎症、感染、创伤或其他因素引起的关节炎性病变。主要表现为关节肿、痛、畸形及不同程度的功能障碍。早期病变侵害关节滑膜，晚期关节软骨及骨质均可能发生变化甚至破坏。

按摩步骤

①

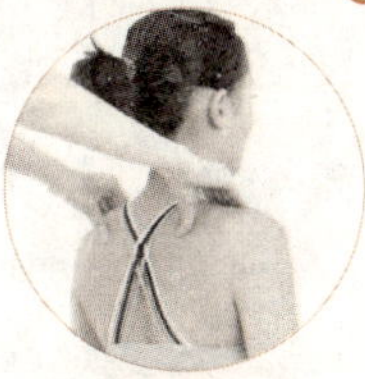

颈肩

按摩手法：**拿捏**

按摩时间：5分钟

按摩力度：★★★

②

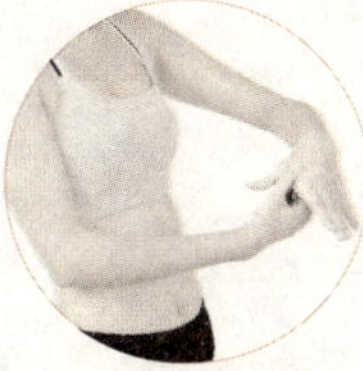

合谷穴

按摩手法：**点按**

按摩时间：1分钟

按摩力度：★★★

③

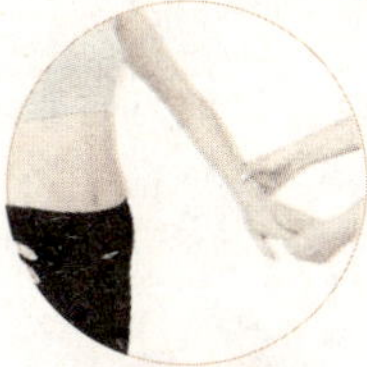

外关穴

按摩手法：**点按**

按摩时间：1分钟

按摩力度：★★★

④

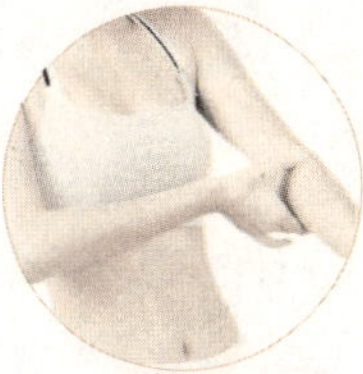

曲池穴

按摩手法：**点按**

按摩时间：2分钟

按摩力度：★★★★

颈椎病

颈椎病又称颈椎综合征，主要症状是头、颈、肩、背、手臂酸痛，脖子僵硬，活动受限，还可见肩背部沉重、上肢无力、手指发麻、手握物无力，可能眩晕或心悸。

按摩步骤

①

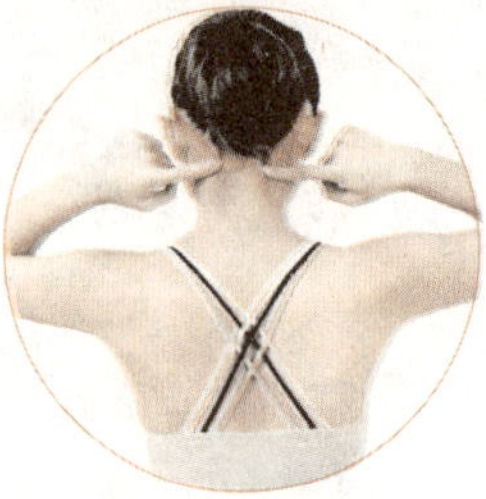

天柱穴

按摩手法：点按

按摩时间：5分钟

按摩力度：★★★

②

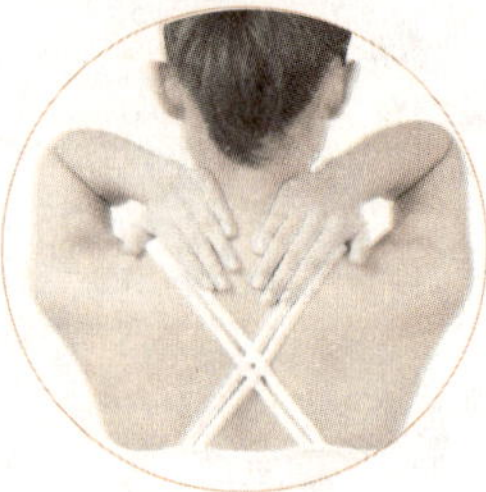

颈肩

按摩手法：掌擦

按摩时间：3分钟

按摩力度：★★★

慢性腰肌痛

慢性腰肌劳损或称“腰背肌筋膜炎”“功能性腰痛”等。主要指腰骶部肌肉、筋膜、韧带等软组织的慢性损伤，导致局部无菌性炎症，从而引起腰骶部一侧或两侧的弥漫性疼痛，是慢性腰腿痛中常见的疾病之一，常与职业和工作环境有一定关系。

按摩步骤

①

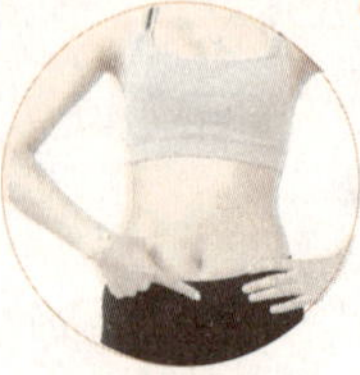

气海穴

按摩手法：按揉

按摩时间：2分钟

按摩力度：★★

②

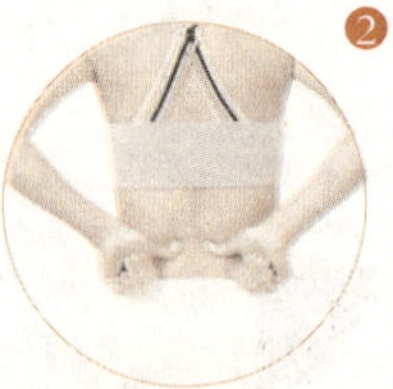

肾俞穴

按摩手法：点按

按摩时间：2分钟

按摩力度：★★

③

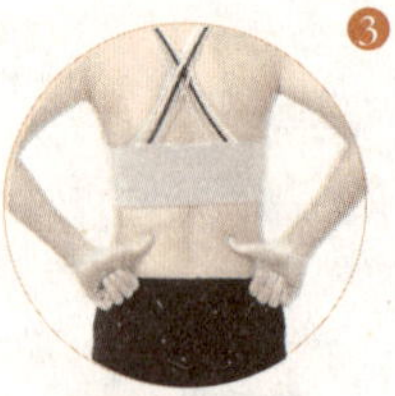

志室穴

按摩手法：点按

按摩时间：1分钟

按摩力度：★★★★

④

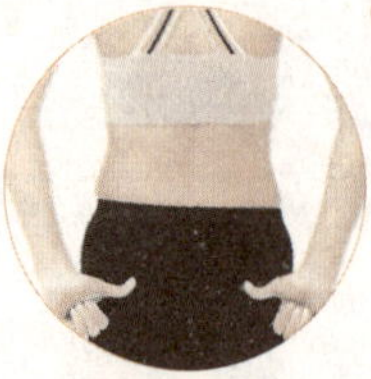

秩边穴

按摩手法：点按

按摩时间：1分钟

按摩力度：★★★★

近视眼

患者外眼无异常，远处视物不清，移近后则可看清，中医称之为“能近怯远症”。因为经常眯着眼睛看东西，会使眼外肌、睫状肌过度紧张，容易导致眼睑沉重，眼球酸胀，眼眶疼痛。继而视物模糊，出现双影，严重的还可出现头昏、头痛、恶心。

按摩步骤

①

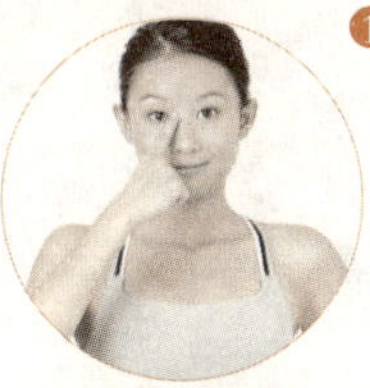

晴明穴

按摩手法：**揉法**

按摩时间：2分钟

按摩力度：★★

②

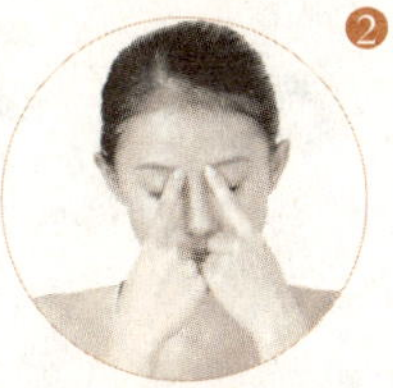

攒竹穴

按摩手法：**揉法**

按摩时间：2分钟

按摩力度：★★

③

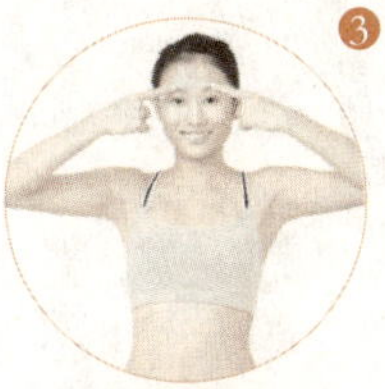

鱼腰穴

按摩手法：**按揉**

按摩时间：2分钟

按摩力度：★★

④

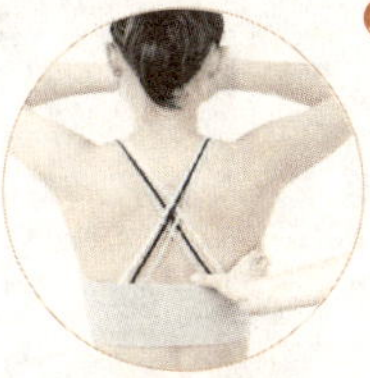

肝俞穴

按摩手法：**按揉**

按摩时间：3分钟

按摩力度：★★★

鼻炎

慢性鼻炎主要症状为鼻堵塞，轻者为间歇性或交替性，重者为持续性，鼻分泌物增多。急性鼻炎主要症状为鼻堵塞和分泌物增多，早期为清水样涕，后变为黏液脓性鼻涕。过敏性鼻炎主要症状是突然鼻痒、打喷嚏、流清涕、鼻塞，且反复发作。

按摩步骤

①

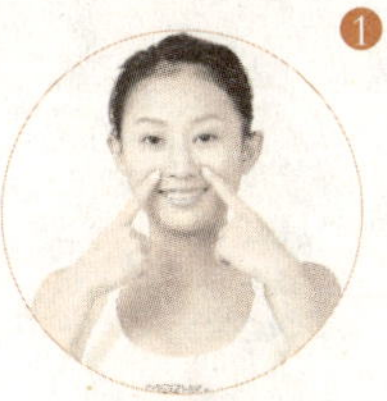

迎香穴

按摩手法：**指压**

按摩时间：2分钟

按摩力度：★★

②

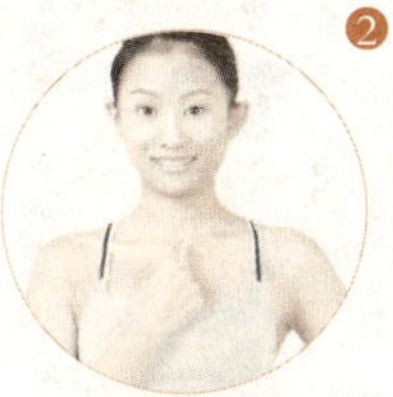

天突穴

按摩手法：**指压**

按摩时间：3分钟

按摩力度：★★★

③

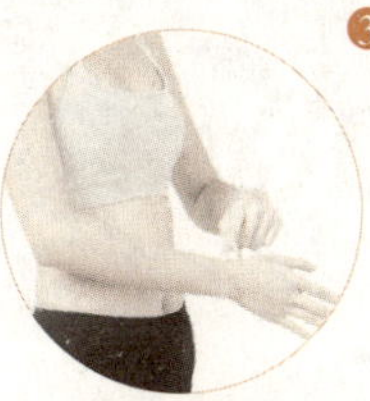

列缺穴

按摩手法：**指压**

按摩时间：1分钟

按摩力度：★★★

④

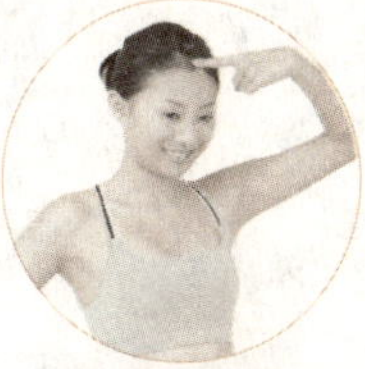

神庭穴

按摩手法：**指压**

按摩时间：1分钟

按摩力度：★★

耳鸣

耳鸣是指耳内听到异常响声，或如雷鸣 ，或如蝉鸣，夜间症状更为加重。耳鸣只是一种主观感觉，患者总是感觉耳内有嗡嗡声、嗞嗞声等单调或混杂的响声。耳鸣可以短暂存在，也可持续性存在。患者还可伴有头晕、目眩或失聪。

按摩步骤

①

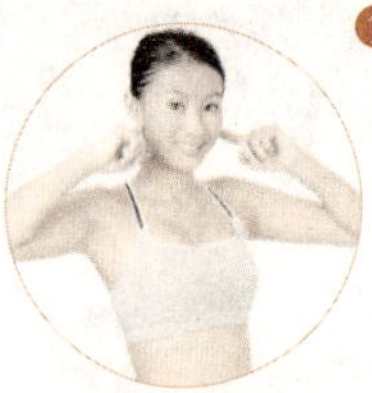

听会穴

按摩手法：**食指按揉**

按摩时间：3分钟

按摩力度：★★

②

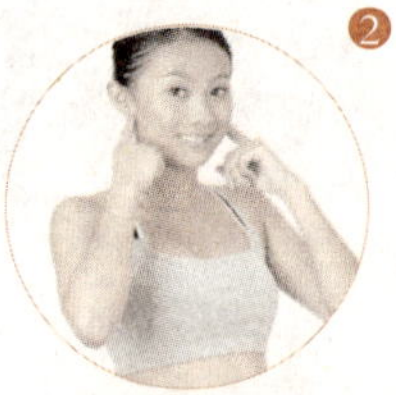

听宫穴

按摩手法：**拇指按揉**

按摩时间：3分钟

按摩力度：★★

③

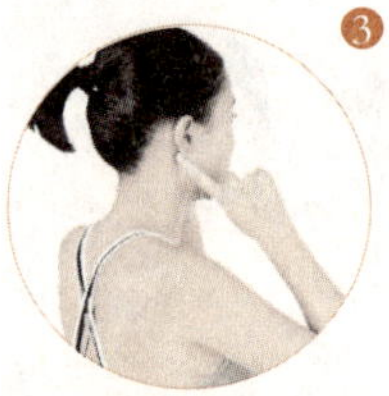

翳风穴

按摩手法：**食指按揉**

按摩时间：3分钟

按摩力度：★★

④

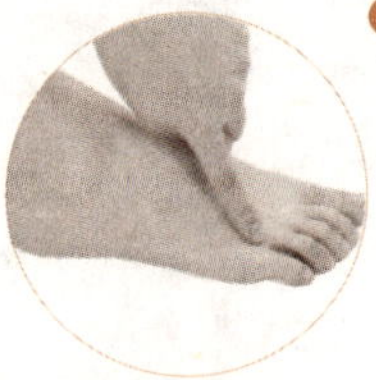

侠溪穴

按摩手法：**指压**

按摩时间：2分钟

按摩力度：★★★

牙痛

主要临床表现为牙齿疼痛、咀嚼困难、遇冷热酸甜疼痛加重。风热牙痛呈阵发性，遇风发作，牙龈红肿；胃火牙痛时牙龈红肿较为严重，可能出脓渗血、口气臭、大便秘结；虚火牙痛时牙齿隐隐作痛，牙龈略微红肿，久则龈肉萎缩，牙齿浮动。

按摩步骤

①

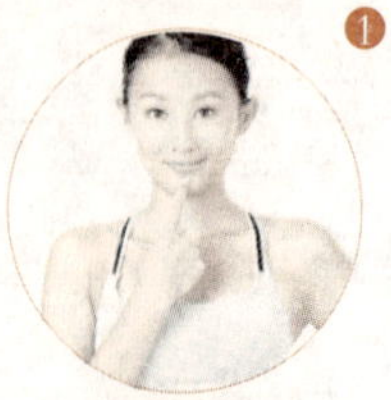

承浆穴

按摩手法：**指压**

按摩时间：2分钟

按摩力度：★★

②

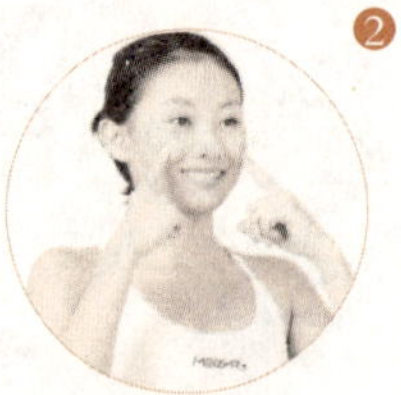

颧髎穴

按摩手法：**指压**

按摩时间：2分钟

按摩力度：★★

③

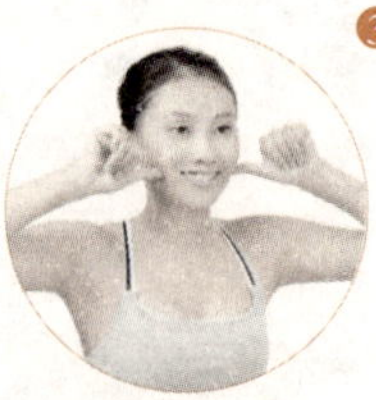

颊车穴

按摩手法：**指压**

按摩时间：2分钟

按摩力度：★★

④

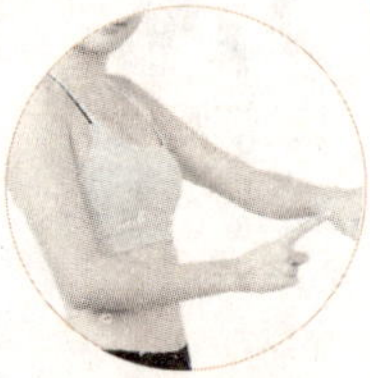

阳溪穴

按摩手法：**指压**

按摩时间：1分钟

按摩力度：★★★

眼睛疲劳

眼睛疲劳又称视疲劳，不仅疼痛，而且视物模糊不清，还会引起头痛、头重、肩膀僵硬等症状。调节性视疲劳、肌性视疲劳可能导致近视、散光，或左右眼度数不同的老花眼等。

按摩步骤

❶

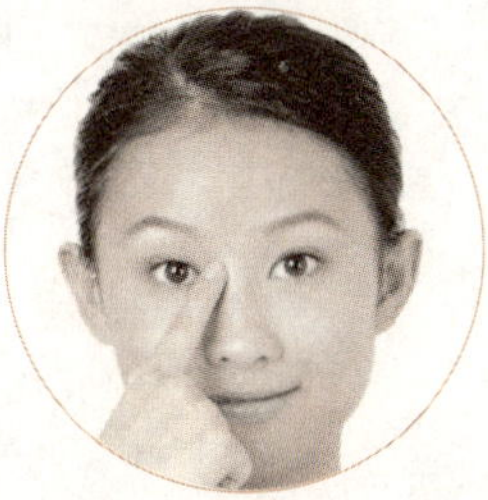

睛明穴

按摩手法：**指压**

按摩时间：5分钟

按摩力度：★★

❷

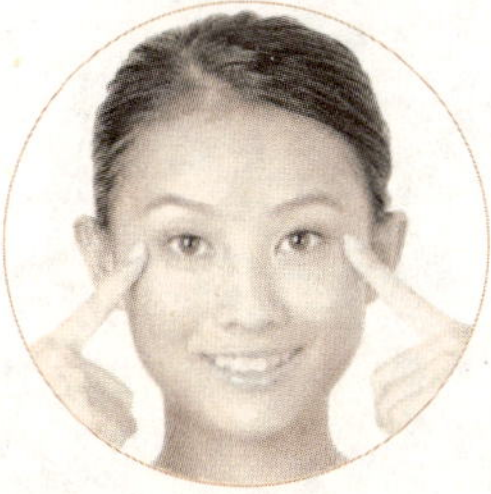

瞳子髎

按摩手法：**指压**

按摩时间：3分钟

按摩力度：★★

小腿抽筋

小腿抽筋也叫腿肚子抽筋，医学上称之为腓肠肌痉挛。是一种肌肉突然、不自主地强直收缩的现象，会造成肌肉僵硬，疼痛难忍。一般这种情况即使不予医治也能慢慢自愈。

按摩步骤

❶

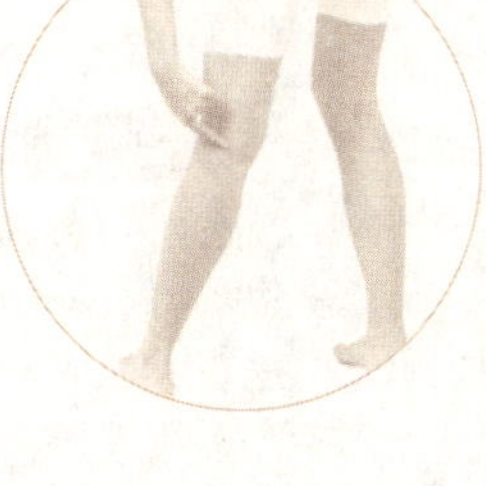

委中穴

按摩手法：**拇指指压**

按摩时间：5分钟

按摩力度：★★★★

❷

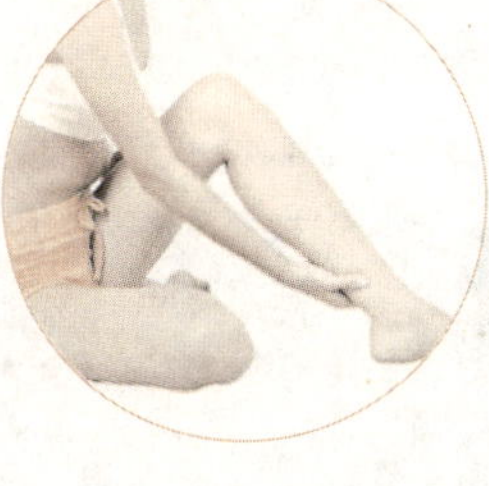

筑宾穴

按摩手法：**拇指指压**

按摩时间：5分钟

按摩力度：★★★★

脚底冰凉

天气一冷，就有许多人感觉全身发冷,手脚尤其冰凉。躲进被窝许久，双脚依然冰冷，让人迟迟无法入睡。这种情况，就属于中医所说的“阳虚”，俗称“冷底”或是“寒底”。

按摩步骤

❶

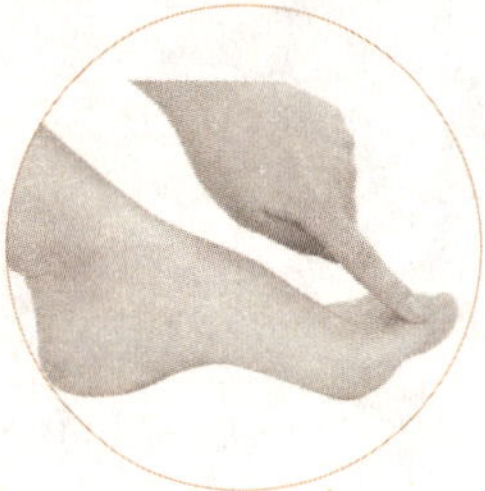

隐白穴

按摩手法：指压

按摩时间：2分钟

按摩力度：★★★

❷

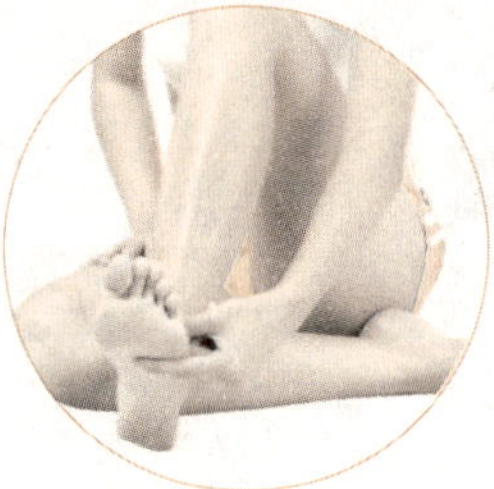

涌泉穴

按摩手法：指压

按摩时间：2分钟

按摩力度：★★★

失眠

又称为“不寐”“不得眠”“不得卧”“目不瞑”等，是指经常不能正常睡眠的一种病症。常伴有白天精神状况不佳、反应迟钝、疲倦乏力，严重影响日常生活和工作学习。

按摩步骤

❶

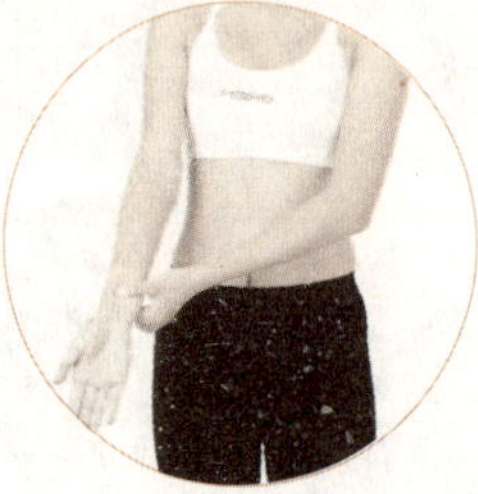

内关穴

按摩手法：掐法

按摩时间：2分钟

按摩力度：★★★

❷

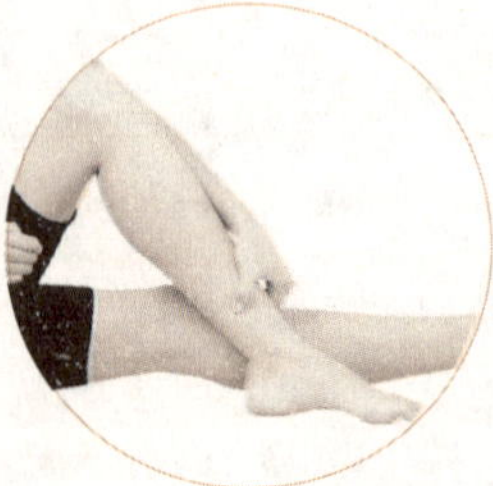

三阴交

按摩手法：按揉

按摩时间：4分钟

按摩力度：★★★

头晕目眩

回转性眩晕主要表现为天旋地转；诱发性眩晕通常发生在突然将头后仰，或坐着站起时；浮动性眩晕则会使人好像踩在棉花上；动摇性眩晕会让病人如临地震，出现上下动摇的眩晕感。

按摩步骤

①

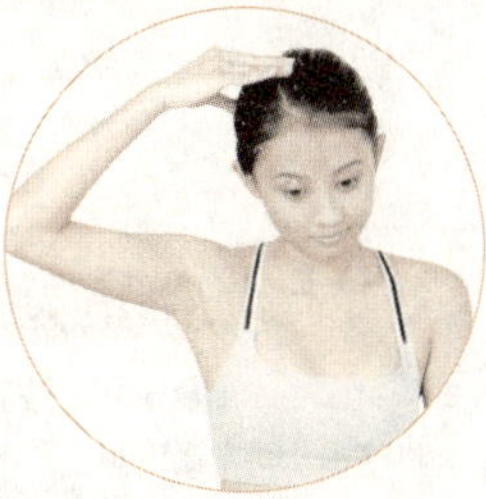

头部

按摩手法：抓捏

按摩时间：5分钟

按摩力度：★★★

②

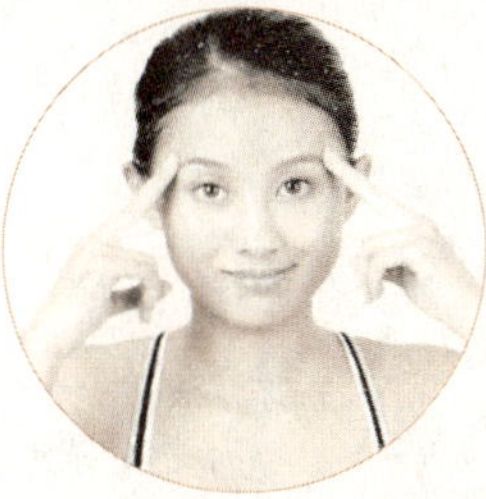

丝竹空

按摩手法：揉法

按摩时间：3分钟

按摩力度：★★

心悸

自觉心跳心慌，时作时息，并有善惊易恐，坐卧不安，甚则不能自主的症状。少冲穴具有调整心脏功能的作用。心悸时可按摩此穴位，让心情平静下来，这样才能以“平常心”去思考判断。

按摩步骤

①

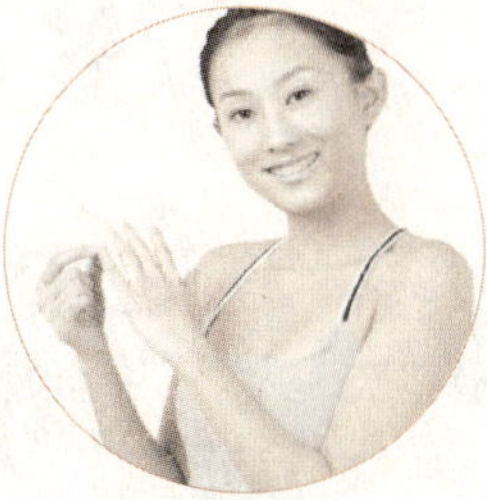

少冲穴

按摩手法：按揉

按摩时间：3分钟

按摩力度：★★

②

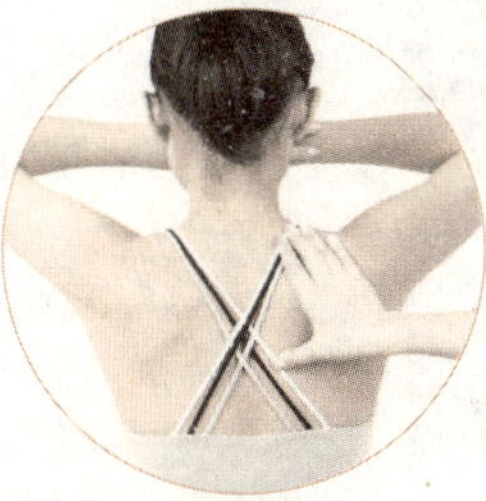

心俞穴

按摩手法：指压

按摩时间：5分钟

按摩力度：★★★

心情烦躁

心情烦躁大多是由于头脑及身体的自主神经失衡导致。中医认为烦躁也是一种病症，称为心烦躁动之症。烦为心热、郁烦；躁为躁急、躁动。烦与躁常同时出现，但是一般有先后之别。

按摩步骤

❶

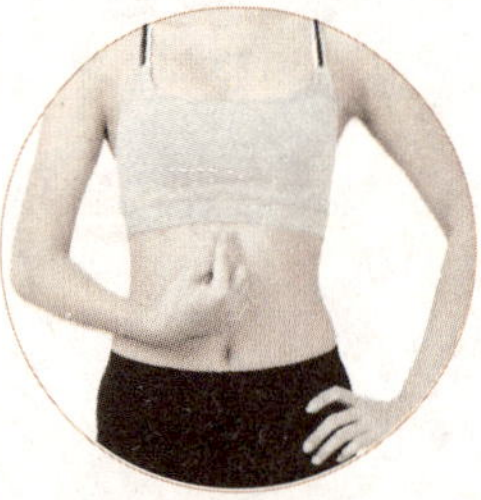

巨阙穴

按摩手法：按揉

按摩时间：5分钟

按摩力度：★★★

❷

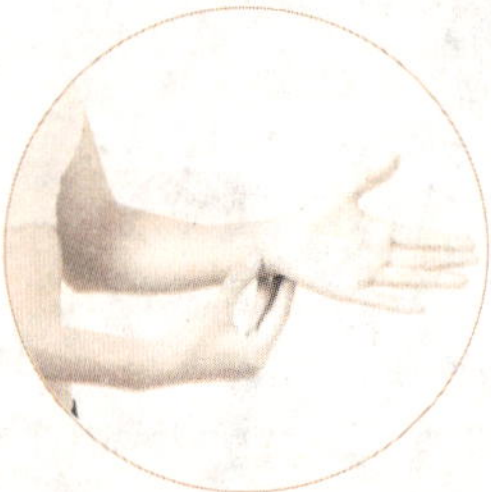

神门穴

按摩手法：按揉

按摩时间：3分钟

按摩力度：★★★

腹胀

腹胀是一种常见的消化系统疾病症状。可以是一种主观上的感觉，患者感到腹部的一部分或全腹部胀满；也可以是腹部实际上有一部分或全腹部膨隆。

按摩步骤

❶

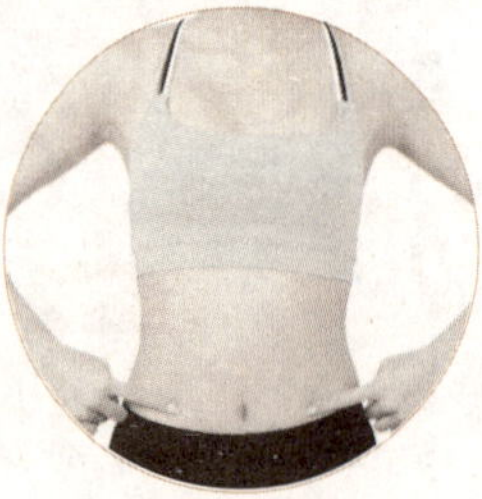

大横穴

按摩手法：指压

按摩时间：5分钟

按摩力度：★★

❷

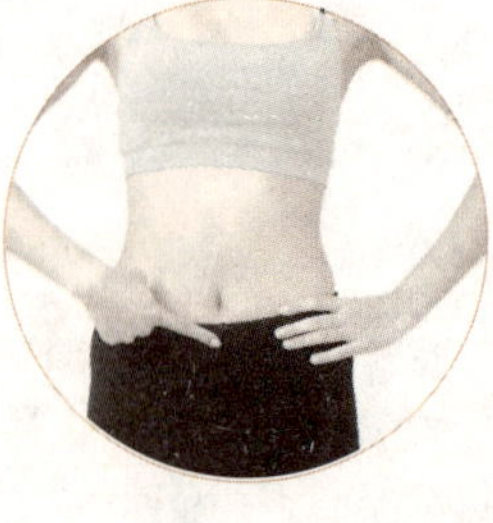

气海穴

按摩手法：指压

按摩时间：5分钟

按摩力度：★★

食欲不振

“食欲”是一种想要进食的生理需求。如果这种需求低落，甚至消失，即称为“食欲不振”。简单地说，食欲不振就是没有想吃东西的欲望。

按摩步骤

❶

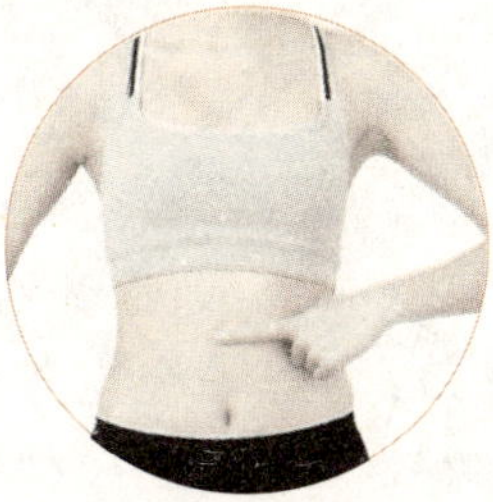

中脘穴

按摩手法：指压

按摩时间：3分钟

按摩力度：★★

❷

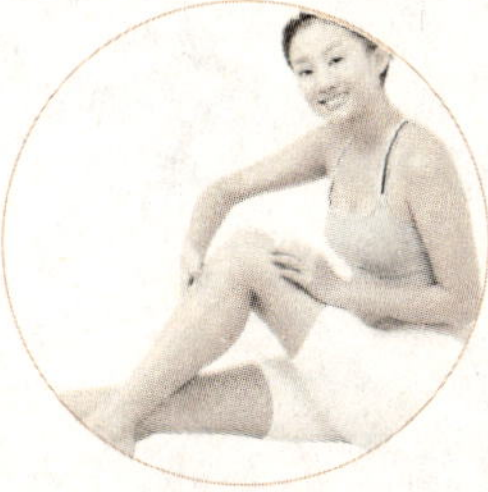

足三里穴

按摩手法：指压

按摩时间：5分钟

按摩力度：★★★★★

酒醉、宿醉

宿醉是由于过量饮酒导致的醉酒后状态。表现出疲劳、头痛、眩晕、恶心、口渴、胃痛、呕吐、失眠和血压升高或降低的症状和焦虑、易怒、过分敏感、抑郁的精神状态。

按摩步骤

❶

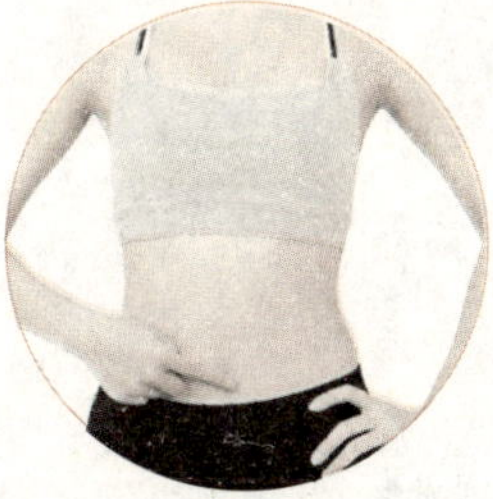

神阙穴

按摩手法：指压

按摩时间：3分钟

按摩力度：★★★

❷

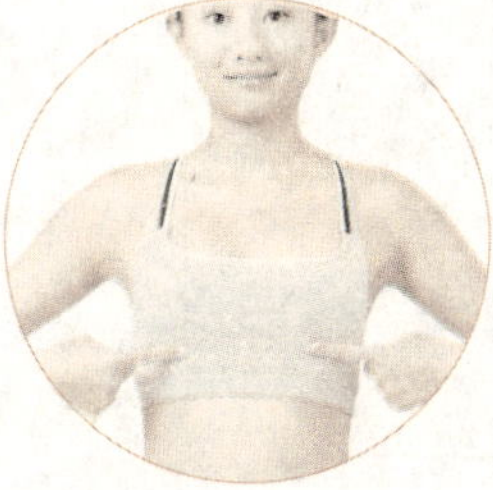

期门穴

按摩手法：按压

按摩时间：3分钟

按摩力度：★★★

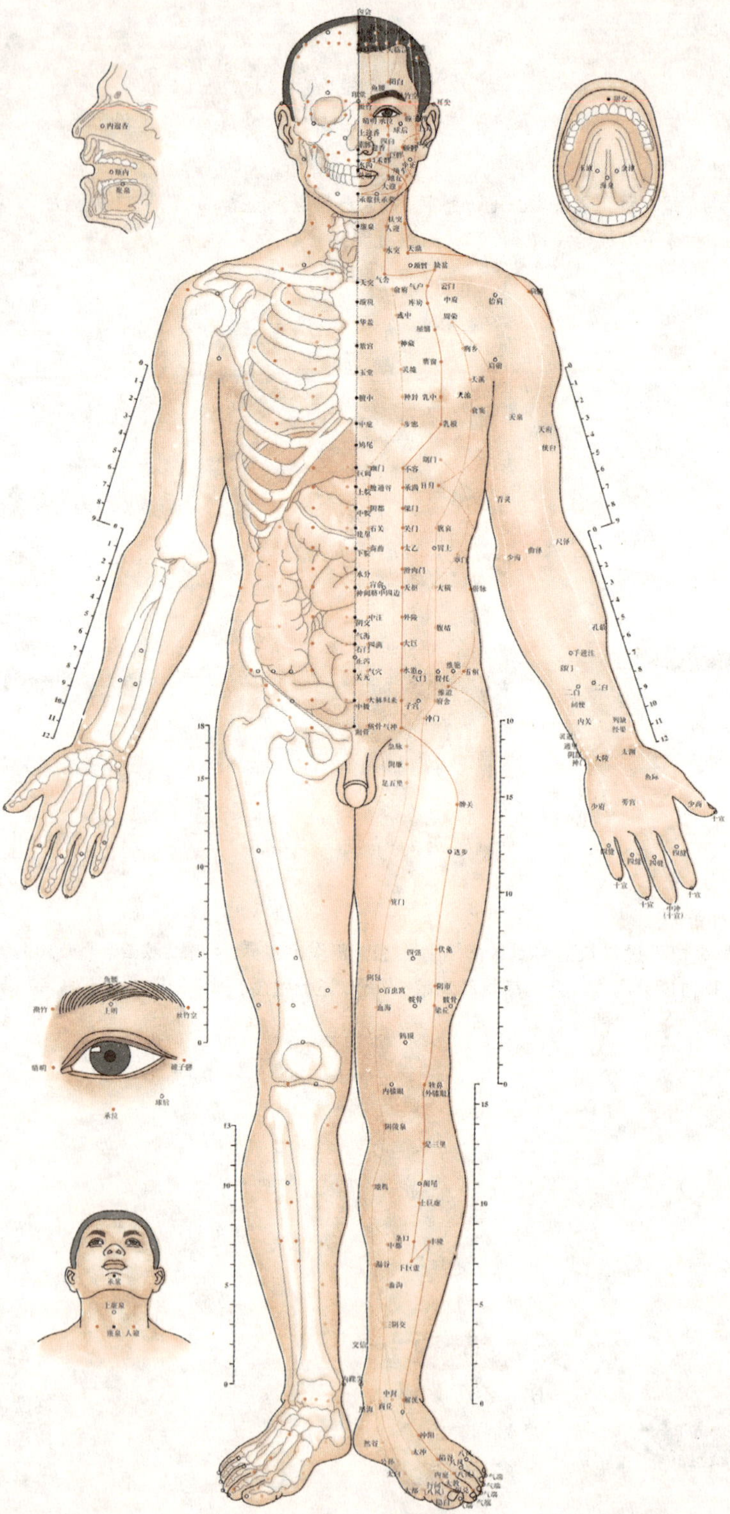

天突
璇玑
华盖
紫宫
玉堂
膻中
中庭
鸠尾
神封
乳中
乳根
天枢
大横
外陵
大巨
水道
归来
冲门
伏兔
阴市
梁丘
犊鼻
足三里
阑尾
上巨虚
条口
丰隆
下巨虚
三阴交
太冲
内关
大陵
劳宫
少商
十宣
攒竹
鱼腰
丝竹空
睛明
瞳子髎
承泣
球后

第三章

头部穴位一点通

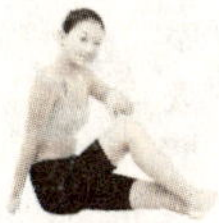
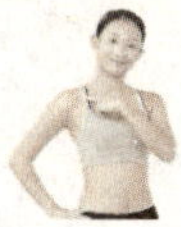
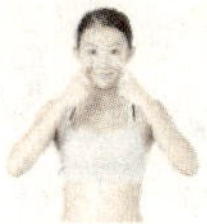
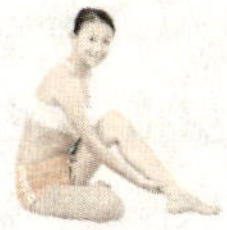
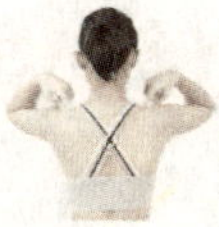
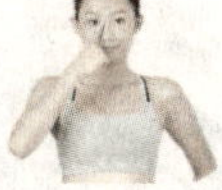
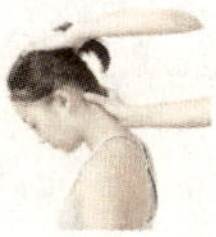
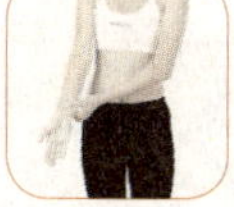

迎香穴

鼻炎鼻塞缓解穴

别名： 冲阳穴

命名： 迎，迎受；香，脾胃五谷之气。此处穴位接受来自胃经的气血，大肠经和胃经都属于阳明经，其气血物质所处的天部层次都相近，迎香与胃经相邻，所以又为低位，于是，胃经的浊气就会下传到此处穴位，所以称为迎香穴。

部位： 属手大肠经脉的穴道，在鼻翼外缘中点旁、当鼻唇沟中间。

主治疾病： 鼻塞、鼻出血、口歪、面痒、胆道蛔虫症。

自我按摩： 以食指指腹垂直按压，也可用单手拇指与食指弯曲，直接垂直按压穴位。每次按压2次，1～3分钟。

精确取穴

人体的面部，在鼻翼旁开约1厘米皱纹中。

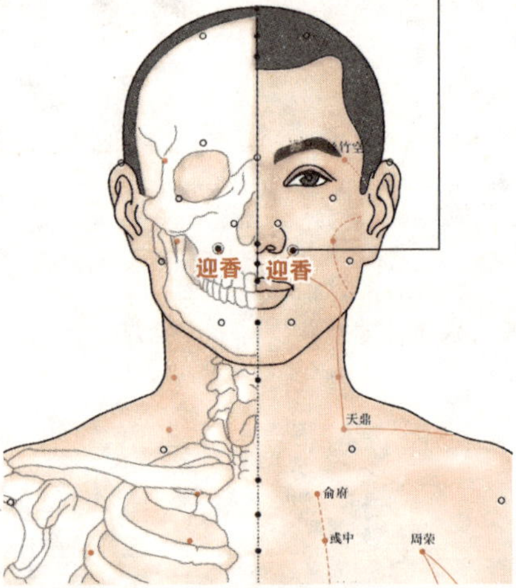

取穴技巧

正坐，双手轻握拳，食指中指并拢，中指指尖贴鼻翼两侧，食指指尖所在的位置即是。

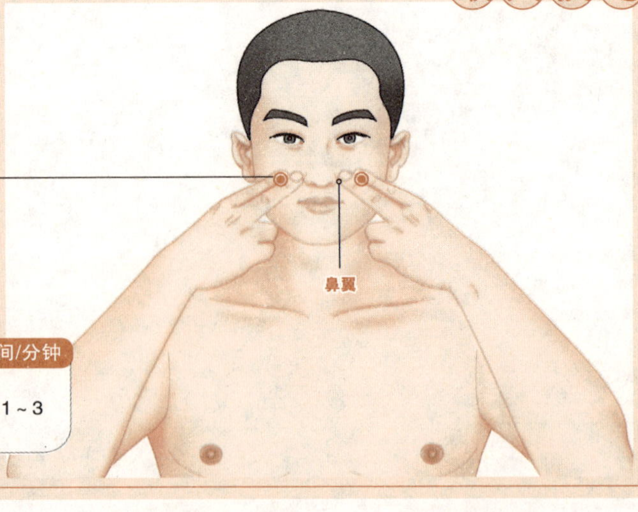

程度	食指压法	时间/分钟
适度		1～3

承泣穴

明眸亮眼特效穴

别名： 鼷穴、面髎穴、溪穴。

命名： “承”的意思是受；“泣”指泪、水液。“承泣”的意思是承受从胃经体内经脉流出的气血物质。

部位： 承泣穴位于面部，瞳孔直下，当眼球与眼眶下缘中间。

主治疾病： 近视、远视、夜盲、眼颤动、眼睑痉挛、角膜炎、视神经萎缩、眼睛疲劳、迎风流泪、老花眼、白内障、急慢性结膜炎、散光、青光眼、色盲等。

自我按摩： 双手食指伸直，以食指指腹揉按左右穴位，每次1～3分钟。

精确取穴

人体面部，瞳孔直下，眼眶下缘中间。

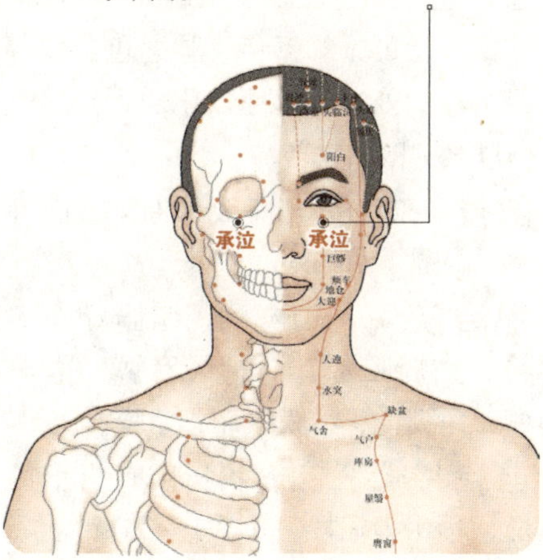

取穴技巧

正坐、仰靠或仰卧，眼睛直视前方，食指与中指伸直并拢，中指贴于鼻侧，食指指尖位于下眼眶边缘处，则食指指尖所在的位置即是。

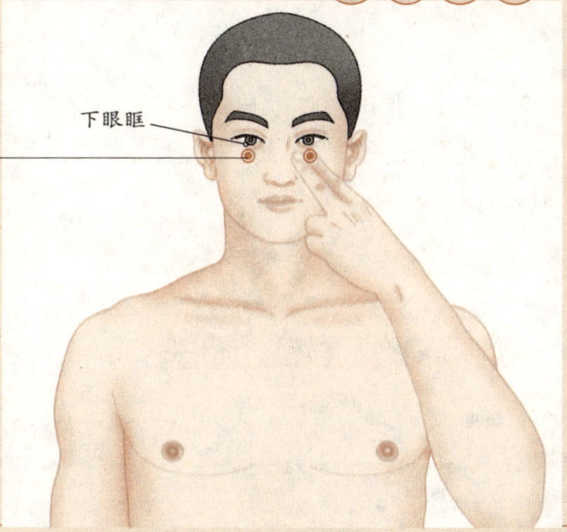

程度	食指压法	时间/分钟
轻	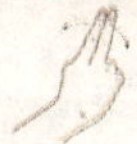	1～3

四白穴

明目养颜好帮手

别名： 无

命名： “四”是数词，四面八方之意，也指此穴位所在的周围空间；“白”是可见的颜色，脉之色。胃经的经水在此处穴位迅速气化成天部之气，所以名“四白穴”。

部位： 四白穴位于人体面部，瞳孔直下，眼眶下凹陷处。

主治疾病： 目赤痛、眼睑动、口眼斜、头痛眩晕、面神经麻痹、面肌痉挛、角膜炎、结膜瘙痒、角膜白斑等。

自我按摩： 用食指指甲垂直下压穴位，稍用力掐揉，每次1～3分钟。

精确取穴

人体面部，双眼平视时，瞳孔正中央下约2厘米处。

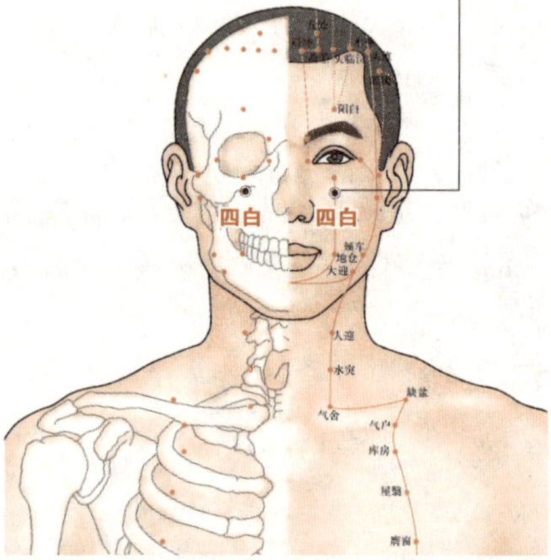

取穴技巧

先以两手中指和食指并拢伸直，不要分开，然后中指指肚贴两侧鼻翼，食指指尖所按的位置即是。

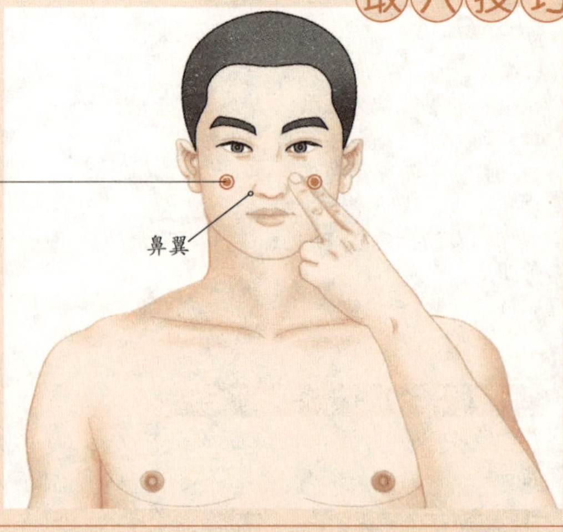

程度	食指压法	时间/分钟
适度		1～3

地仓穴

小儿流涎按地仓

别名： 会维穴、胃维穴

命名： 地，脾胃之土的意思；仓，五谷存储聚散之所。地仓穴的意思就是指胃经地部的经水在此处聚散。

部位： 属于足胃经经脉的穴道，位于口角外侧旁开约四分处。

主治疾病： 口㖞、流涎、三叉神经痛、眼睑跳动、口渴、失音、目昏等病症。

自我按摩： 双手食指伸直，以食指指腹揉按左右穴位，每次1～3分钟。

精确取穴

人体的面部，口角外侧，上直对瞳孔处。

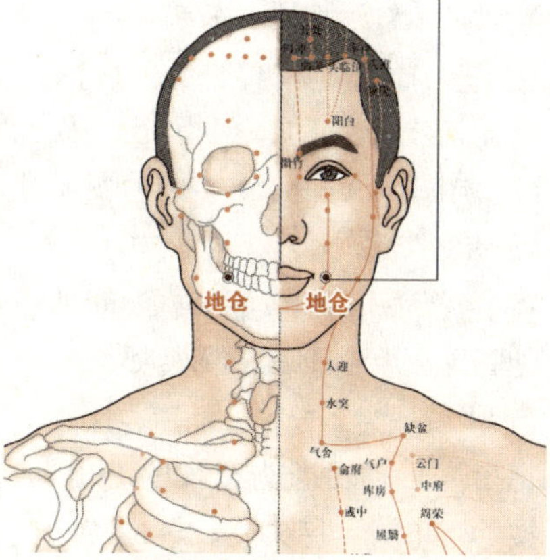

取穴技巧

正坐或仰卧，轻闭口，举两手，用食指指甲垂直下压唇角外侧两旁即是。

程度	食指压法	时间/分钟
重	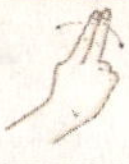	1～3

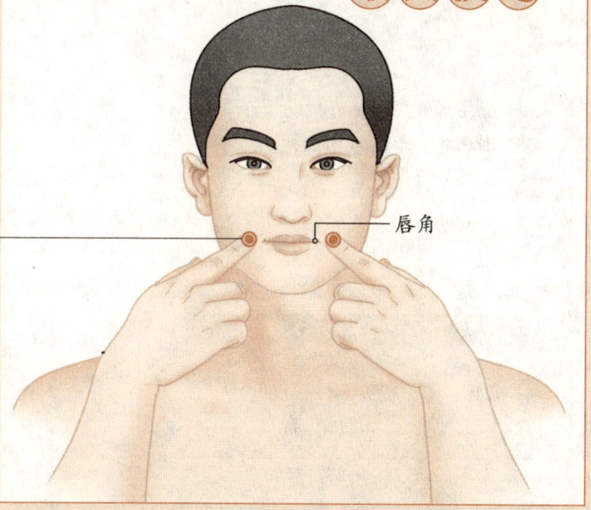

颊车穴

口眼㖞斜按颊车

别名：曲牙穴、机关穴、鬼床穴、牙车穴。

命名：颊，指该穴位所在的部位是面颊；车，指运载的工具。“颊车”的意思就是指此处穴位的作用是将胃经的五谷精微气血循着运脉运上头部。

部位：属于足胃经经脉的穴道，位于下颌角前上方大约一横指处，按之凹陷处(大约在耳下1寸左右)，用力咬牙时，咬肌隆起的地方。

主治疾病：口眼㖞斜、颜面神经麻痹、腮腺炎、声嘶沙哑、颌颊炎等。

自我按摩：食指弯曲压在中指上，用中指指腹压在咬肌隆起处揉按，可同时左右揉按(也可单侧)，每次按压1～3分钟。

精确取穴

人体的头部侧面下颌骨边角上，向鼻子斜方向约1厘米处的凹陷中。

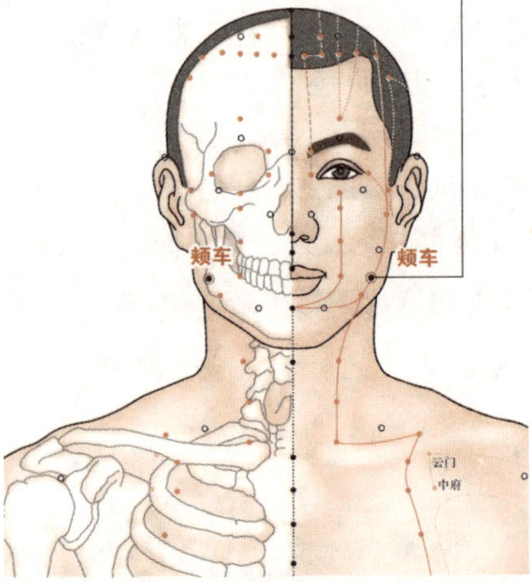

取穴技巧

正坐或仰卧，轻咬牙，双手大、小指稍曲，中间三指伸直，放于下巴颊部，中指指腹压在咬肌隆起处即是。

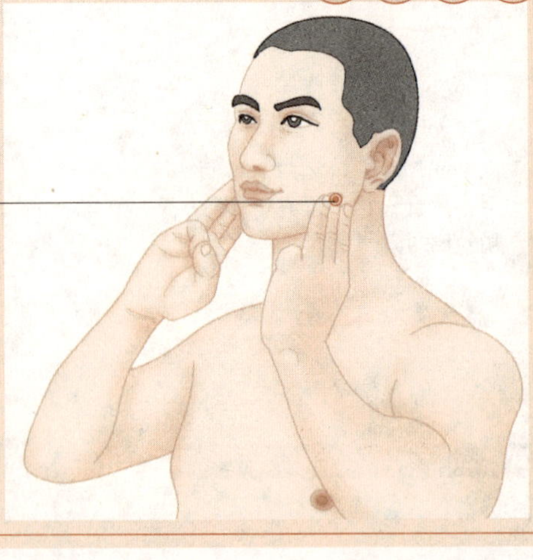

程度	食指压法	时间/分钟
适度		1～3

下关穴

口耳保健特效穴

别名： 无

命名： 下，指此处穴位调节的气血物质属阴、属下的浊重水湿；关，关卡的意思。“下关”的意思就是说，此处穴位对胃经上输头部的气血物质中的阴浊部分具有类似关卡的作用。

部位： 下关穴位于人体的头部侧面，耳前一横指，颧弓下陷处，张口时隆起，闭口取穴。

主治疾病： 耳聋、耳鸣、牙痛、口眼㖞斜、三叉神经痛、下颌疼痛、牙关紧闭、颞颌关节炎。

自我按摩： 用双手中指指腹按压穴位，每次1～3分钟。

精确取穴

面部耳前方，当颧弓与下颌切迹所形成的凹陷中。

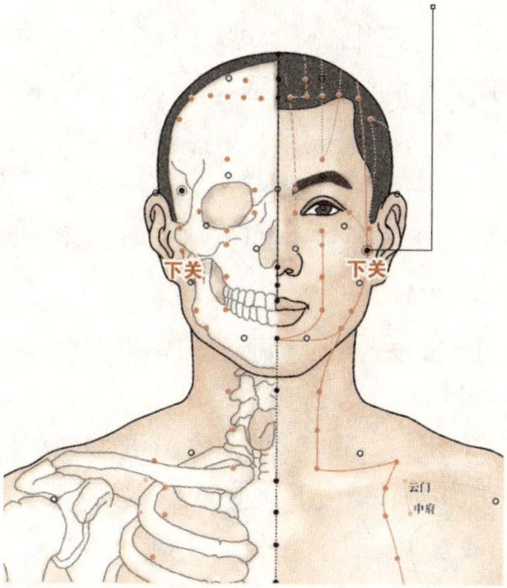

取穴技巧

正坐或仰卧、仰靠，闭口，手掌轻握拳，食指和中指并拢，食指贴于耳垂旁，中指指腹所在位置即是。

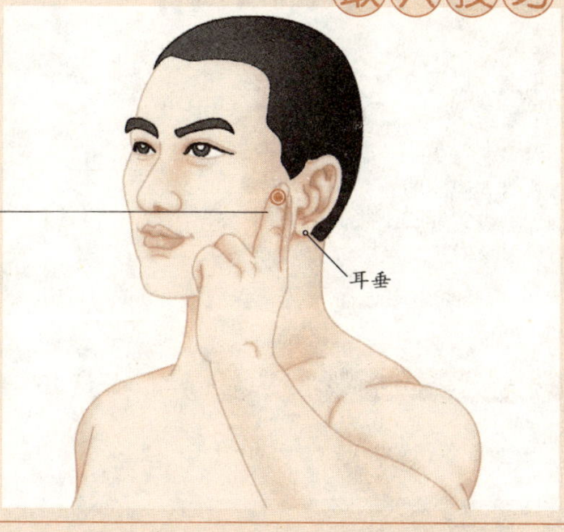

程度	食指压法	时间/分钟
适度	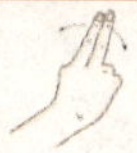	1～3

颧髎穴

面部疼痛按颧髎

别名：兑骨穴、兑端穴、椎髎穴、权髎穴。

命名： 颧，颧骨的意思，指穴位所在的部位；髎，孔隙的意思。颧髎的意思是指小肠经气血在此冷降归地，并由本穴的地部孔隙内走小肠经体内经脉，所以名“颧髎”。

部位： 属于手小肠经经脉的穴道，位于人体面部，颧骨尖处的下缘凹处，大约与鼻翼下缘平齐，即当目外眦直下，颧骨下缘凹陷处。

主治疾病： 口眼㖞斜，眼皮跳，齿痛，颊肿。

自我按摩： 以大拇指指尖垂直按压穴道，力道稍由下往上轻轻揉按，每次左右各(或双侧同时)揉按1～3分钟。

精确取穴

面部，当目外眦直下，颧骨下缘凹陷处即是。

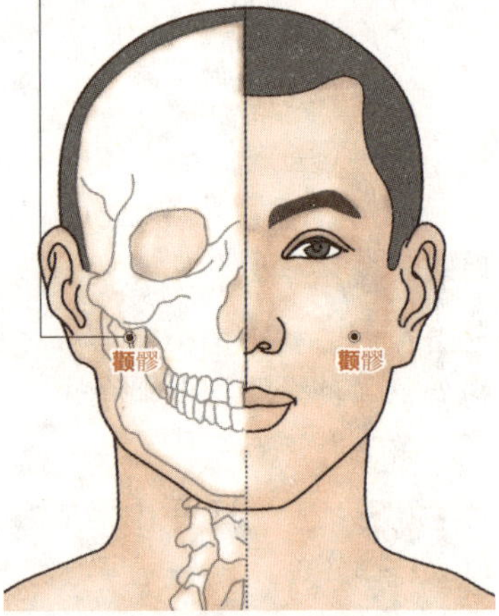

取穴技巧

正坐，目视前方，口唇稍微张开（更易深入穴道），轻举双手指尖朝上，掌心朝向面颊，拇指指腹放于脸颊两侧，由下向上推，至颧骨尖处的下缘凹陷，约与鼻翼下缘平齐处即是。

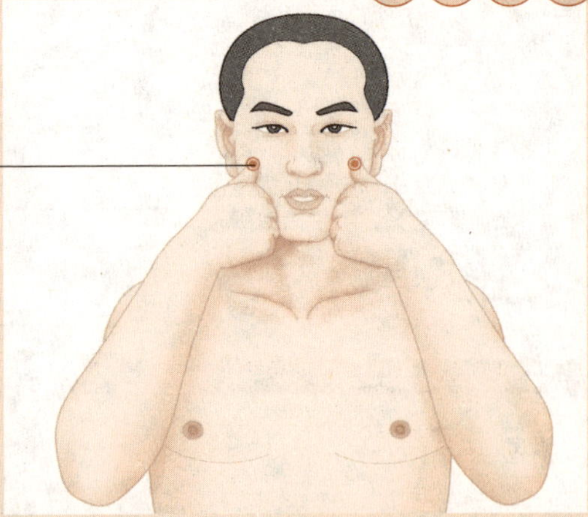

程度	拇指压法	时间/分钟
适度	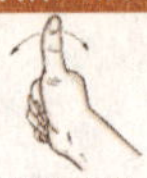	1～3

听宫穴

耳朵聪灵听力佳

别名： 多闻穴。

命名： 听，闻声；宫，宫殿。“听宫”的意思是指小肠经体表经脉的气血由本穴内走体内经脉，所以名“听宫”。

部位： 属于手小肠经经脉的穴道，在耳屏正中前，张口后的凹陷处。

主治疾病： 牙齿疼痛、耳鸣、耳聋、中耳炎、失声、心腹痛、三叉神经疼痛、头痛等。

自我按摩： 以大拇指指尖轻轻揉按，每次左右各(或双侧同时)按揉1～3分钟。

精确取穴

位于面部，耳屏前，下颌骨髁状突的后方，张口时呈凹陷处即是。

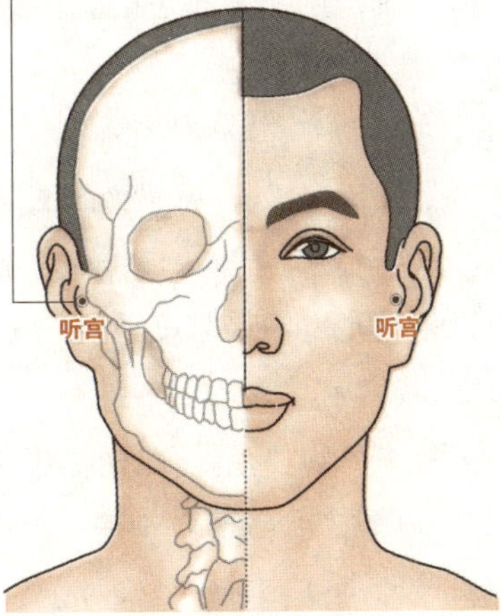

取穴技巧

正坐，目视前方，口微张开。举双手，指尖朝上，掌心向前。将大拇指指尖置于耳屏前凹陷正中处，则拇指指尖所在的位置即是。

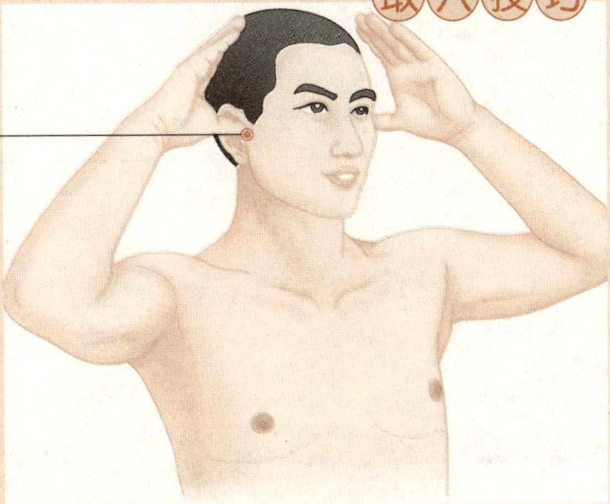

程度	拇指压法	时间/分钟
适度	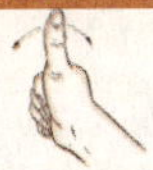	1～3

睛明穴

常按睛明眼睛明

别名： 泪孔穴、泪空穴、泪腔穴。

命名： 睛，指穴位所在的部位及穴内气血的主要作用对象为眼睛；明，光明的意思。“睛明”的意思是指眼睛接受膀胱经的气血而变得光明。

部位： 属于足膀胱经经脉的穴道，在目内眼角外一分处，鼻梁旁的凹陷处。

主治疾病： 急慢性结膜炎、眼睛充血红肿、假性近视、轻度近视、散光、老花眼、夜盲症等。

自我按摩： 用大拇指指甲尖轻掐穴位，在骨上轻轻前后刮揉，每次左右各(或双侧同时)刮揉1～3分钟。

精确取穴

面部，距目内眦角上方0.1寸的凹陷处即是。

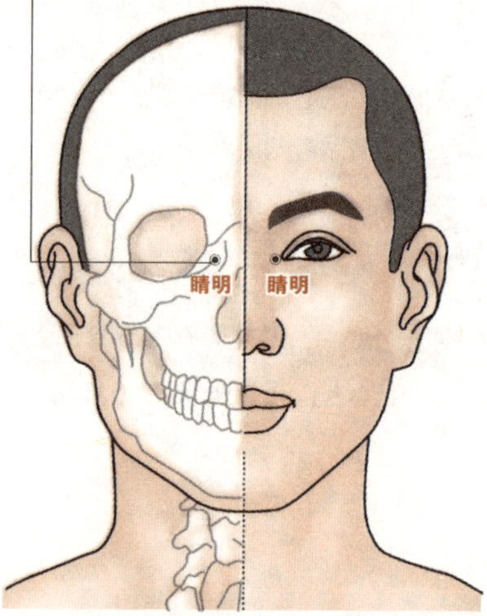

取穴技巧

正坐，轻闭双眼，双手手指交叉，八指指尖朝上，将大拇指置于鼻梁旁与内眼角的中点，则拇指指尖所在的位置即是。

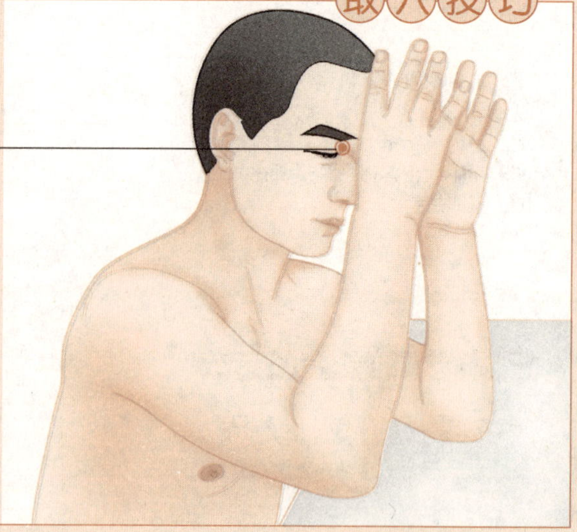

程度	拇指压法	时间/分钟
轻	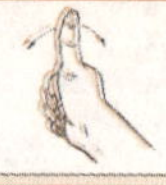	1～3

攒竹穴

眼部疾病早治疗

别名：眉本穴、眉头穴、员在穴、始光穴、光明穴。

命名：攒，聚集的意思；竹，指山林之竹。“攒竹”的意思是指膀胱经湿冷水气由此吸热上升。

部位：属足膀胱经经脉的穴道，在眉毛内侧端，眼眶骨上凹陷处。

主治疾病：急慢性结膜炎、泪液过多、眼睑下垂、眼睛疼痛、头昏脑胀、眉棱骨痛等。

自我按摩：两手大拇指指腹由下往上按压穴位，每次左右各(或双侧同时)揉按1～3分钟。

精确取穴

面部，当眉头陷中，眶上切迹处即是。

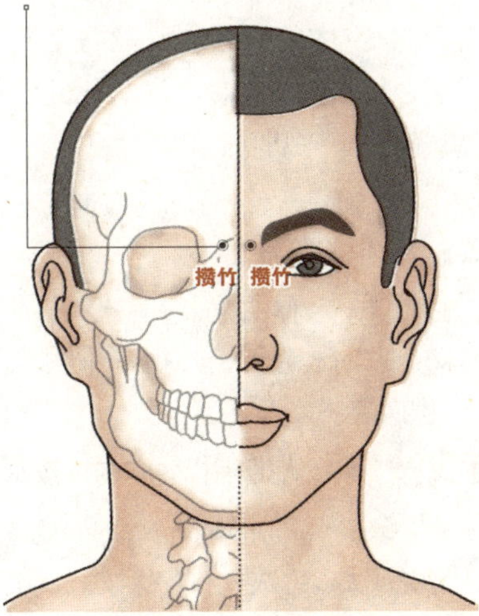

取穴技巧

正坐，轻闭双眼，两手肘撑在桌面，双手手指交叉，指尖向上，将两大拇指指腹由下往上置于眉棱骨凹陷处，则拇指指腹所在的位置即是。

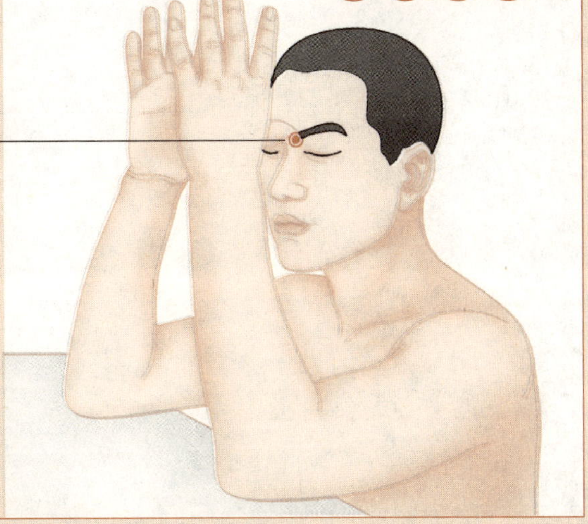

程度	拇指压法	时间/分钟
适度		1～3

丝竹空穴

头痛头晕全没了

别名：巨穴、目穴。

命名：丝竹，在古代指弦乐器，是八音之一，这里指气血的运行就像声音飘然而至；空，空虚的意思。“丝竹空”的意思是指穴外天部的寒湿水气从此处穴位汇入三焦经后冷降归地。

部位：属手三焦经经脉的穴道，在人体面部，当眉梢凹陷处。

主治疾病：偏头痛、目眩、目赤肿痛、眼球充血、睫毛倒长、视物不明、眼睑跳动、癫痫等。

自我按摩：大拇指指腹向内揉按两边眉毛外端凹陷之穴位，有酸、胀、痛的感觉。每天早晚各1次，每次左右各揉按1～3分钟。

精确取穴

面部，当眉头陷中，眶上切迹处即是。

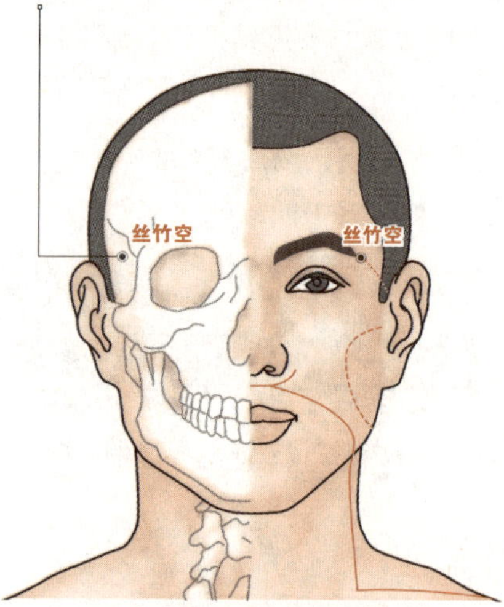

取穴技巧

正坐，举双手，四指指尖朝上，掌心向内，大拇指指腹向内按两边眉毛外端凹陷之穴位即是。

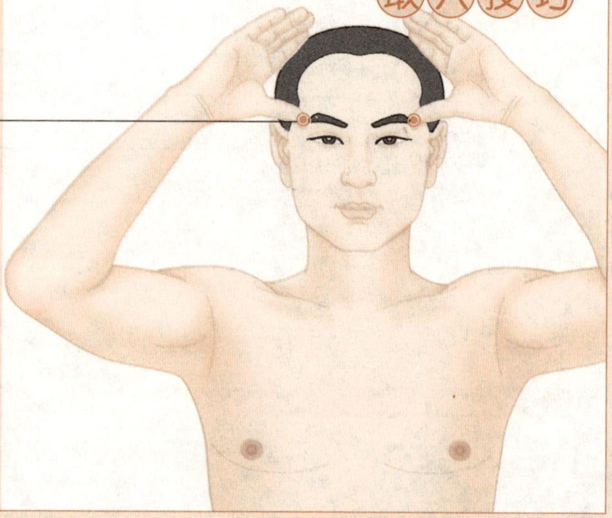

程度	拇指压法	时间/分钟
轻	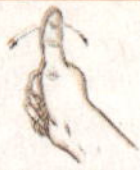	1～3

瞳子髎穴

擦亮心灵的窗户

别名： 前关穴、后曲穴。

命名： 瞳子，指人体眼珠中的黑色部分，为肾水所主之处，这里指穴内物质为肾水特征的寒湿水气；髎，孔隙的意思。"瞳子髎"指穴外天部的寒湿水气在此穴位汇集后冷降归地。

部位： 属足胆经经脉的穴位，在人体面部，眼睛外侧约1厘米处。

主治疾病： 角膜炎、睑腺炎、青光眼、乳痈、视物昏花、头痛。

自我按摩： 两大指相对用力垂直揉按瞳子髎穴，有酸、胀、痛的感觉。每天早晚各揉按1次，每次左右各(或双侧同时)揉按1～3分钟。

精确取穴

该穴位于面部，眼睛外侧1厘米处。

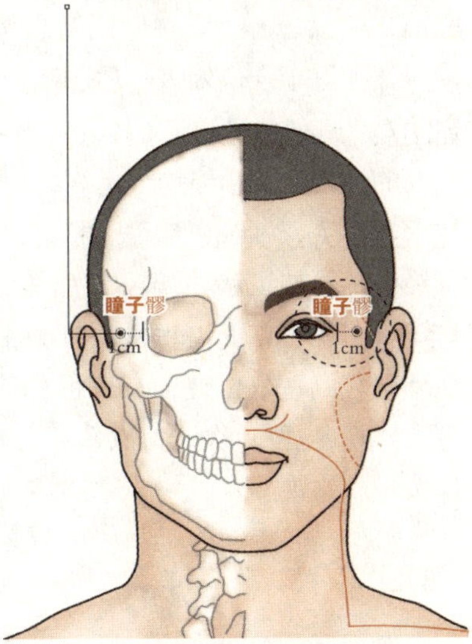

取穴技巧

端坐，两手屈肘朝上，手肘弯曲、支撑桌上，五指朝天，掌心向着自己。以两手大拇指置于头部侧边，太阳穴斜下、前方，两大指相对用力垂直按穴位即是。

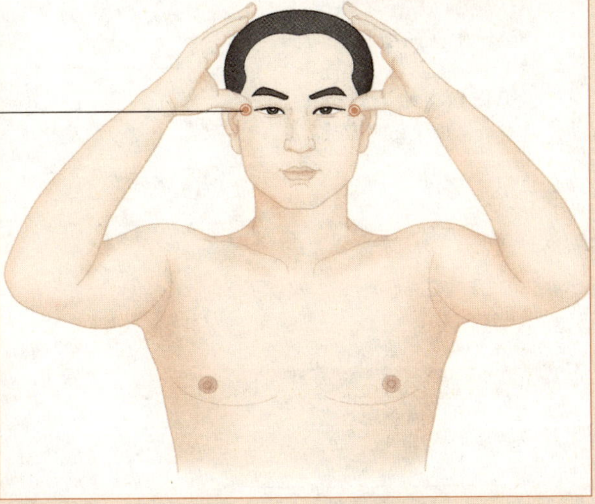

程度	拇指压法	时间/分钟
重	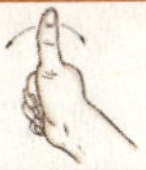	1～3

阳白穴

眼部保健少不了

别名： 无

命名： 阳，天部的意思，这里指气；白，明亮清白的意思。“阳白”的意思是指胆经的湿冷水气在这个穴位处吸热后胀散。

部位： 属足胆经经脉的穴道，在人体面部，瞳孔的直上方，距离眉毛上缘约1寸处。

主治疾病： 头痛、眼睑炎、目赤肿痛、眶上神经痛、面神经麻痹、呕吐、恶寒等。

自我按摩： 用大拇指弯曲时的指节处，从内往外轻轻刮按穴位处，有一种特殊的酸痛感。每天早晚各揉按1次，每次左右各(或双侧同时)揉按1～3分钟。

精确取穴

该穴位于面部，距离眉毛上缘约1寸处。

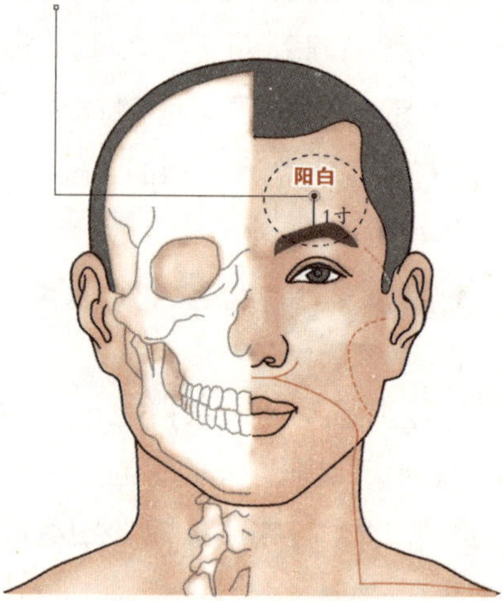

取穴技巧

正坐，举两手两肘尖顶放桌面上，轻握拳，掌心向下，将拇指指尖贴于眉梢正上方，拇指指尖正上方的穴位即是。

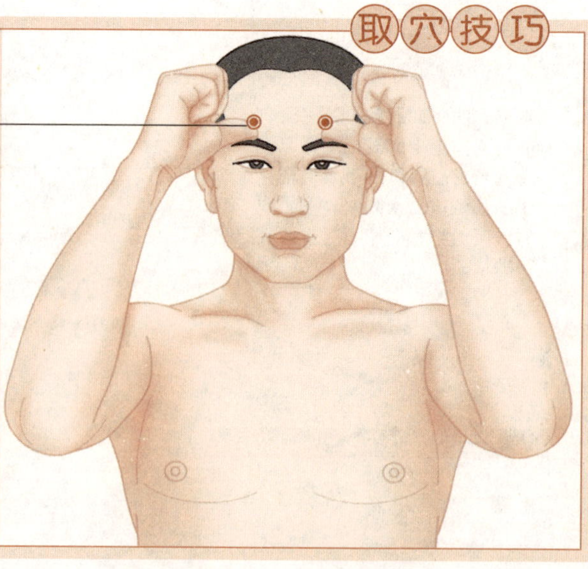

程度	拇指压法	时间/分钟
重	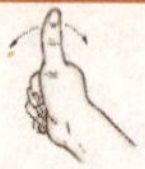	1～3

水沟穴

紧急救命最及时

别名：人中穴、鬼客厅穴、鬼宫穴、鬼市穴、鬼排穴。

命名：水，指穴内物质为地部经水；沟，水液的渠道。“水沟”的意思是指督脉的冷降水液在此循地部沟渠下行。

部位：属督脉的穴道，位于人体上唇上中部，人中沟的上1/3与中1/3的交点，用指压时有强烈的压痛感。

主治疾病：休克、昏迷、中暑、颜面水肿、失神、急性腰扭伤、口臭、癫狂、小儿惊风、口眼㖞斜、癔症等。

自我按摩：弯曲食指，以指尖揉按穴位，有特别刺痛的感觉。每次左右手揉按各1～3分钟，先左后右。

精确取穴

该穴位于人体的面部，当人中沟的上1/3与中1/3交点处。

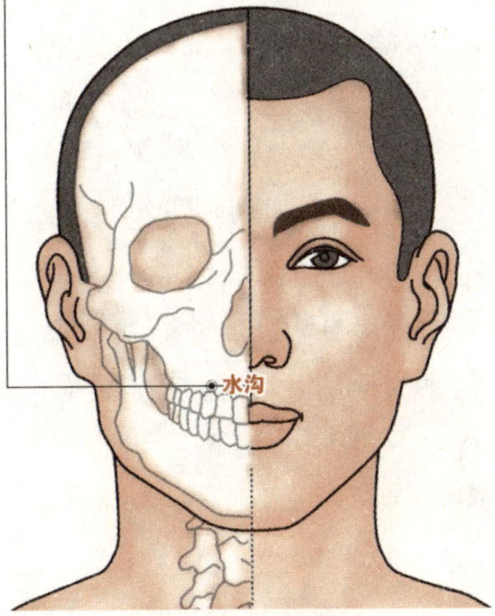

取穴技巧

正坐，伸左手(或右手)，置面前，五指朝上，掌心朝内，弯曲食指置于鼻沟中上部即是。

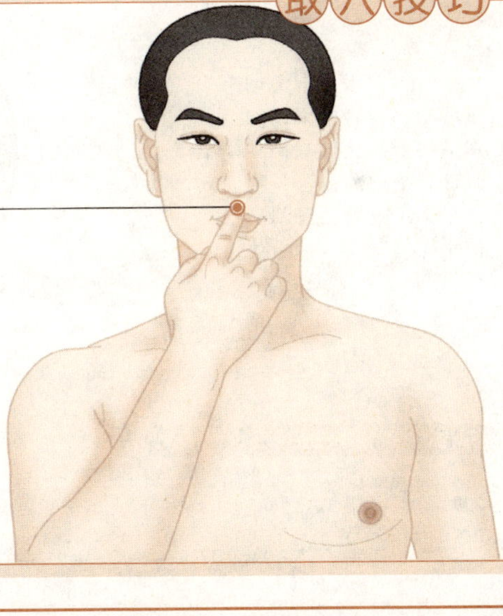

程度	食指压法	时间/分钟
重	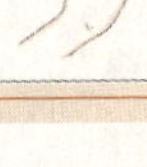	1～3

耳门穴

耳部疾患保养穴

别名： 无

命名： 耳，指穴位内气血作用的部位为耳；门，指出入的门户。“耳门”的意思是指三焦经经气中的滞重水湿在此处穴位冷降后，由耳孔流入体内。

部位： 属手三焦经经脉的穴道，在人体的头部侧面，耳朵前部，耳珠上方稍前的缺口陷中，即听宫穴的上方。

主治疾病： 耳流脓汁、重听、耳鸣、耳道炎、耳聋、牙痛、牙周炎、聋哑。

自我按摩： 大拇指指尖垂直揉按耳门穴，有胀痛的感觉。每天早晚各揉按1次，每次左右两穴各（或双侧同时）揉按1～3分钟。

精确取穴

耳门穴位于人体的头部侧面耳前部，耳珠上方稍前缺口陷中，微张口时取穴。

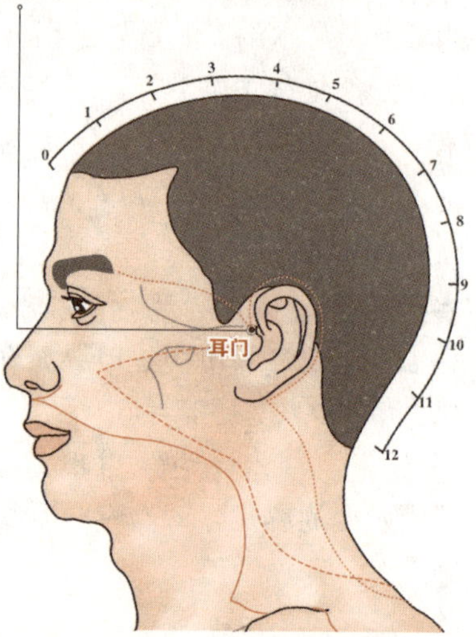

取穴技巧

正坐，举双手，指尖朝上，掌心向内，轻扶头，四指放在偏头处。大拇指指尖摸至耳珠上缺口前，轻张嘴。大拇指指尖垂直揉按凹陷中穴位即是。

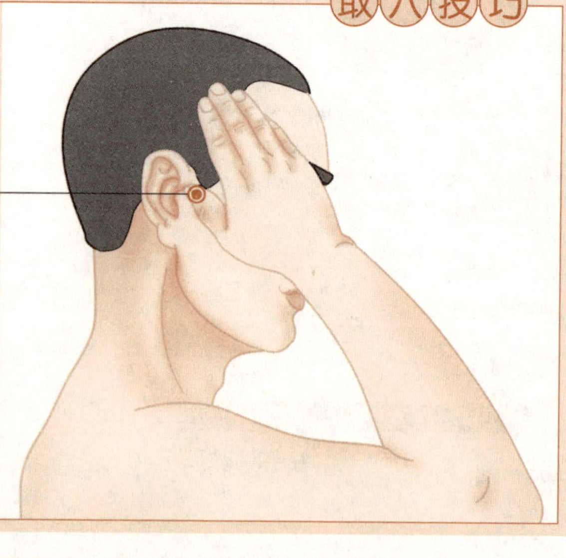

程度	拇指压法	时间/分钟
重	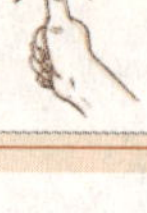	1～3

头维穴

舒缓头痛治呕吐

别名：额大穴。

命名：“头”是指穴位所在的位置，也指穴内物质调节的人体部位是头；“维”是维持、维系的意思。“头维”的意思就是说此处穴位的气血物质具有维持头部正常秩序的作用。

部位：头维穴位于头侧部的发际中，在发际点向上一指宽处，嘴动时该处肌肉也会动(当额角发际上0.5寸，头正中线旁开4.5寸)。

主治疾病：头痛、喘逆烦满、呕吐流汗、迎风流泪、目视不明、精神分裂症、高血压、结膜炎、眼睑瞤动等。

自我按摩：在瞬间吐尽空气的同时，用双手拇指指腹强压，每秒钟按压1次，如此重复10～20次。

精确取穴

头侧部，当额角发际上0.5寸，头正中线旁4.5寸处。

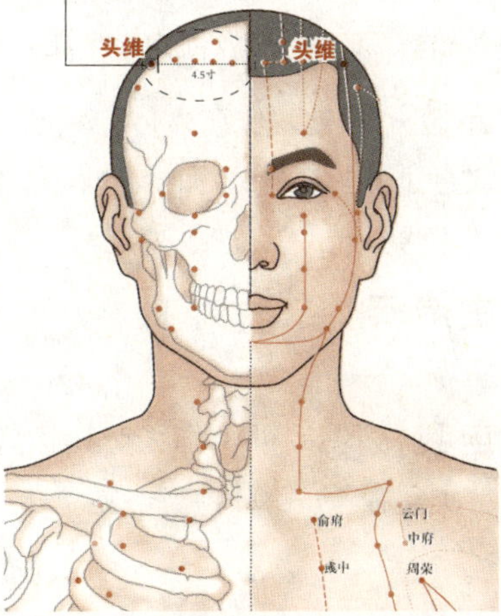

取穴技巧

正坐或仰靠、仰卧，食指与中指并拢，中指指腹位于头侧部发际里发际点处，食指指腹所在处即是。

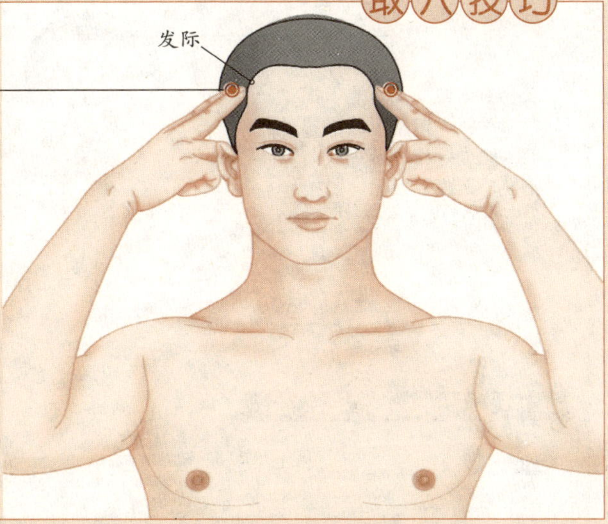

程度	食指压法	时间/分钟
重		1～3

眉冲穴

头痛眩晕找眉冲

别名： 小竹穴、星穴。

命名： 眉，就是眼眶上面的毛发，也就是我们说的眉毛；冲，冲射的意思。“眉冲”的意思就是说来自膀胱经的气血在此穴位处吸热向上冲行。

部位： 该处穴位在人体的头部，攒竹穴直上入发际0.5寸处，神庭穴与曲差穴连线之间。

主治疾病： 头痛、眩晕、鼻塞、癫痫等。

自我按摩： 以中指指腹揉按穴位，每次左右各1～3分钟。

精确取穴

人体的头部，攒竹穴直上入发际0.5寸，神庭穴与曲差穴连线之间即是。

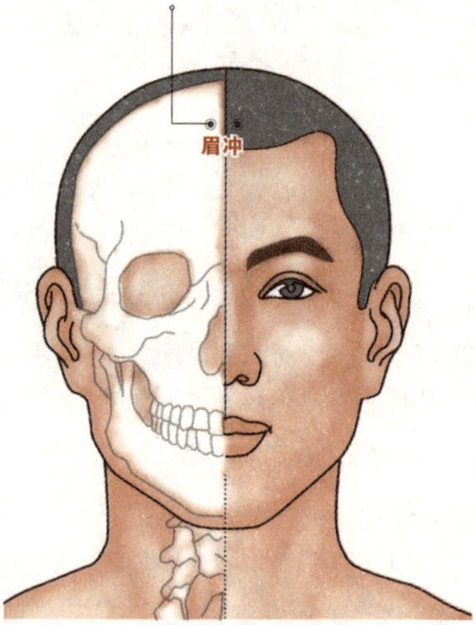

取穴技巧

双手中指伸直，其他手指弯曲，将中指指腹放于眉毛内侧边缘处，沿直线向上推，指腹入发际，则指尖所在的位置即是该穴。

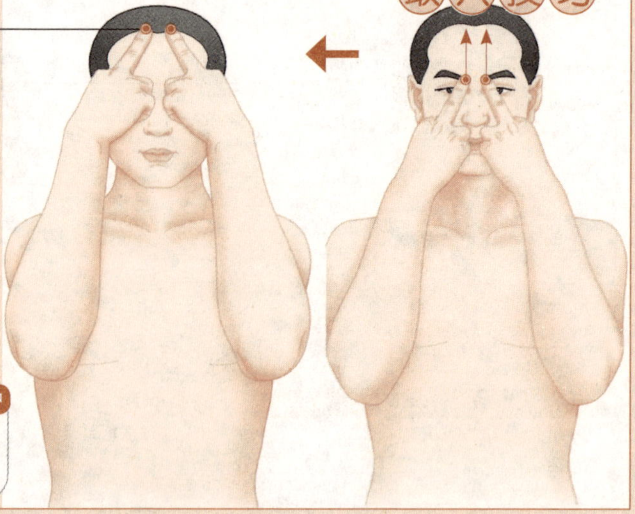

程度	中指压法	时间/分钟
适度	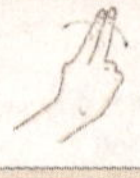	1～3

曲差穴

头痛鼻塞按曲差

别名： 鼻冲穴。

命名： 曲，隐秘的意思；差，派遣的意思。“曲差”的意思是说膀胱经气血由此穴位输送到头上的各个部位。

部位： 这处穴位在人体头部，当前发际正中直上0.5寸，旁开1.5寸，即神庭穴与头维穴连线的内1/3与中1/3的交点处。

主治疾病： 头痛、鼻塞、鼽衄、目视不明。

自我按摩： 以食指指腹按压穴位，每次左右各1～3分钟。

精确取穴

人体头部，前发际正中直上0.5寸，旁开1.5寸，即神庭穴与头维穴连线的内1/3与中1/3交点处即是。

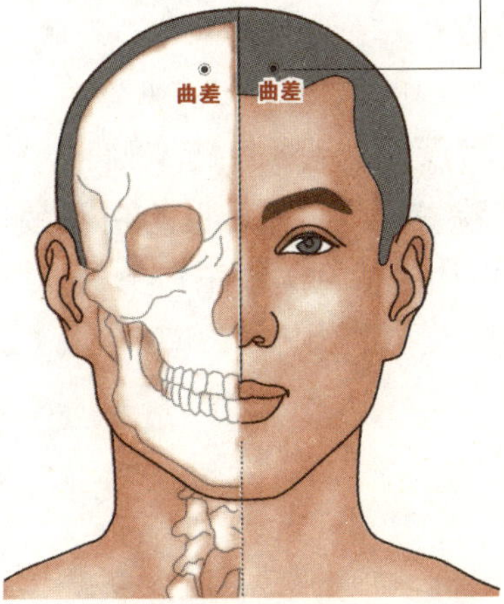

取穴技巧

一手掌心向颜面，中间三指并拢，其他两指弯曲，无名指指腹入前发际，放于发际正中处，则食指指尖所在的位置即是该穴。

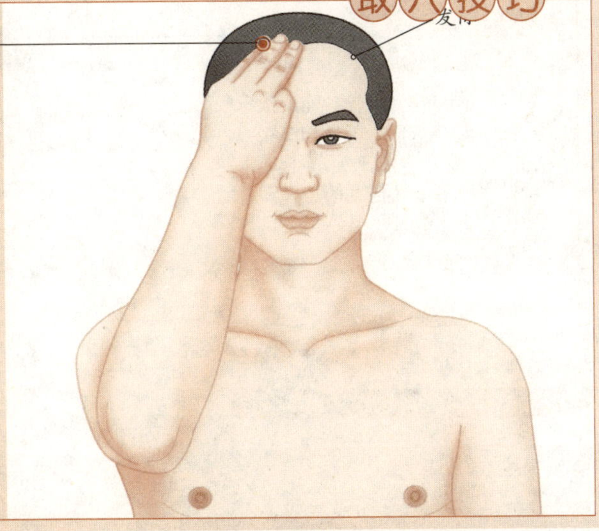

程度	食指压法	时间/分钟
适度		1～3

五处穴

癫痫疯病要找它

别名： 巨处穴。

命名： 五，指东、南、西、北、中五个方位；处，是处所的意思。“五处”的意思是指此处穴位的气血来自头上的各部位。

部位： 这个穴位在人体的头部，当前发际正中直上1寸，旁开1.5寸处。

主治疾病： 头晕目眩、癫痫、小儿惊风。

自我按摩： 用食指的指腹按压穴位，左右两穴位每次按压1～3分钟。

精确取穴

人体的头部，当前发际正中直上1寸，旁开1.5寸处即是。

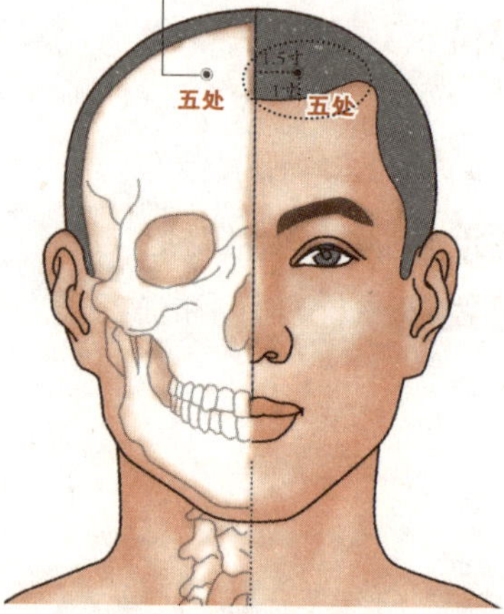

取穴技巧

一手中间三指并拢，其他两指弯曲，掌心向颜面，无名指第一关节全入发际，放于发际上正中处，则食指指尖所在的位置即是穴位。依此法找出另一穴。

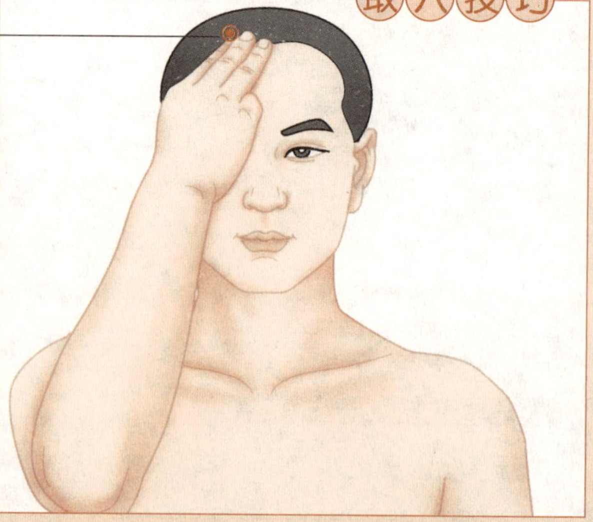

程度	食指压法	时间/分钟
适度	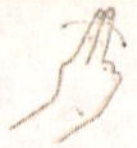	1～3

承光穴

止痛祛热特效穴

精确取穴

人体的头部，当前发际正中直上2.5寸，旁开1.5寸处即是。

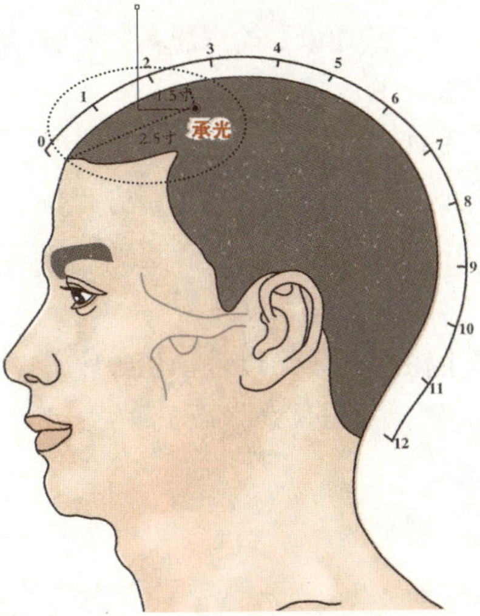

别名： 无

命名： 承，受的意思；光，亮、阳、热的意思。“承光”的意思是指膀胱经气血在这个穴位进一步受热胀散。此处穴位物质是从五处穴传来的凉湿水气，到达本穴后，进一步受热胀散，犹如受之以热一样，所以名“承光”。

部位： 这个穴位在人体头部，当前发际正中直上2.5寸，旁开1.5寸处。

主治疾病： 头痛、目眩、鼻塞、面神经麻痹、角膜白斑、鼻息肉、鼻炎、梅尼埃综合征等。

自我按摩： 以食指指腹按压穴位，每次左右各1～3分钟。

取穴技巧

左手四指并拢，拇指跷起，将小指放于前发际正中处，找出食指指腹所在位置，以此为基点，再把左手中指与食指并拢，中指指腹放于基点处，则食指指尖所在的位置即是该穴。依此法找出另一穴位。

程度	食指压法	时间/分钟
适度		1～3

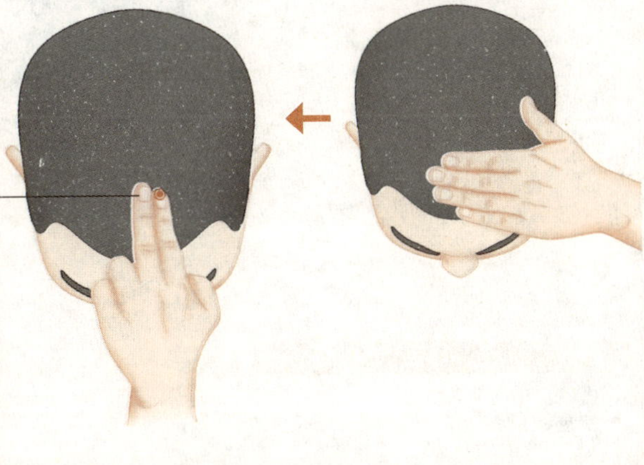

通天穴

常按通天鼻内通

别名：天臼穴、天伯穴、天目穴、天白穴、天日穴、天归穴、天旧穴。

命名：通，通达的意思；天，指天部；“通天”的意思是指膀胱经气血由此上行天部。

部位：这个穴位在人体的头部，当前发际正中直上4寸，旁开1.5寸处。

主治疾病：头痛、眩晕、虚脱、鼻窦炎、鼻出血、鼻渊等。

自我按摩：以食指指腹按压穴位，每次左右各1～3分钟。

精确取穴

人体的头部，当前发际正中直上4寸，旁开1.5寸处即是。

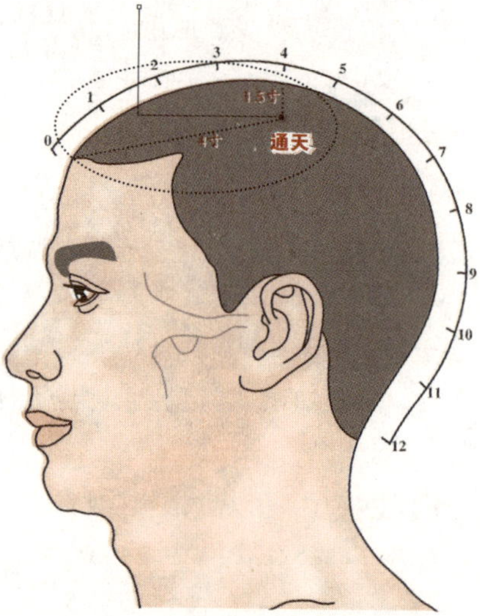

取穴技巧

左手五指并拢，将小指放于前发际正中处，找出拇指指尖所在位置，以此为基点；再把左手中指与食指并拢，中指指腹放于基点处，则食指指尖所在的位置即是该穴。依此法找出另一穴位。

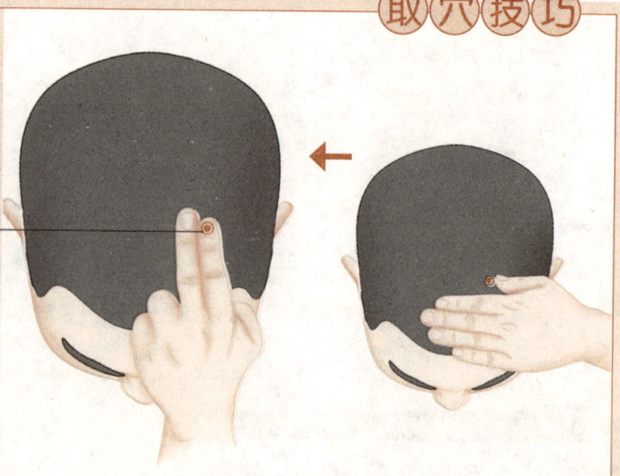

程度	食指压法	时间/分钟
适度		1～3

天柱穴

颈项僵硬按天柱

别名：无。

命名：天有两个意思，一是指穴位内的物质为天部阳气；二是指穴位内的气血作用于人的头颈；柱，支柱的意思，比喻穴位内气血饱满坚实。“天柱”的意思是指膀胱经的气血在此穴位呈坚实饱满之状。

部位：属足膀胱经经脉的穴道，位于后头骨正下方凹陷处,就是脖颈处有一块突起的肌肉(斜方肌)，此肌肉外侧凹处,后发际正中旁开1.3寸左右。

主治疾病：颈项僵硬、肩背疼痛、脑出血、鼻塞、视力衰弱等。

自我按摩：以大拇指指腹由下往上轻出力揉按，每次左右各(或双侧同时)1～3分钟。

精确取穴

项部大筋(斜方肌)外缘之后发际凹陷中，约当后发际正中旁开1.3寸处即是。

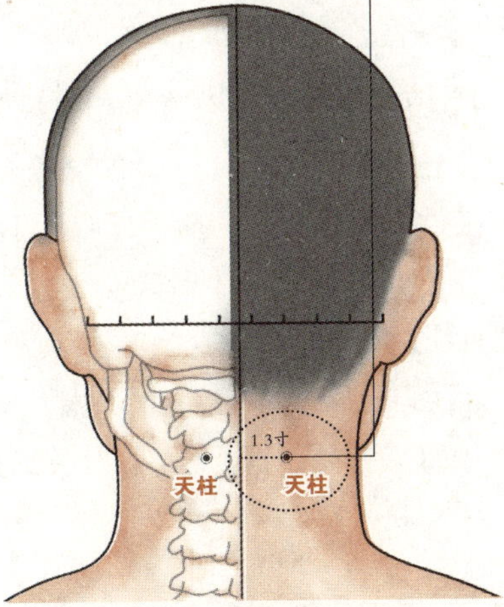

取穴技巧

正坐双手举起，抬肘，掌心朝前，向着后头部，指尖朝上，将大拇指指腹置于后头骨正下方凹处，即大筋外两侧凹陷处，则拇指指腹所在的位置即是该穴。

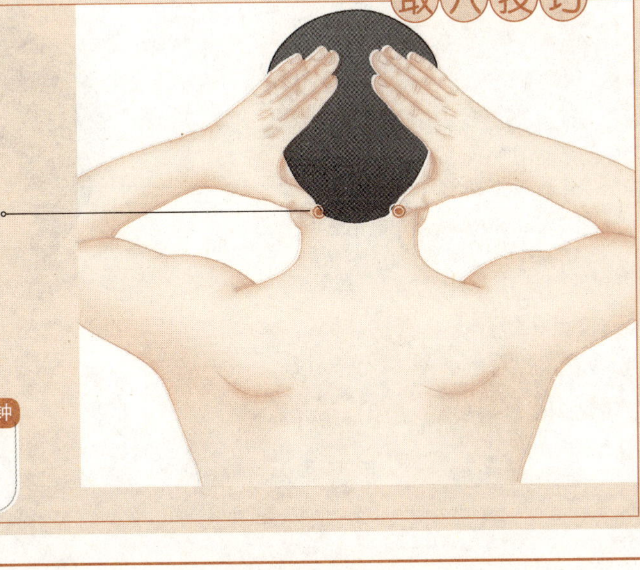

程度	拇指压法	时间/分钟
适度	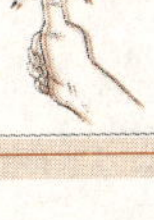	1～3

颅息穴

小儿惊风找颅息

别名：颅聰穴。

命名：颅，头盖骨的意思，肾主之水，这里指天部的冷降水气；息，停息的意思。“颅息”的意思是指三焦经的天部之气在穴位这里收引冷降。

部位：在头部，当角孙与翳风之间，沿耳轮连线的上、中 1 / 3 的交点处。

主治疾病：头痛、耳鸣、耳痛、耳聋、耳肿流脓、中耳炎、视网膜出血、小儿惊痫、呕吐涎沫、喘息、哮喘等。

自我按摩：将食指、中指并拢轻轻贴于耳后根处，顺时针按摩1～3分钟，每天早晚各1次。

精确取穴

当角孙穴与翳风穴之间，沿耳轮连线的上、中1/3的交点处。

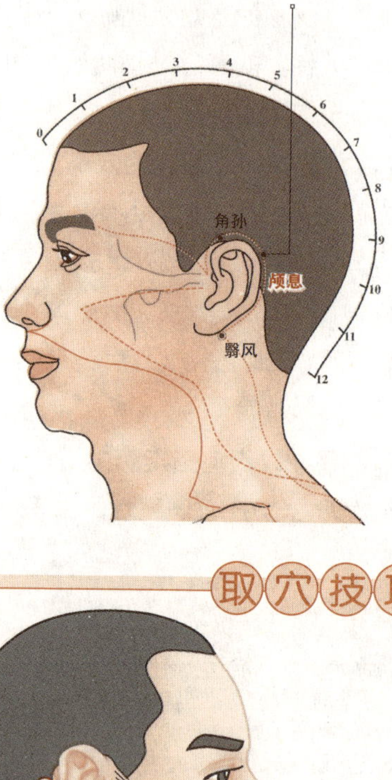

取穴技巧

站立，将食指和中指并拢，平贴于耳后根处，食指指尖所在位置的穴位即是。

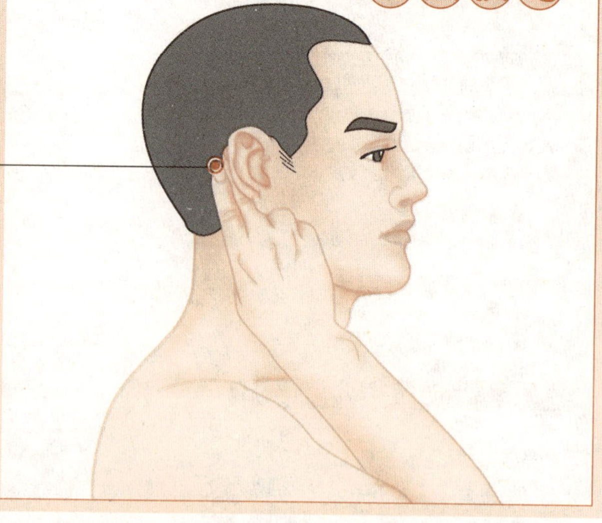

程度	食指压法	时间/分钟
适度	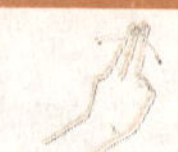	1～3

角孙穴

口腔炎症的克星

别名：无

命名：角，耳朵、肾的意思，这里指穴位内的物质为天部的收引之气；孙，火的意思，角为之水，孙为之火，这里指穴位内的物质为天之天部的气态物。“角孙”的意思是指天之天部的收引冷降之气从此处穴位汇入三焦经。

部位：属手三焦经经脉的穴道，在人体的头部，折耳郭向前，当耳尖直上入发际处。

主治疾病：白内障、目生翳膜、齿龈肿痛、耳部肿痛、项强、口腔炎等。

自我按摩：用大拇指指腹揉按穴位，有胀痛的感觉。每天早晚各揉按1次，每次左右各(或双侧同时)1～3分钟。

精确取穴

折耳郭向前，当耳尖直上入发际处。

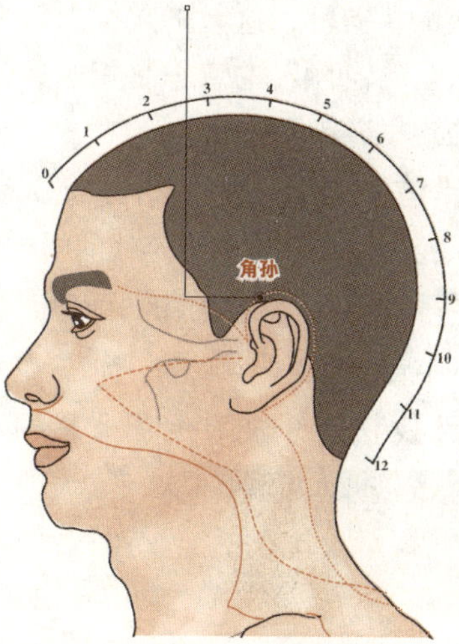

取穴技巧

正坐，举两手，用大拇指指腹由后向前将耳翼摺屈，并顺势向上滑向耳翼尖所着之处，两中指指尖恰好相连于头顶正中线上，拇指所在位置的穴位即是。

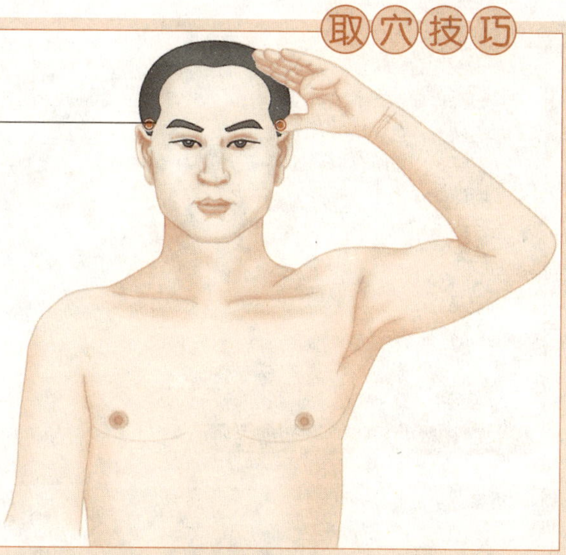

程度	拇指压法	时间/分钟
适度	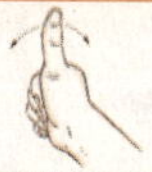	1～3

悬颅穴

精力集中不走神

别名：髓孔穴、髓中穴、米啮穴。

命名：悬，吊挂的意思；颅，在古代指人的头盖骨，这里指穴位内气血为寒湿水气。“悬颅”的意思是指胆经的天部之气在这里散热后吸附水湿。

部位：这个穴位在人体的头部鬓发上，当头维穴与曲鬓穴弧形连线的中点处。

主治疾病：偏头痛、面肿、目外眦痛、齿痛等。

自我按摩：将中指置于悬颅穴上轻轻地揉按，每天早晚各1次，每次1～3分钟。

精确取穴

该穴位于人体的头部鬓发上，当头维穴与曲鬓穴弧形连线的中点处。

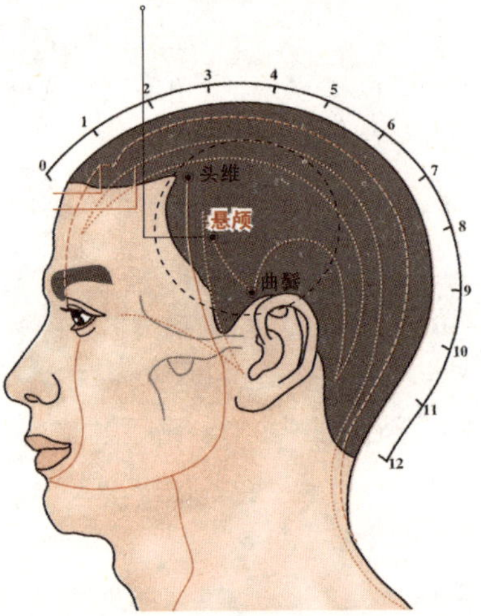

取穴技巧

正坐，将食指和中指并拢，掌心向内，食指指尖置于额角发际，中指所在位置的穴位即是。

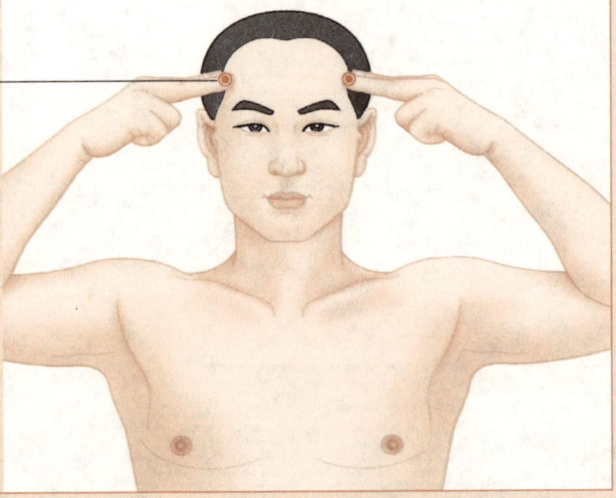

程度	中指压法	时间/分钟
适度	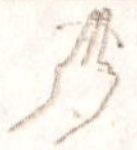	1～3

悬厘穴

目外眦痛找悬厘

别名： 无

命名： 悬，吊挂的意思；厘，治理的意思。“悬厘”的意思是指胆经气血在此穴位降浊分清。本穴物质为悬颅穴冷降下传的水湿之气。

部位： 该穴位于人体的头部鬓发上，当头维穴与曲鬓穴弧形连线的上3/4与下1/4交点处。

主治疾病： 偏头痛、面肿、目外眦痛、耳鸣、上齿疼痛、癫痫。

自我按摩： 将食指和中指置于悬颅穴上轻轻地揉按，每天早晚各1次，每次1～3分钟。

精确取穴

当头维穴与曲鬓穴弧形连线的上3/4与下1/4交点处。

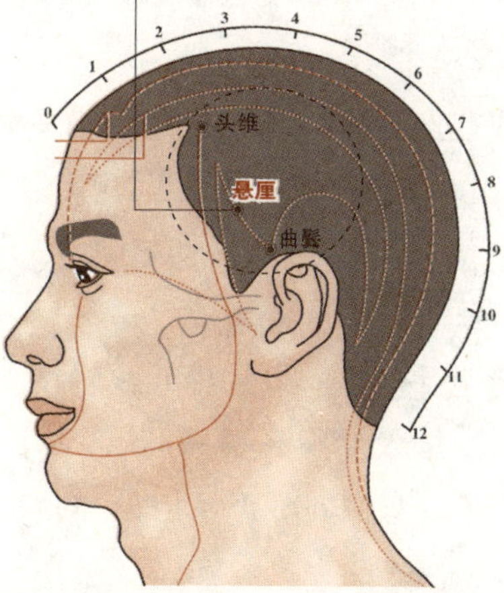

取穴技巧

正坐，将食指、中指和无名指并拢，掌心向内，食指指尖置于额角发际，无名指所在位置的穴位即是。

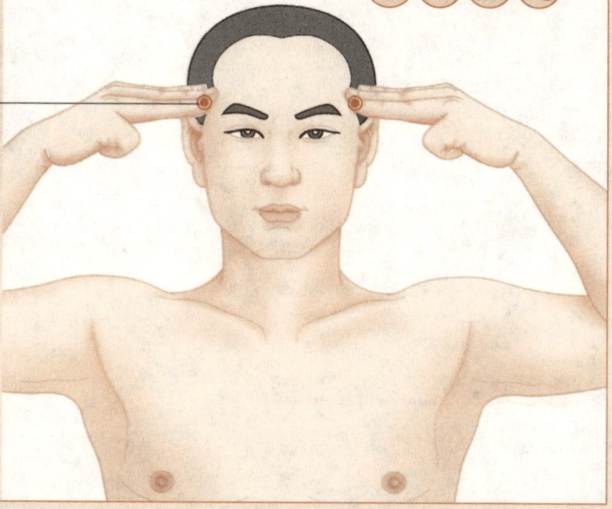

程度	食指压法	时间/分钟
适度	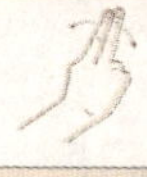	1～3

天冲穴

抛开牙龈肿痛苦

别名： 天衢穴。

命名： 天，指天部气血；冲，指气血运行为冲射之状。“天冲”的意思是指胆经经气吸热后胀散，并由本穴冲射于天之各部。

部位： 这个穴位在头部，当耳根后缘直上入发际2寸，率谷穴后0.5寸处。

主治疾病： 头痛、齿龈肿痛、癫痫、惊恐、瘿气等。

自我按摩： 将三指并拢轻按于天冲穴，每天早晚各揉按1次，每次左右各（或双侧同时）揉按1～3分钟。

精确取穴

当耳根后缘直上入发际2寸，率谷穴后0.5寸。

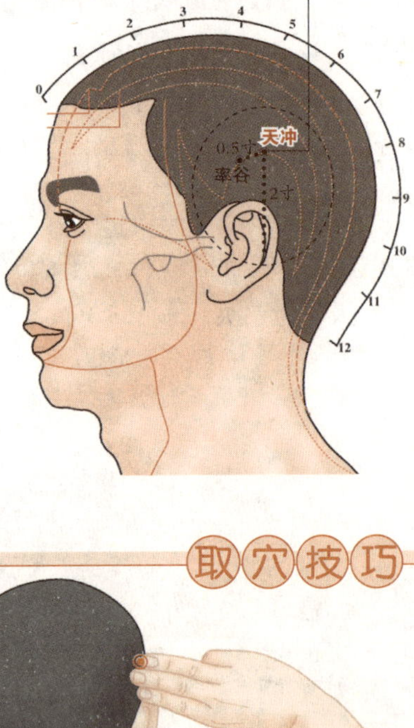

取穴技巧

正立，双手抬起，掌心朝外将食指、中指和无名指并拢平贴于耳尖后，食指位于耳尖后发际，无名指所在位置的穴位即是。

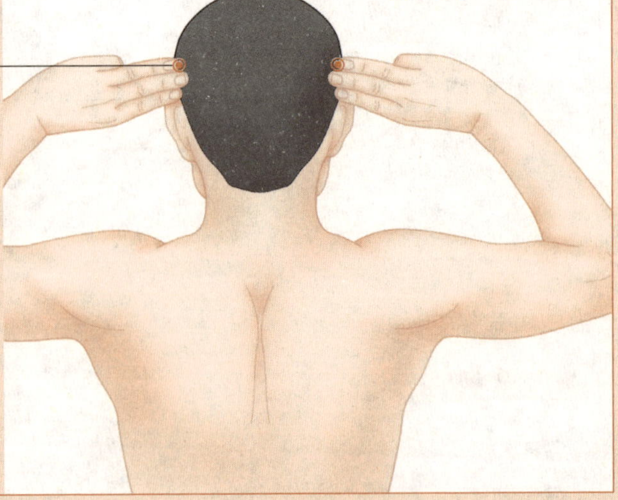

程度	食指压法	时间/分钟
适度	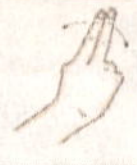	1～3

目窗穴

眼睛疲劳按目窗

别名： 至荣穴、至宫穴。

命名： 目，肝之所主，这里指穴内物质为肝木之性的风气；窗，气体交换的通道。“目窗”的意思是指胆经气血在穴位这里吸热后化为阳热风气。

部位： 这个穴位在人体的头部，当前发际上1.5寸，头正中线旁开2.25寸处。

主治疾病： 头疼、目眩、目赤肿痛、远视、近视、面部浮肿、上齿龋肿、小儿惊风。

自我按摩： 用食指和中指轻按于目窗穴，每天早晚各1次，每次左右各(或双侧同时)按1～3分钟。

精确取穴

当耳根后缘直上入发际2寸，率谷穴后0.5寸。

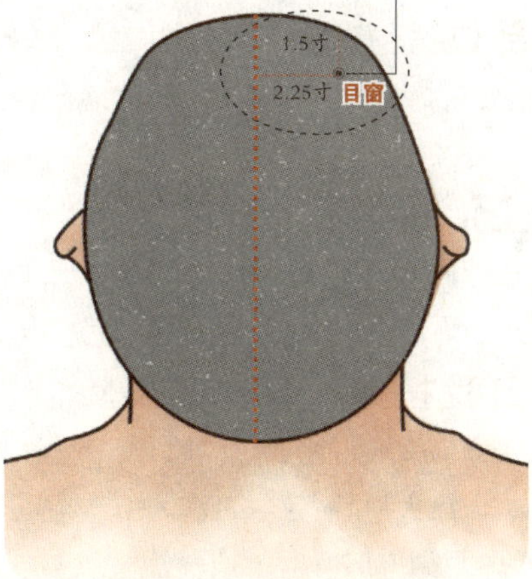

取穴技巧

端坐于桌旁，略微低头，臂肘置于桌上，掌心向内，小指平贴于发际处，中指所在位置的穴位即是。

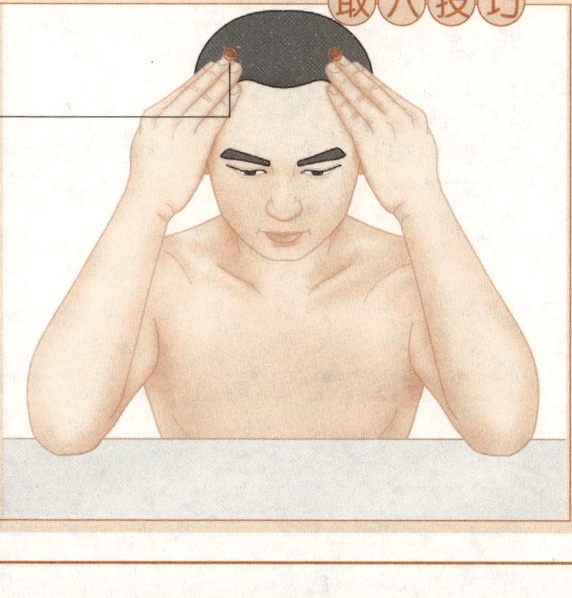

程度	中指压法	时间/分钟
轻	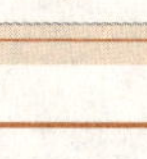	1～3

风池穴

清热醒脑治感冒

别名： 无。

命名： 风，指穴内物质为天部的风气；池，屯居水液之器，这里指穴内物质富含水湿。“风池”的意思是指有经气血在此穴位化为阳热风气。

部位： 属足胆经经脉的穴道，位于人体的后颈部，后头骨下，两条大筋外缘陷窝中，大概与耳垂齐平。

主治疾病： 感冒、偏头痛、中风、热病、颈项强痛、眼病、鼻炎、耳鸣、耳聋、咽喉疾患、腰痛、高血压等。

自我按摩： 用大拇指指腹，由下往上揉按穴位，有酸、胀、痛的感觉，重按时鼻腔有酸胀感。每天早晚各揉按1次，每次左右各(或双侧同时)揉按1～3分钟。

精确取穴

风池穴位于后颈部，后头骨下，两条大筋外缘陷窝中，相当于耳垂齐平。

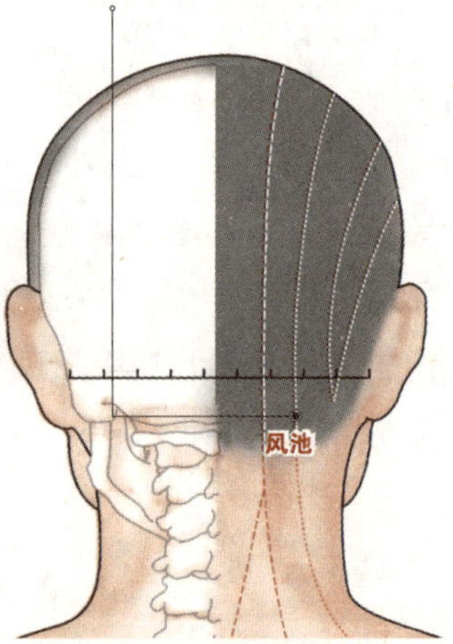

取穴技巧

正坐，举臂抬肘，肘约与肩同高，屈肘向头，双手置于耳后，掌心向内，指尖朝上，四指轻扶头 (耳上)两侧。大拇指指腹位置的穴位即是。

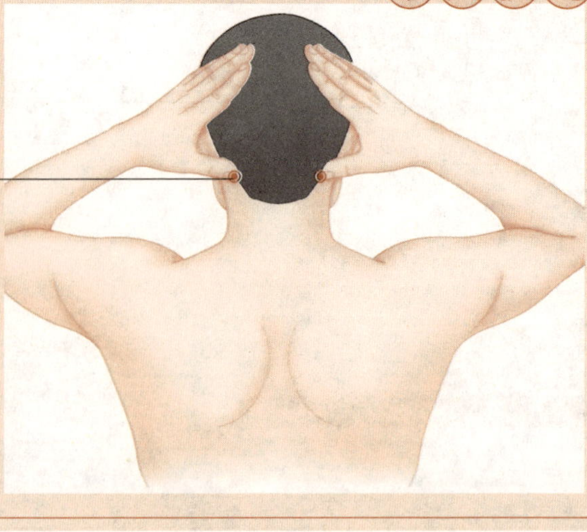

程度	拇指压法	时间/分钟
轻	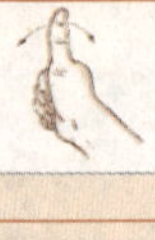	1～3

哑门穴

声音沙哑舒缓穴

别名：舌厌穴、横舌穴、舌黄穴、舌肿穴。

命名：哑，发不出声的意思，这里指阳气在此开始衰败；门，出入的门户。“哑门”的意思是指督阳气在此处散热冷缩。

部位：位于项部，当后发际正中直上0.5寸，第一颈椎下。

主治疾病：舌缓不语、咽喉炎、头重、头痛、颈项强急、脊强反折、中风、癫狂、痫证、癔症、衄血。

自我按摩：大拇指指尖向下，用指腹(或指尖)揉按穴位，有酸痛、胀麻的感觉。每次左右各揉按1～3分钟，先左后右。

精确取穴

位于项部，当后发际正中直上0.5寸，第一颈椎下。

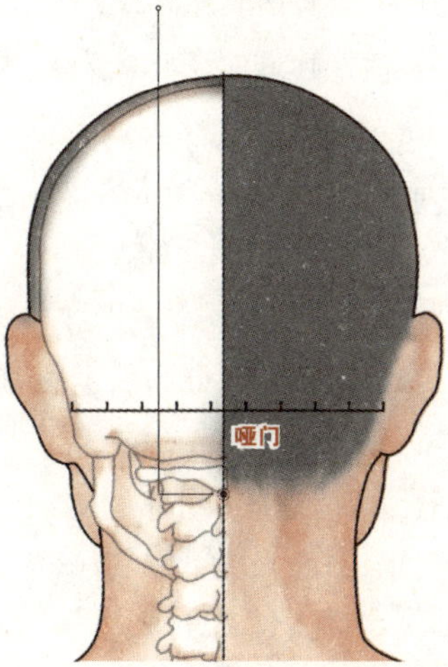

取穴技巧

正坐，伸右手过颈，置于后脑处，掌心向头，扶住后脑勺，四指指尖向头顶，拇指指腹所在的穴位即是。

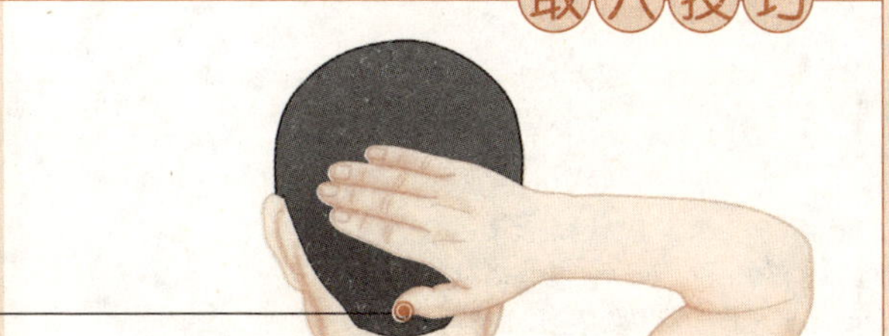

程度	拇指压法	时间/分钟
轻	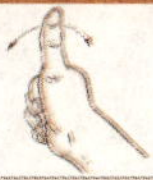	1～3

脑户穴

即刻减轻头痛感

别名：匝风穴、会额穴、合颅穴、仰风穴、会颅穴、迎风穴。

命名：脑，大脑的意思；户，出入的门户。“脑户”指督脉气血在此变为天之下部的水湿云气。

部位：这个穴位在人体头部，风府穴上1.5寸，枕外隆凸的上缘凹陷处。

主治疾病：头重、头痛、目黄、面痛、音哑、项强、癫狂、痫证、舌本出血、甲状腺肿瘤、食欲不振。

自我按摩：大拇指指尖相互叠加向下，用指腹(或指尖)揉按穴位，有酸痛、胀麻的感觉。每次各揉按1～3分钟。

精确取穴

脑户穴位于人体的头部，风府穴上1.5寸，枕外隆凸的上缘凹陷处。

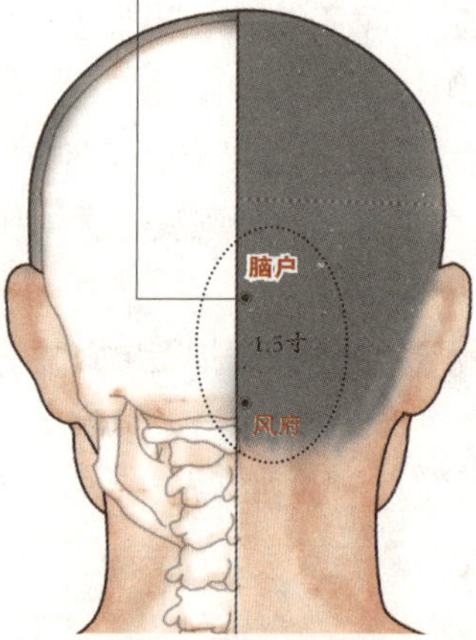

取穴技巧

正坐，举双手过颈，置于后脑处，掌心向头，扶住后脑勺，四指指尖向头顶，拇指指腹所在的穴位即是。

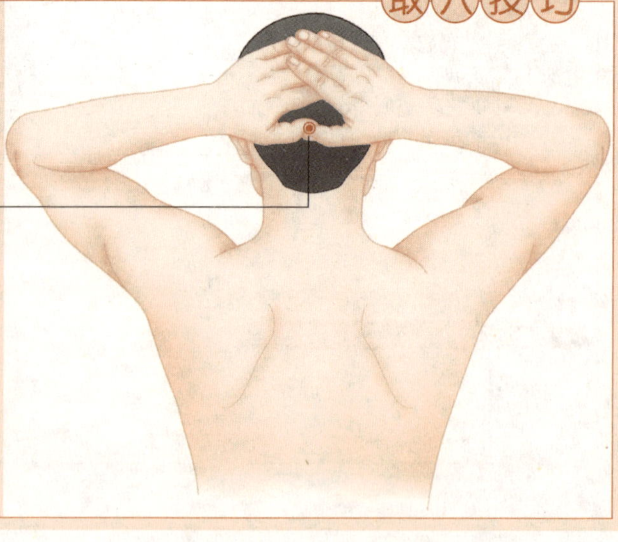

程度	拇指压法	时间/分钟
重	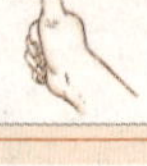	1～3

风府穴

感冒头疼不吃药

命名： 风，穴内气血为风气；府，府宅的意思。“风府”是指督脉之气在此吸湿化风。

部位： 属督脉的穴道，位于人体的后颈部，当后发际正中直上1寸，枕外隆凸直下，两侧斜方肌之间凹陷处。

主治疾病： 头痛、眩晕、咽喉肿痛、感冒，发热、癫狂、痫症、中风不语、半身不遂、颈项强痛、目痛、鼻出血。

自我按摩： 大拇指指尖相互叠加向下，用指腹(或指尖)揉按穴位，有酸痛、胀麻的感觉。每次揉按1～3分钟。

精确取穴

当后发际正中直上1寸，枕外隆凸直下，两侧斜方肌之间凹陷处。

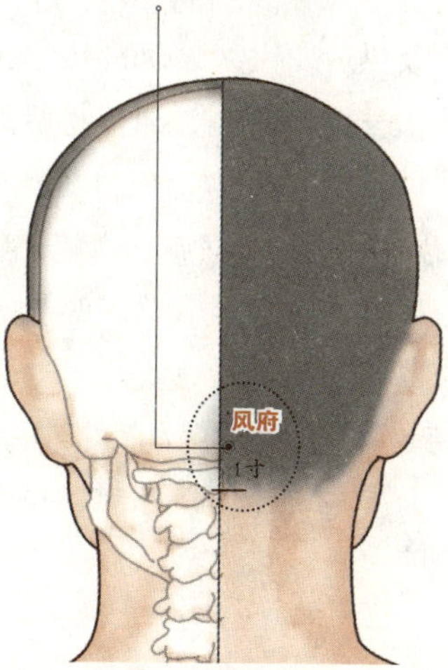

取穴技巧

正坐或俯卧，举双手过颈，置于后脑处，掌心向头，扶住后脑勺，四指指尖向头顶，大拇指指尖所在位置的穴位即是。

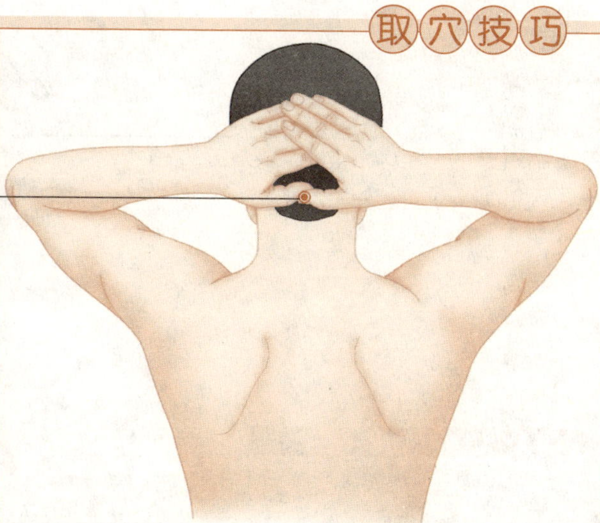

程度	拇指压法	时间/分钟
重	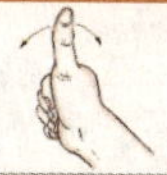	1～3

强间穴

睡好自然心情好

别名： 大羽穴。

命名： 强，强盛的意思；间，二者之中的意思。“强间”的意思是指督脉气血在此吸热后，化为强劲的上行阳气。

部位： 这个穴位在头部，当后发际正中直上4寸，即脑户穴上1.5寸处。

主治疾病： 颈项强痛、癫狂、痫症、烦心、失眠、神经性头痛、咳嗽、血管性头痛、癔症等。

自我按摩： 用中指和食指指腹揉按穴位，有酸痛、胀麻的感觉。每次揉按1～3分钟。

精确取穴

强间穴位于人体的头部，当后发际正中直上4寸(脑户穴上1.5寸)。

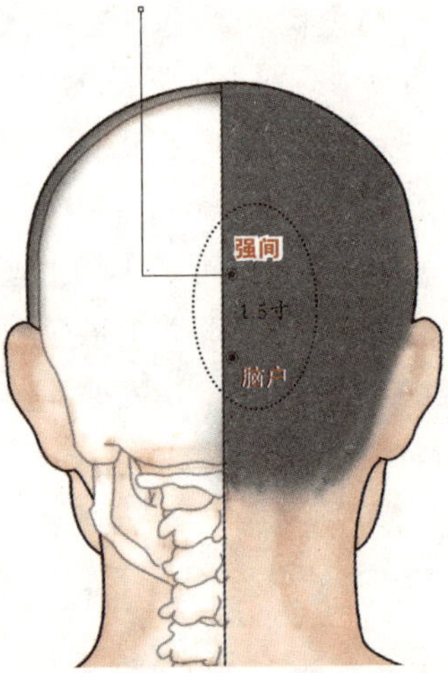

取穴技巧

正坐或俯卧，举双手过颈，置于后脑处，掌心向头，扶住后脑勺，四指指尖向头顶，中指指尖所在位置的穴位即是。

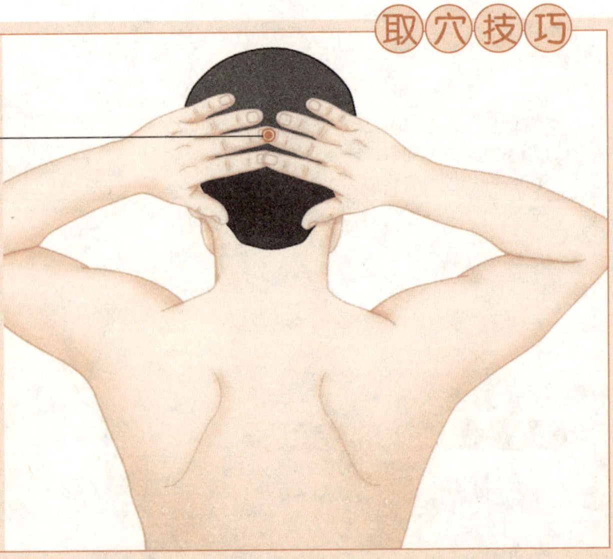

程度	中指压法	时间/分钟
轻		1～3

百会穴

忧郁烦躁点百会

别名： 顶中央穴、三阳五会穴、天满穴、天蒲穴、三阳穴、五会穴、巅上穴。

命名： 百，数量词，多的意思；会，交会。“百会”指手足三阳经及督脉的阳气在此交会。

部位： 属督脉的穴道，位于人体头部，在头顶正中线与两耳尖端连线的交点处。

主治疾病： 失眠、神经衰弱、眩晕、休克、中风失语、脑贫血、脱肛、子宫脱垂、痔疮、低血压、宿醉、目眩失眠等。

自我按摩： 先把左手中指按压在穴位上，右手中指按在左手中指指甲上，双手中指交叠，同时向下用力揉按穴位，有酸胀、刺痛的感觉。每次各揉按1～3分钟。

精确取穴

人体百会穴位于头部，当前发际正中直上5寸，或两耳尖连线中点处。

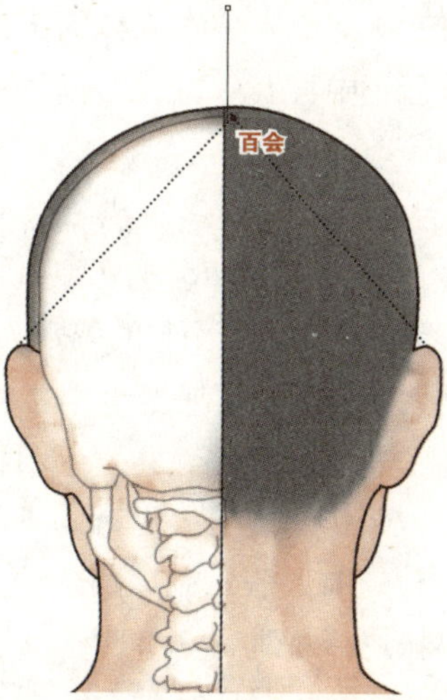

取穴技巧

正坐，举双手，虎口张开，大拇指指尖碰触耳尖，掌心向头，四指朝上。双手中指在头顶正中相碰触所在穴位即是。

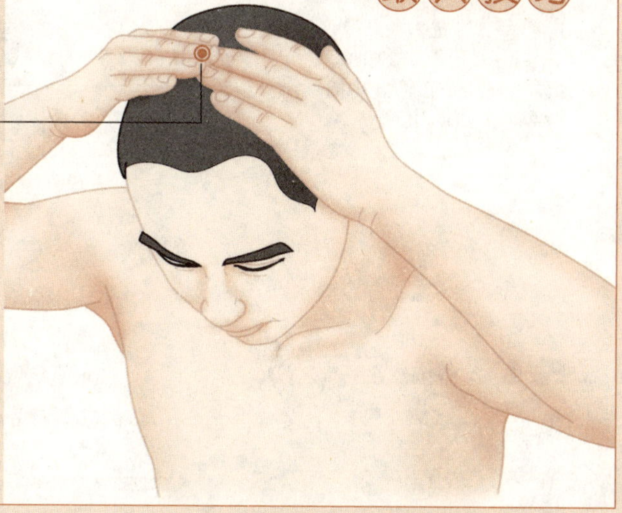

程度	中指压法	时间/分钟
轻		1～3

前顶穴

头晕目眩找前顶

命名： 前，前部的意思；顶，顶撞。“前顶”的意思是指前面督脉的上行之气在此被顶撞而不能上行。

部位： 这个穴位在人体的头部，当前发际正中直上3.6寸，即百会穴前0.5寸处。

主治疾病： 癫痫、头晕、面肿、头顶痛、目暴赤肿、小儿惊风、高血压、鼻炎、中风后引起的偏瘫。

自我按摩： 先把左手中指按压在穴位上，右手中指按在左手中指指甲上，双手中指交叠，同时向下用力揉按穴位，有酸胀、刺痛的感觉。每次各揉按1～3分钟。

精确取穴

前顶穴位于人体的头部，当前发际正中直上3.6寸(百会穴前0.5寸)。

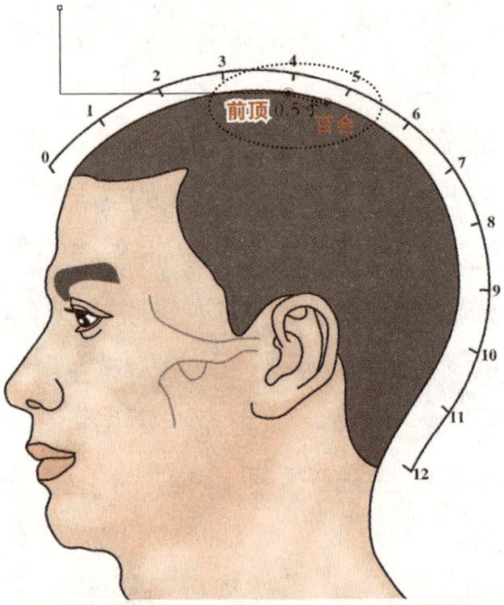

取穴技巧

正坐，举双手过头，掌心朝下，手掌放松，自然弯曲，指尖下垂，约成瓢状。中指指尖触碰处所在穴位即是。

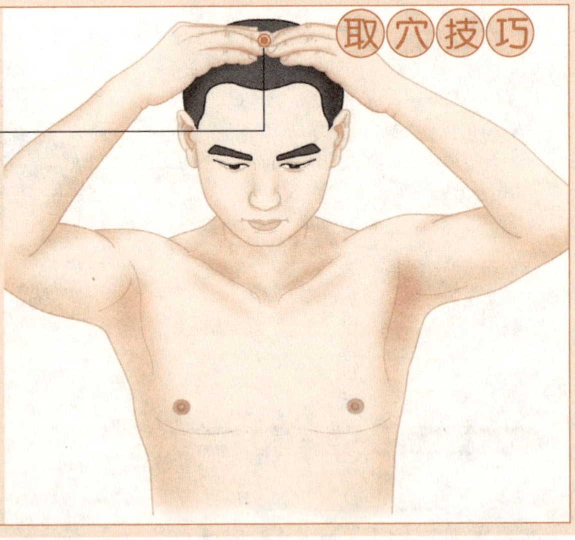

程度	中指压法	时间/分钟
轻	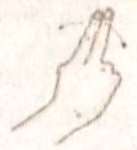	1～3

神庭穴

头晕呕吐找神庭

别名： 天庭穴。

命名： 神，天部之气的意思；庭，庭院的意思，这里指聚散之所。“神庭”的意思是指督脉的上行之气在此聚集。

部位： 属督脉的穴道，在人体头部，当前发际正中直上0.5寸处。

主治疾病： 头晕、呕吐、眼昏花、鼻流清涕、急性鼻炎、泪腺炎，惊悸、不寐、神经痛、失眠、癫痫。

自我按摩： 以左右手中指指尖垂直，相并置于穴位上，指背轻触，用双手中指指尖揉按(或指甲尖掐按)。每次揉按3～5分钟。

精确取穴

该穴位于人体的头部，当前发际正中直上0.5寸。

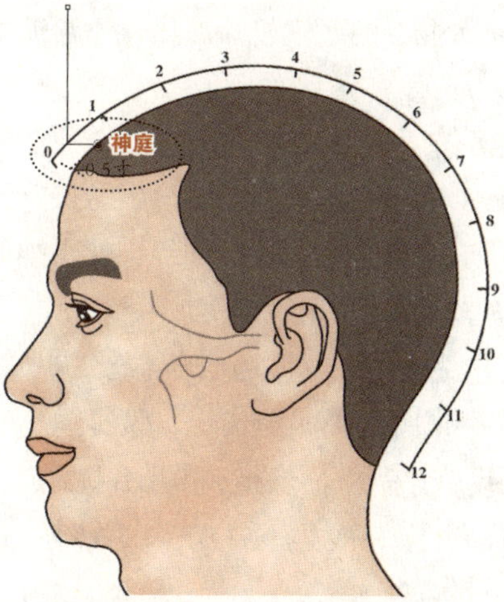

取穴技巧

正坐，举双手过头，掌心朝下，手掌放松，自然弯曲，指尖下垂，约成瓢状。中指指尖触碰处所在穴位即是。

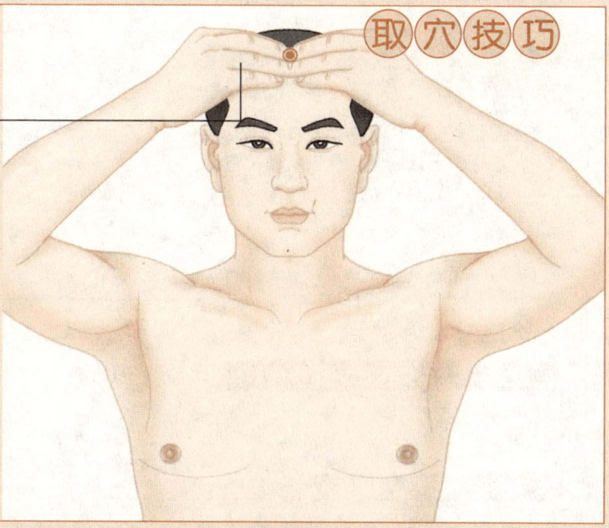

程度	中指压法	时间/分钟
重	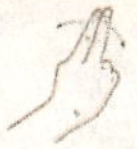	3～5

扶突穴

止咳平喘有奇效

别名： 水穴、水泉穴。

命名： “扶”是扶持、帮助的意思；“突”的意思是“冲”。这个穴位的意思是大肠经的经气在外部热气的帮助下上行天部。

部位： 这个穴位在人体的颈外侧部，结喉旁边，当胸锁乳突肌前、后缘之间。周围有耳大神经、颈皮神经、枕小神经及副神经，其里层内侧有动脉、静脉。

主治疾病： 咳嗽、气喘、咽喉肿痛、吞咽困难、暴喑、瘿气、瘰疬。

取穴按摩： 食指和中指并拢，以指腹按压穴位，每次左右各按压1～3分钟。

精确取穴

人体的颈外侧部，结喉旁，当胸锁乳突肌前、后缘之间处即是。

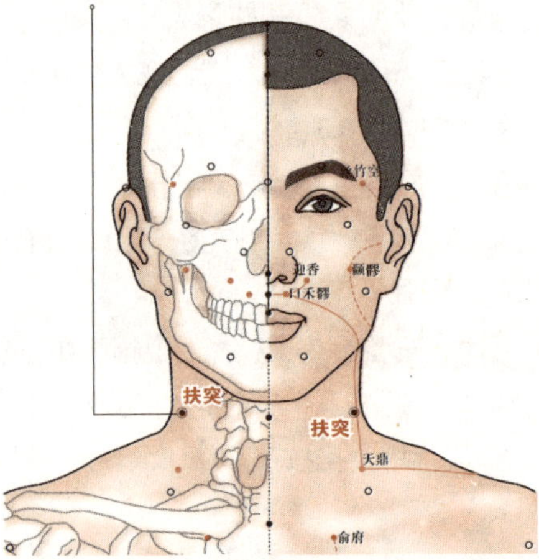

取穴技巧

一手拇指弯曲，其余四指并拢，手心向内，小指位于喉结旁，食指所在位置即是。依此法找出另一穴位。

程度	食指压法	时间/分钟
重		1～3

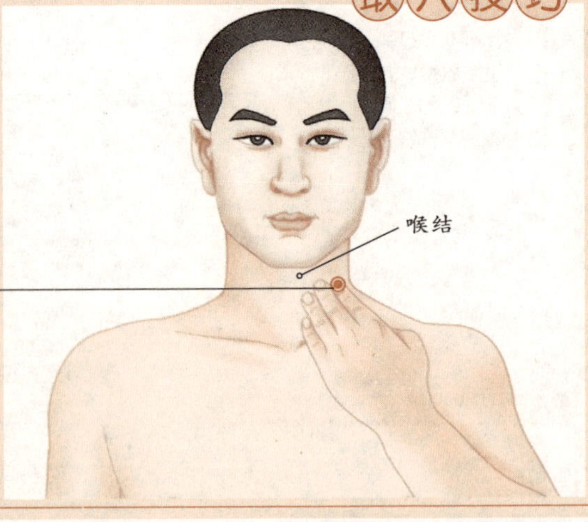

人迎穴

降低血压一身轻

别名： 天五会穴、五会穴。

命名： 人，民众的意思，此处指人体的胸腹部；迎，迎受的意思。“人迎”的意思就是指胃经气血由此处穴位向胸腹以下的身体部位传输。

部位： 位于颈部，在前喉结外侧大约3厘米处。

主治疾病： 高血压、咽喉肿痛、气喘、瘰疬、瘿气。

自我按摩： 以拇指指腹轻轻上下按压人迎穴左右各1～3分钟。

精确取穴

颈部，喉结旁，当胸锁乳突肌的前缘，颈总动脉搏动处。

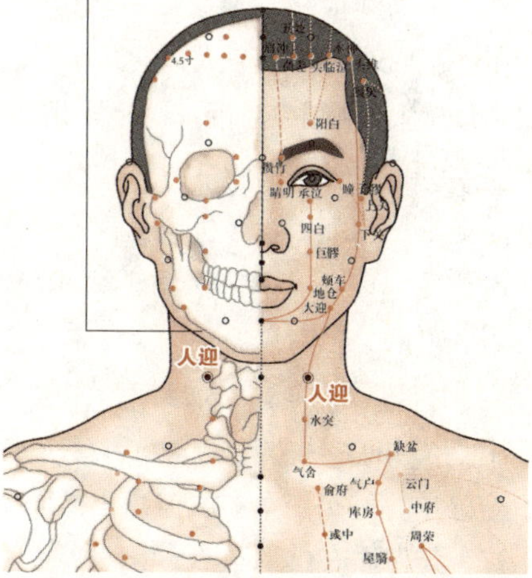

取穴技巧

正坐或仰靠，拇指与小指弯曲，中间三指伸直并拢，将无名指位于喉结旁，食指指腹所在的位置即是。

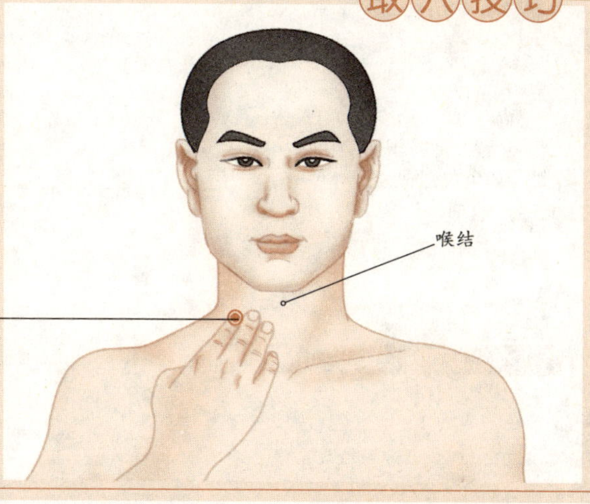

程度	食指压法	时间/分钟
轻		1～3

廉泉穴

舌部病痛一扫空

别名：本池穴、舌本穴、结本穴。

命名：廉，廉洁、收廉的意思；泉，水的意思。“廉泉”的意思是指任脉气血在此冷缩而降。

部位：这个穴位在人体的颈部，当前正中线上，结喉上方，舌骨上缘凹陷处。

主治疾病：舌下肿痛、舌根急缩、舌纵涎出、舌强、中风失语、舌干口燥、口舌生疮、暴喑、喉痹、聋哑、咳嗽、哮喘、消渴、口腔炎。

自我按摩：弯曲大拇指，由上往下，用指尖扣按下巴下穴位，有酸、麻、胀的感觉。每次用左右大拇指各揉按1～3分钟，先左后右。

精确取穴

廉泉穴位于人体的颈部，当前正中线上，结喉上方，舌骨上缘凹陷处。

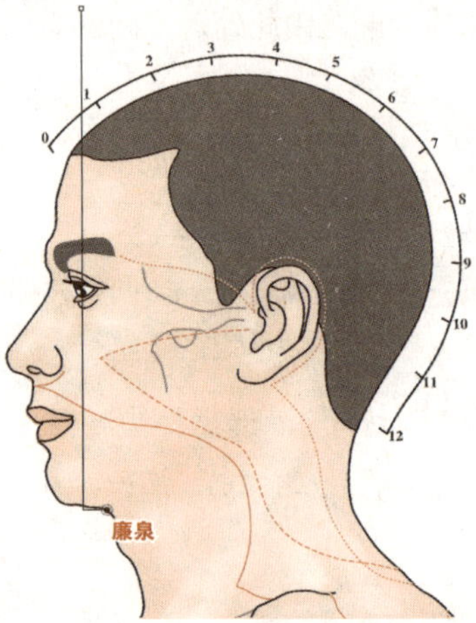

取穴技巧

正坐，伸左手，掌心向右，指尖向上，弯曲大拇指，用指尖扣按下巴下穴位即是。

程度	拇指压法	时间/分钟
轻		1～3

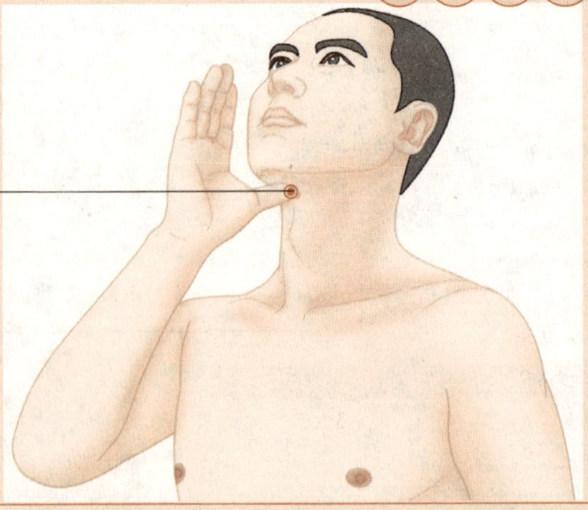

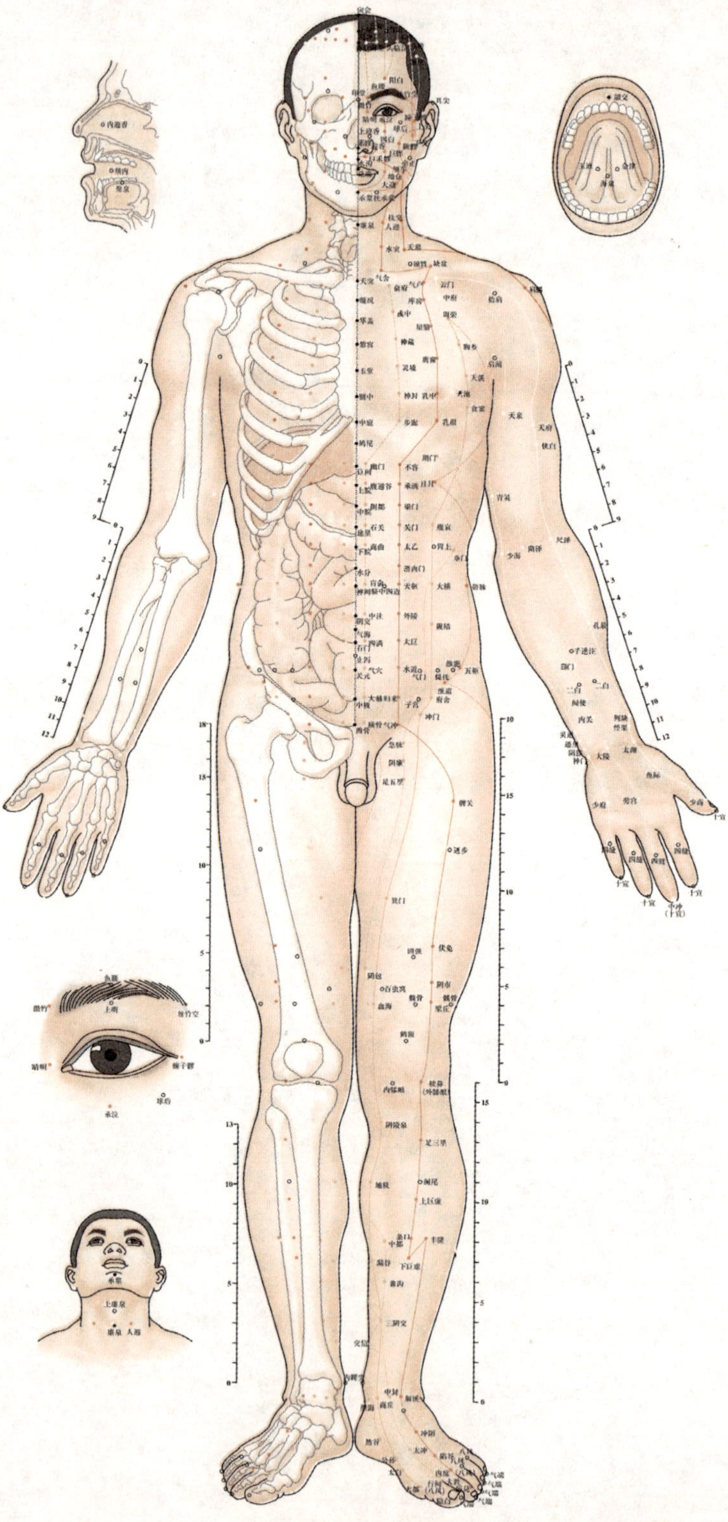

第四章

教你找准胸腹穴

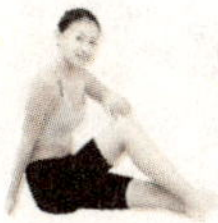
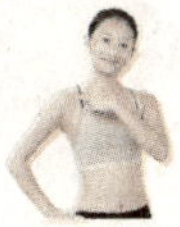
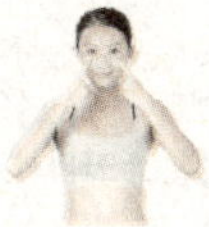
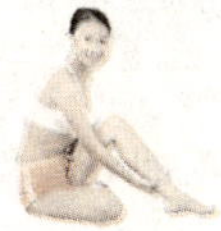
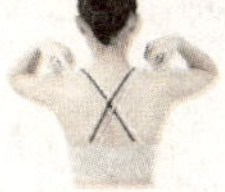
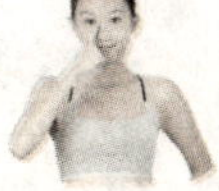
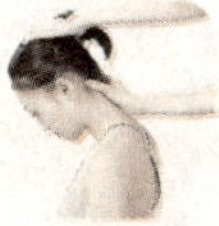
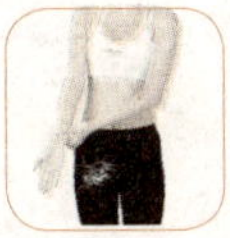

中府穴

通畅肺腑无阻碍

别名： 膺俞穴。

命名： 中，指中焦；府，是聚集的意思。手太阴肺经之脉起于中焦，此穴为中气所聚，又为肺之募穴，藏气结聚之处。肺、脾、胃合气于此穴。

部位： 属于手肺经脉的穴道。胸前壁的外上方、云门穴下1寸，前正中线旁开6寸，平第一肋间隙处。

主治疾病： 腹胀、喘气胸满、肩周炎、呕秽、皮痛面肿、支气管炎、气喘、扁桃体炎、心脏病、胸肌疼痛、咳嗽、气喘、肺痨等。

自我按摩： 右手食指、中指、无名指三指并拢，向外顺时针揉按左胸中府穴，再用左手以同样方式，逆时针揉按右胸中府穴，各1～3分钟。

精确取穴

平第一肋间隙处，云门穴下1寸，前正中线旁开6寸。

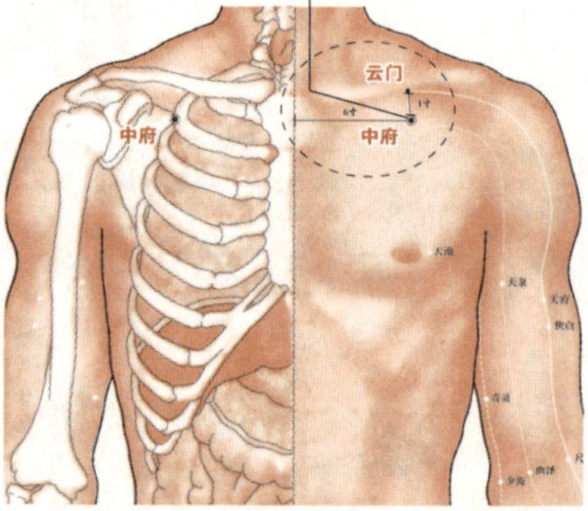

取穴技巧

正坐或仰卧，将右手三指（食指、中指、无名指）并拢，放在胸窝上、中指指腹所在的锁骨外端下即是。

程度	中指压法	时间/分钟
适度		1～3

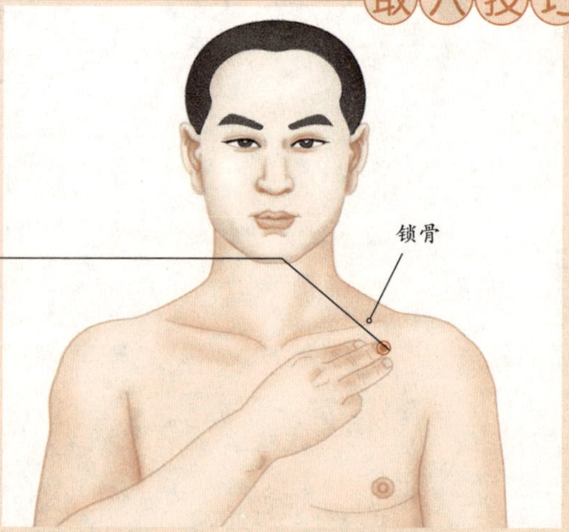

乳中穴

祛除目瘤兼调经

别名： 无

命名： 乳，指乳房，中的意思是正。乳中穴就是指此处穴位在乳头的正中之处。

部位： 属于足胃经经脉的穴道，在乳头的正中央。

主治疾病： 目瘤、癫痫、产后出血、性冷淡等。

自我按摩： 大拇指和食指轻捏乳头揉转或以食指指腹按压，每次轻揉1～3分钟。

精确取穴

人体的胸部，第四肋间隙，乳头中央，距前正中线4寸处。

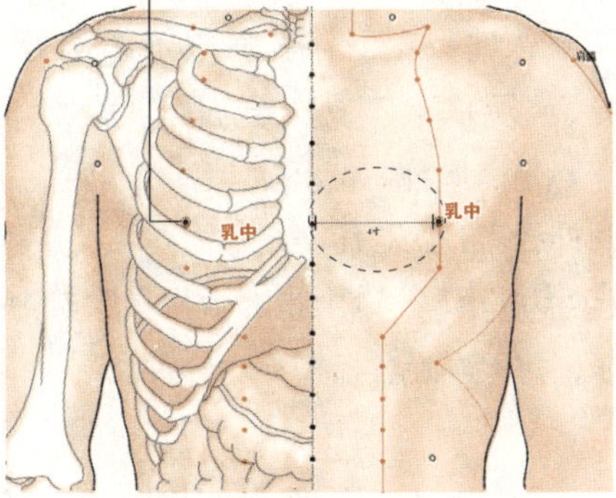

取穴技巧

将食指指腹放于胸部乳头中央，则食指指腹所在的位置即是。

程度	食指压法	时间/分钟
轻	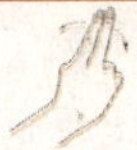	1～3

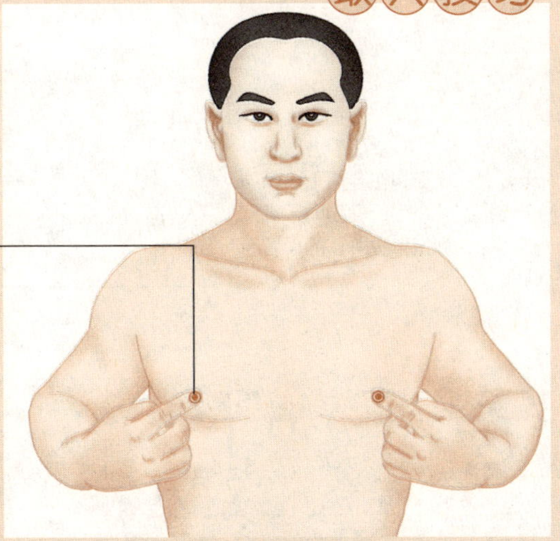

乳根穴

呵护乳房每一天

别名： 薛息穴。

命名： 乳，乳房，即此处穴位所在的部位；根，本的意思。“乳根”的意思就是说此处穴位是乳房发育的根本。

部位： 属足胃经经脉的穴道，在人体胸部，乳头直下，乳房根部凹陷处。

主治疾病： 乳痈、乳痛、乳腺炎、乳汁不足、胸痛、心闷、气喘、呃逆、肋间神经痛、狭心症等。

自我按摩： 以中指、食指指腹着力按压，每天早晚各揉按3～5分钟。

精确取穴

人体胸部，乳头直下，乳房根部，当第五肋间隙，距前正中线4寸处。

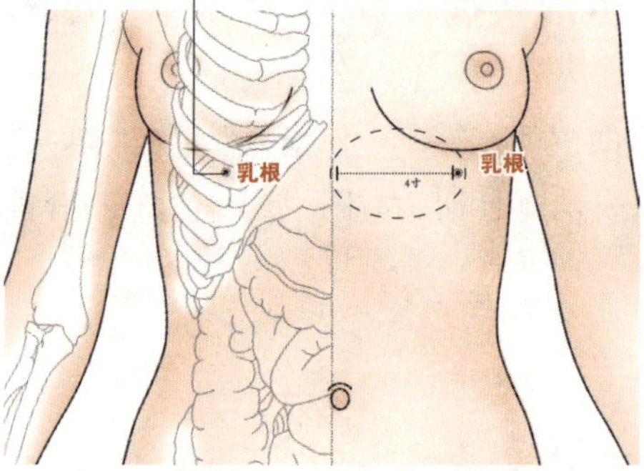

取穴技巧

仰卧或正坐，轻举两手，覆掌于乳房，大拇指在乳房上，其余四指在乳房下，食指贴于乳房边缘，食指指腹所在的位置即是。

程度	食指压法	时间/分钟
适度	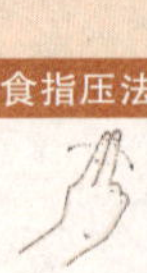	3～5

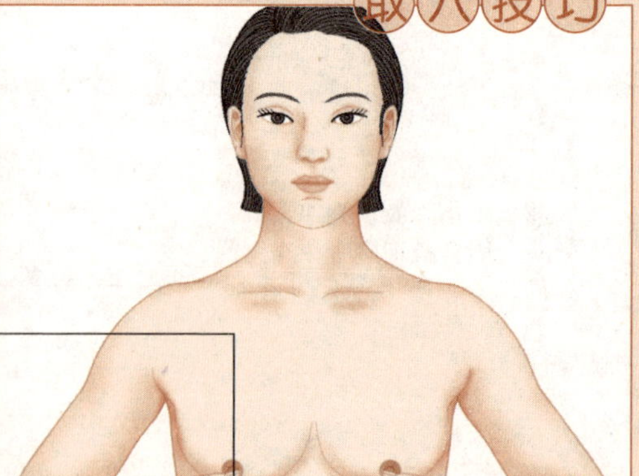

周荣穴

止咳平喘有特效

精确取穴

胸外侧部，当第二肋间隙，距前正中线6寸之处即是。

别名： 周营穴、周管穴。

命名： 周，遍布、环绕的意思；荣，指草类开花或者谷类结穗时的茂盛状态。“周荣”的意思是说脾经的地部水湿大量蒸发，并化为天部之气。

部位： 这处穴位在人体的胸外侧部，当第二肋间隙，距前正中线6寸。

主治疾病： 咳嗽、气逆、胸胁胀满。

自我按摩： 食指、中指、无名指三指并拢，以指腹揉按穴位，每天早晚各1次，每次揉按1～3分钟。

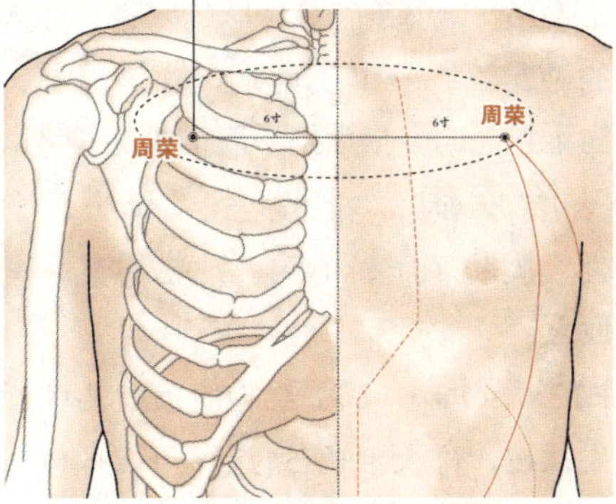

取穴技巧

仰卧或正坐，将右手食指、中指、无名指三指伸直并拢，指尖朝左，将食指放在左胸窝上，锁骨外端下，则无名指所在的位置即是。

程度	食指压法	时间/分钟
适度		1～3

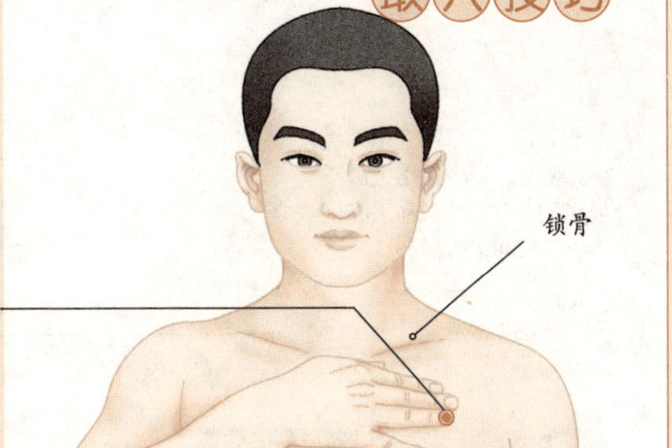

大包穴

全身有劲按大包

别名： 无。

命名： 脾在五行中属于“中土”，是其余四脏(肝、心、肺、肾)之主，因此，这处穴位又名“脾之大络”，意思就是联络其他经脉的重要穴道。

部位： 属于足脾经经脉的穴道，在人体的腋窝下、腋中线直下六寸的地方，相当于自己的中指尖到手腕横纹的长度。

主治疾病： 小儿支气管肺炎、胸膜炎、胸肋疼痛、平胸、消化不良、全身疲乏。

自我按摩： 双手互抱胸前，用中指指尖揉按，每天早晚各1次，每次揉按1～3分钟。

精确取穴

胸侧部，腋中线上，当第六肋间隙处即是。

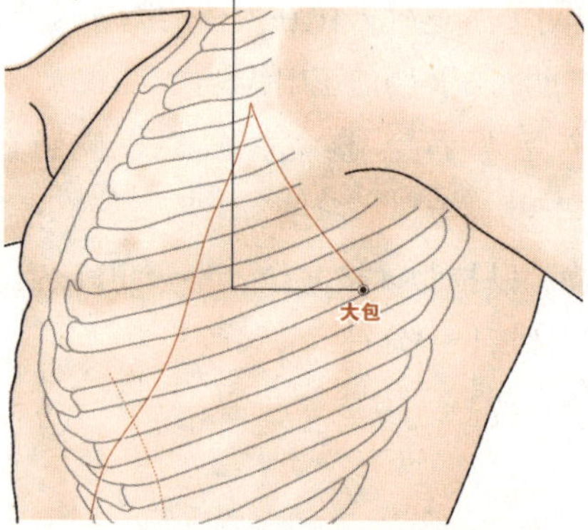

取穴技巧

正坐或仰卧，右手五指并拢，指尖朝上，将中指指尖放于左腋窝下中下线处，则手腕横线外缘所对的位置即是。

程度	中指压法	时间/分钟
适度		1～3

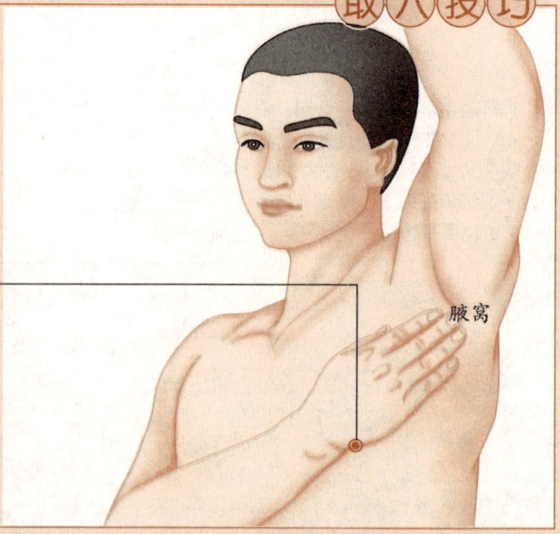

极泉穴

强心健体有特效

别名： 无。

命名： 极，高、极致的意思；泉，心主血脉，如水之流，故名泉。“极泉”的意思就是指最高处的水源，也就是说这处穴位在心经的最高点上，所以名叫“极泉穴”。

部位： 属于手心经经脉的穴道，位于人体的两腋窝正中，在腋窝下的两条筋脉之间，腋动脉的搏动之处。

主治疾病： 心肌炎、心绞痛、冠心病、心痛、臂肘冷痛、肩周炎、肋间神经痛、腋臭。

自我按摩： 以中指指尖按压穴位，每次早晚，左右各揉按1～3分钟，先左后右。

精确取穴

腋窝正中，腋动脉搏动处即是。

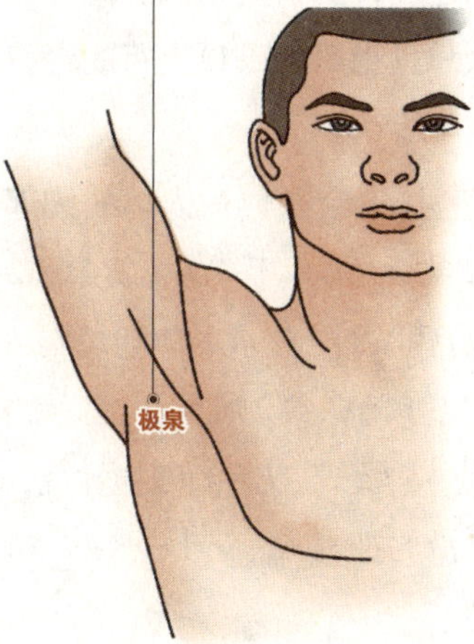

取穴技巧

正坐，手平伸，举掌向上，屈肘，掌心向着自己头部，以另手中指按腋窝正中陷凹处即是。

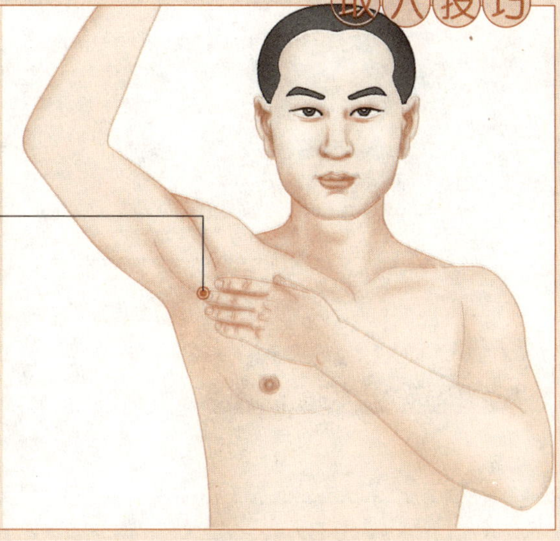

程度	中指压法	时间/分钟
适度		1～3

神封穴

咳嗽气喘点神封

别名： 无

命名： 神，与鬼相对，指穴内物质为天部之气；封，封堵的意思。“神封”的意思是指肾经吸热上行的经气在这里散热冷缩。

部位： 这个穴位在人体的胸部，当第四肋间隙，前正中线旁开 2 寸处。

主治疾病： 咳嗽、气喘、胸胁胀满、呕吐、不嗜饮食、乳痈。

自我按摩： 双手的四指并拢，轻按胸部边沿的神封穴，一按一放，持续1～3分钟。

精确取穴

当第四肋间隙，前正中线旁开 2 寸。

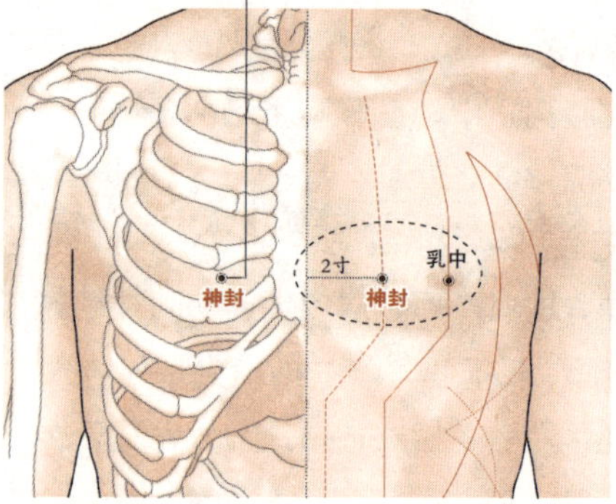

取穴技巧

将四指并拢，掌心朝内，放置于胸部边沿位置，中指所在的位置即是。

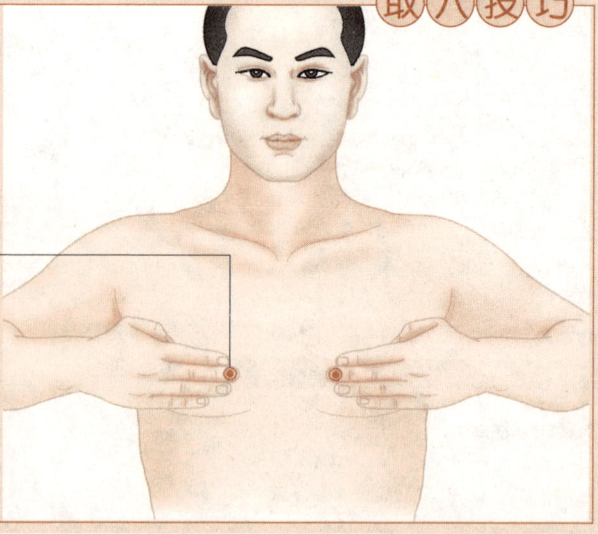

程度	中指压法	时间/分钟
轻		1～3

俞府穴

止咳化痰疗效好

别名：腧中穴。

命名：俞，通“输”；府，体内的脏腑。“俞府”的意思是指肾经气血由此处穴位回归体内。

部位：属足肾经经脉的穴道，在人体的上胸部位，人体正面中——左右三指宽处，锁骨正下方。

主治疾病：咽炎、支气管炎、肋间神经痛、胸膜炎、咳嗽、打嗝、胸中痛、久喘、呕吐、不嗜饮食、呼吸困难等。

自我按摩：举双手，用大拇指指尖垂直揉按胸前两侧、锁骨下穴位。每天早晚左右各(或双侧同时)揉按3～5分钟。

精确取穴

锁骨正下方，人体正面中线左右三指宽。

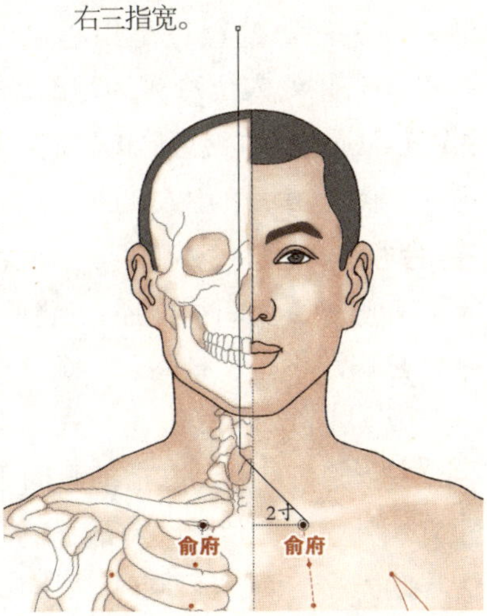

取穴技巧

正坐或仰卧，举双手，用大拇指指尖垂直揉按胸前两侧，锁骨下穴位即是。

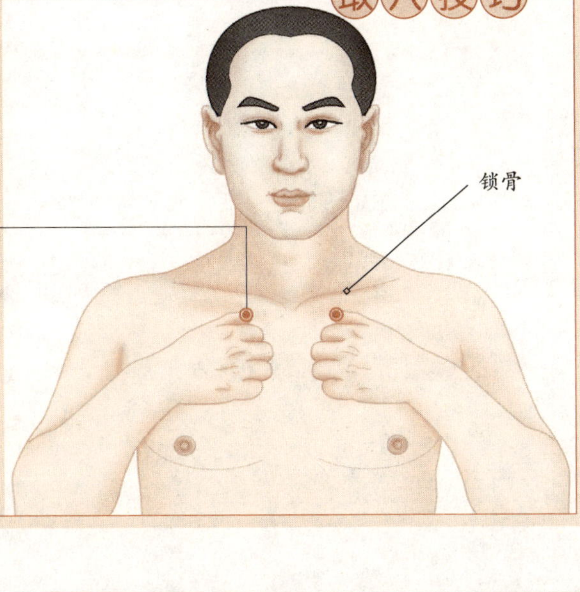

程度	拇指压法	时间/分钟
重		3～5

天池穴

焕发活力舒头疼

别名： 天会穴。

命名： 天，天部的意思；池，储液之池。“天池”的意思是指心包外输的高温水气在此处穴位冷凝为地部经水。

部位： 属手心包经经脉的穴道，在人体的胸部，腋下3寸，乳中穴1寸处。

主治疾病： 心脏外膜炎、脑充血、腋腺炎、乳腺炎、肋间神经痛、目视不明、咳嗽、热病汗不出、胸闷、心烦、气喘、胸痛、腋下肿痛、疟疾等。

自我按摩： 用大拇指指腹向下垂直按压乳头外一寸穴位处，有酸痛的感觉。每天早晚左右各(或双侧同时)按压1次，每次1～3分钟。

精确取穴

在腋下3寸，乳中穴1寸处。

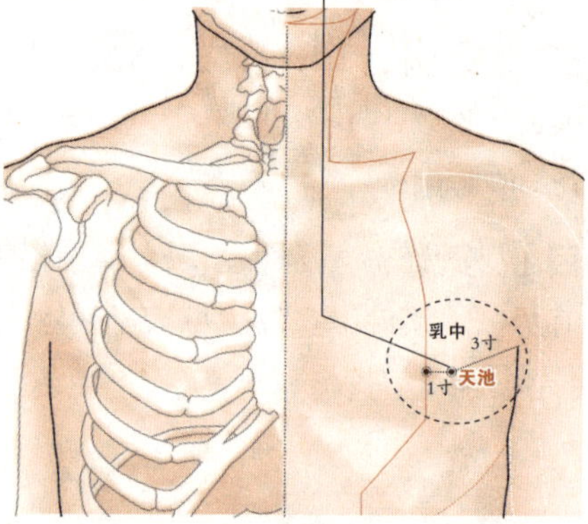

取穴技巧

正坐，举双手，掌心朝向自己胸前，四指相对，用大拇指指腹向下垂直按压穴位即是。

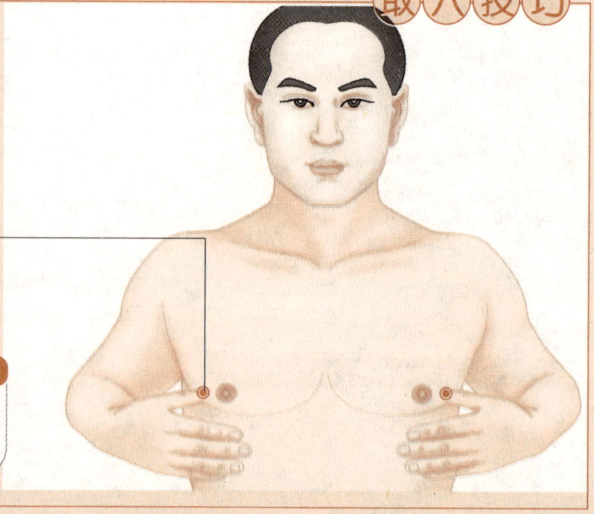

程度	拇指压法	时间/分钟
重	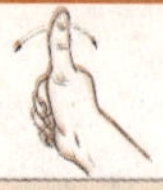	1～3

章门穴

五脏病变的门户

别名： 无。

命名： 章，大木材的意思；门，出入的门户。“章门”的意思是指肝经的强劲风气在此穴位风停气息。

部位： 属足肝经经脉的穴道，在人体的侧腹部，当第十一肋游离端的下方。

主治疾病： 腹痛、腹胀、肠鸣、泄泻、呕吐、神疲肢倦、胸胁疼痛、黄疸、肾炎、小儿疳积、腰脊疼痛、肝气郁结、胃痉挛、肝脾肿大、肝炎、肠炎、荨麻疹。

取穴按摩： 用大拇指、食指直下掌根处，形状像鱼一般，肉厚处圆形揉按穴位，有胀痛的感觉。每次左右各(或双侧同时)揉按1～3分钟。

精确取穴

该穴位于人体的侧腹部，当第十一肋游离端的下方。

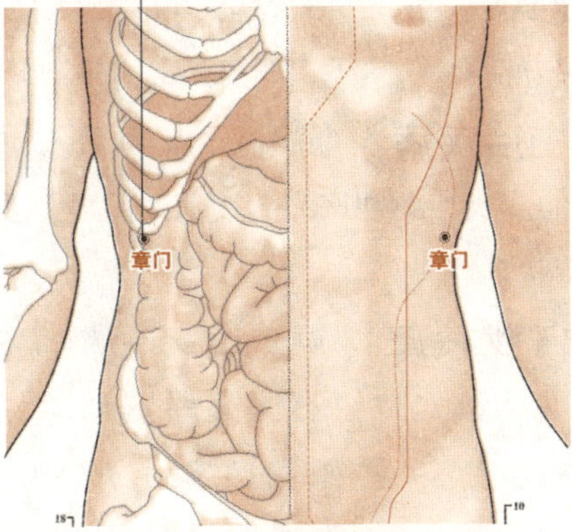

取穴技巧

正坐或仰卧，双手掌心向下，指尖朝下，放在双乳下，肋骨上。用大拇指、食指直下掌根处，形状像条鱼一般，肉厚处所按穴位即是。

程度	拇指压法	时间/分钟
轻	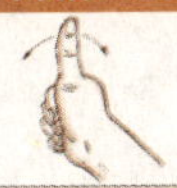	1～3

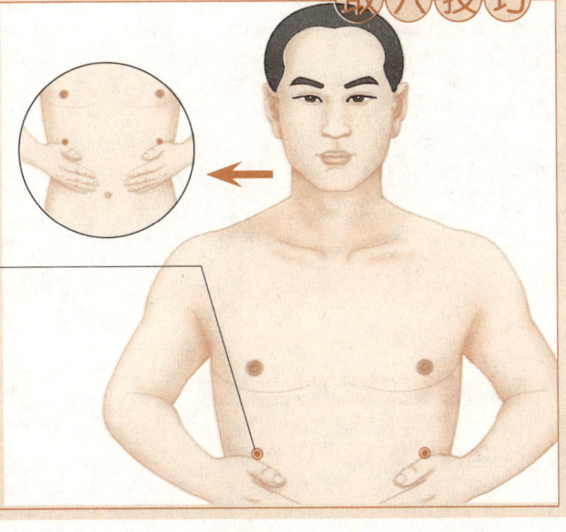

期门穴

疏肝利气化通瘀

别名： 肝募穴。

命名： 期，期望、约会；门，出入的门户。“期门”是指天之中部的水湿之气从此穴位输入肝经。

部位： 属足肝经经脉的穴道，在人体的胸部，乳头直下，与巨阙穴齐平。

主治疾病： 肋间神经痛、肝炎、肝大、胆囊炎、胸胁胀满、腹胀、呕吐、乳痛、黄疸。

自我按摩： 用大拇指、食指直下掌根处揉按穴位，有胀痛的感觉。每次左右各(或双侧同时)揉按3～5分钟。

精确取穴

第六肋间隙。当乳头直下，前正中线旁开4寸。

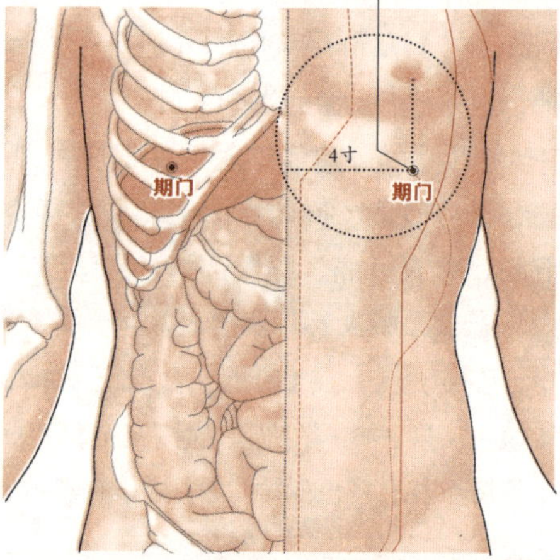

取穴技巧

正坐，举双手，掌心向下，指尖相对，放在双乳下，肋骨上，大拇指、食指直下掌根处的鱼际所按穴位即是。

程度	拇指压法	时间/分钟
轻	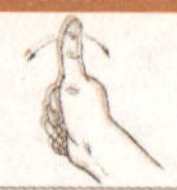	3～5

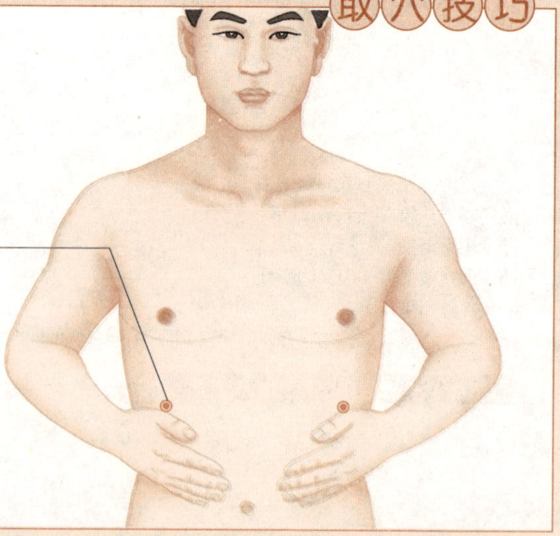

上脘穴

帮助消化肠胃好

别名：上管穴、胃管穴、胃脘穴、上纪穴。

命名：上，上部的意思；脘，空腔的意思。“上脘”的意思是指胸腹上部的地部经水在此聚集。

部位：这个穴位在人体上腹部，前正中线上，当脐中上5寸。

主治疾病：呕吐、胃溃疡、腹胀、腹痛、咳嗽痰多、积聚、黄疸、虚痨吐血、胃炎、胃扩张、膈肌痉挛、肠炎、失眠等。

自我按摩：双手中指同时出力揉按穴位，有刺痛的感觉。每次揉按各1～3分钟，先中指左上右下，后右上左下。

精确取穴

该穴位于人体的上腹部，前正中线上，当脐中上5寸。

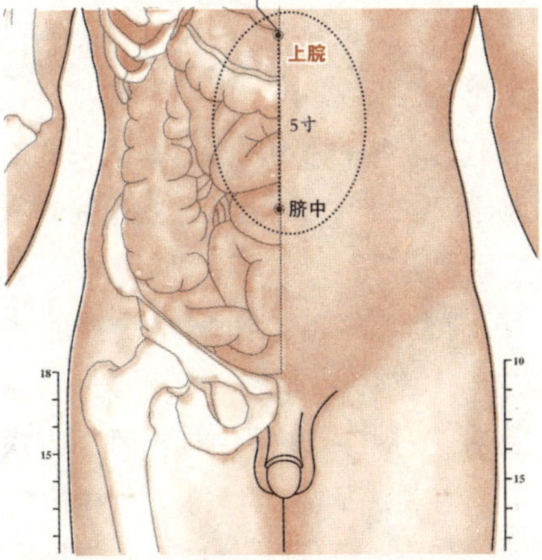

取穴技巧

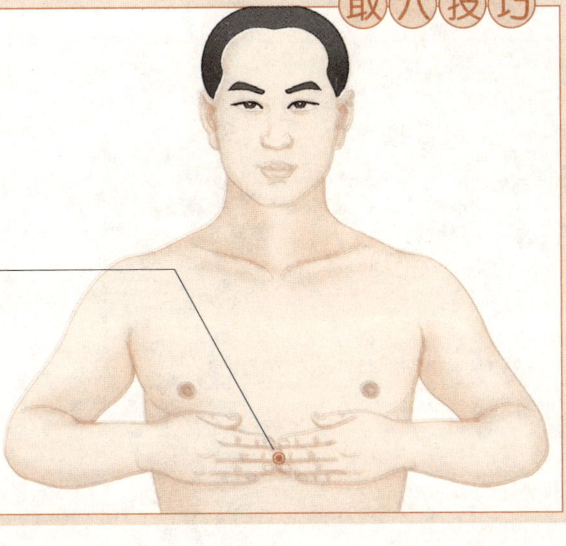

正坐，伸双手向胸，手掌放松，约成瓢状，掌心向下，中指指尖所在位置的穴位即是。

程度	中指压法	时间/分钟
重		1～3

膻中穴

心不烦胸也不闷

别名： 元儿穴、胸堂穴、上气海穴、元见穴。

命名： 膻，羊膜气或羊腹内的膏脂，这里指穴内气血为吸热后的热燥之气；中，与外相对，指穴内。“膻中”指任脉之气在此吸热胀散。

部位： 属任脉的穴道，在人体的胸部，人体正中线上，两乳头之间连线的中点。

主治疾病： 急性心肌梗死、支气管炎、咳嗽、气喘、咯唾脓血、胸痹心痛、心悸、心烦、乳腺炎、乳汁过少。

自我按摩： 双手中指同时用力揉按穴位，有刺痛的感觉。每次各揉按1～3分钟，先中指左上右下，后右上左下。

精确取穴

膻中穴位于胸部，当前正中线上，平第四肋间，两乳头连线的中点。

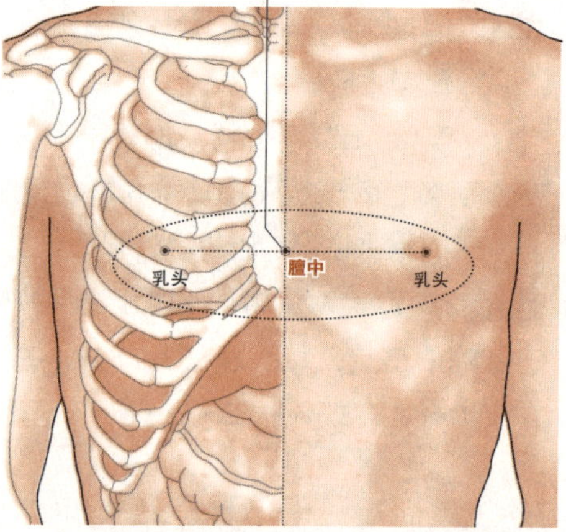

取穴技巧

正坐，伸双手向胸，手掌放松，约成瓢状，掌心向下，中指指尖置于双乳的中点位置即是。

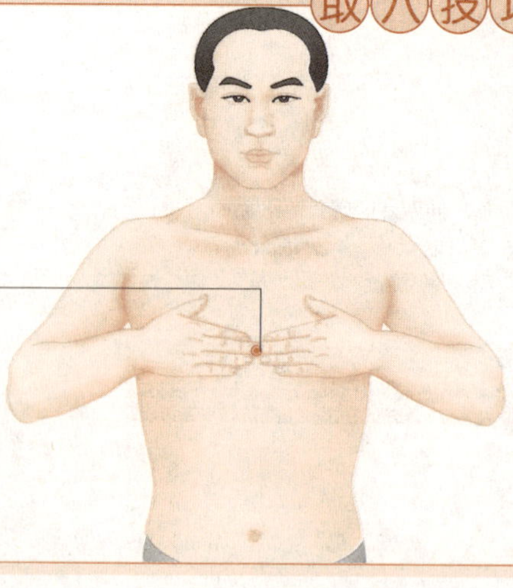

程度	中指压法	时间/分钟
重	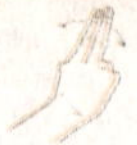	1～3

滑肉门穴

爱美女人常点穴

别名： 滑肉穴、滑幽门穴。

命名： 滑，滑行的意思；肉，脾之属，土的意思；门，出入的门户。“滑肉门”的意思是说胃经中的脾土微粒在风气的运化下，输布人体各部位。

部位： 属足胃经经脉的穴道，位于人体上腹部，在肚脐上方1寸处，距前正中线2寸。

主治疾病： 慢性胃肠病、呕吐、吐舌、舌强、重舌、胃痛、月经不调、不孕症、肠套叠、脱肛。

自我按摩： 以食指、中指、无名指三指，指腹垂直下按，再向外拉，用力揉按，早晚各1次，每次揉按1～3分钟。

精确取穴

人体的上腹部，当脐中上1寸，距前正中线2寸处即是。

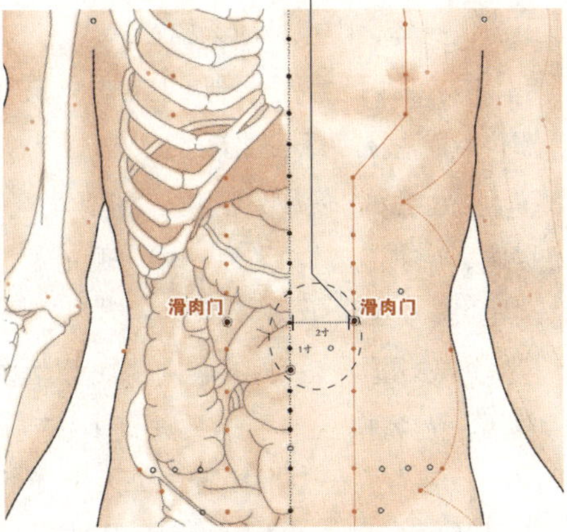

取穴技巧

程度	食指压法	时间/分钟
重		1～3

仰卧或正坐，拇指与小指弯曲，中间三指伸直并拢，手指朝下，以食指第一关节贴于肚脐之上，则无名指第二关节所在位置即是该穴。

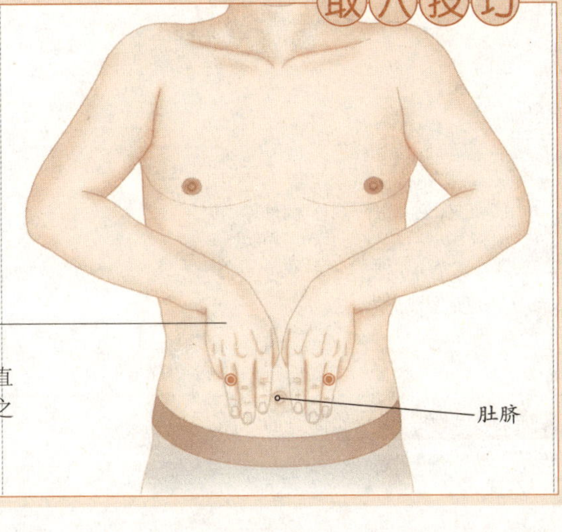

天枢穴

肠胃健康天枢助

别名： 长溪穴、谷门穴、长谷穴、循际穴、谷明穴、补元穴、循元穴。

命名： 天枢是天星名，即天枢星。在这里，用天枢来比喻天地之气相交的中点，正居人身体之中点，应天枢星象。

部位： 属足胃经经脉的穴道，在中腹部，肚脐左右两侧三指宽处。

主治疾病： 便秘、腹泻、细菌性痢疾、腹痛、虚损劳弱、伤寒、中暑呕吐、急性阑尾炎、月经不调、不孕症。

自我按摩： 右手掌心向下，以食指、中指、无名指三个手指头垂直下按并向外揉压，施力点在中指指腹。每天早晚各按1次，每次揉按1～3分钟。

精确取穴

腹中部，平脐中，距脐中2寸处。

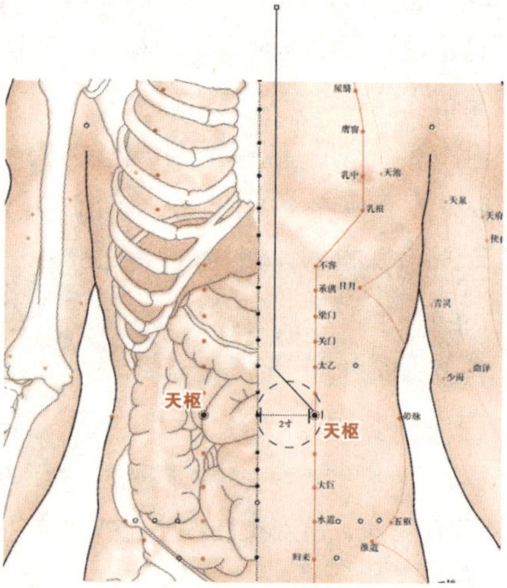

取穴技巧

仰卧或正坐，右手手背向外，拇指与小指弯曲，中间三指并拢，以食指指腹贴于肚脐，无名指所在的位置即是。

程度	中指压法	时间/分钟
适度		1～3

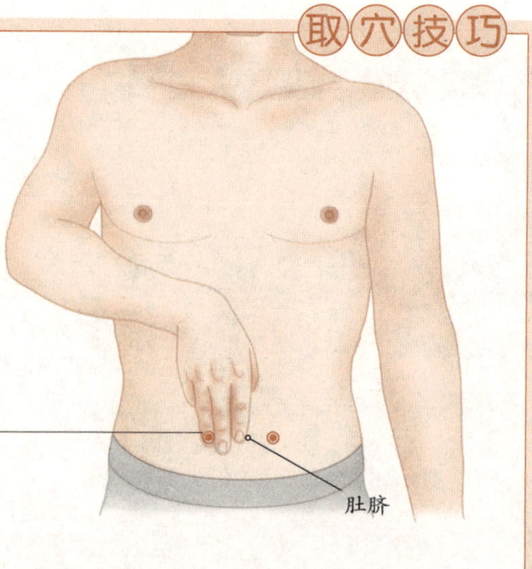

归来穴

治疗疝气调月事

别名： 溪穴、豁谷穴、溪谷穴。

命名： 从水道穴传来的地部经水到达本穴后，受冲脉外散之热的影响，经水气化，逆胃经上行，就像流去之水复又归来，所以名“归来穴”。

部位： 属足胃经经脉的穴道，位于人体下腹部，在脐中下面4寸，距前正中线2寸。

主治疾病： 疝气、月经不调、不孕症、带下、子宫内膜炎、腹痛、虚弱、畏寒、阳痿。

自我按摩： 举双手，以食指、中指、无名指三指指腹垂直下按小腹部两侧穴位处。中指最为用力，由内而外揉按，每日早晚各揉按1～3分钟。

精确取穴

人体的下腹部，当脐中下4寸，距前正中线2寸处。

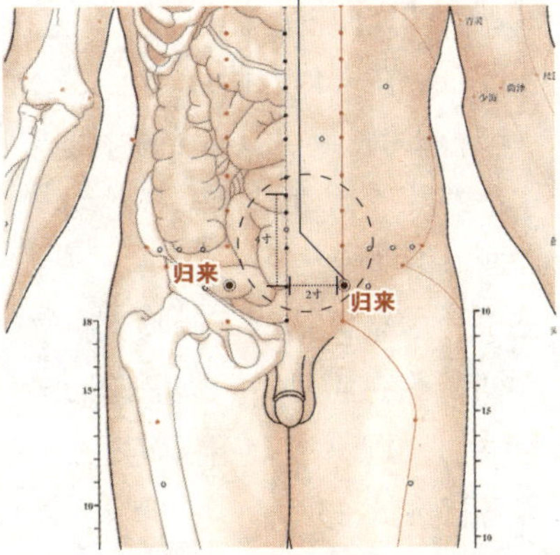

取穴技巧

仰卧，左手五指并拢，拇指贴于肚脐处，其余四指位于肚脐下，找到肚脐正下方小指所在的位置，并以此为基点，跷起拇指，并拢其余四指，手指朝下，把食指贴于此基点，则小指所在的位置即是左穴。以同样方法找到右穴。

程度	中指压法	时间/分钟
适度	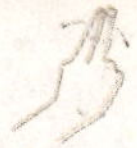	1～3

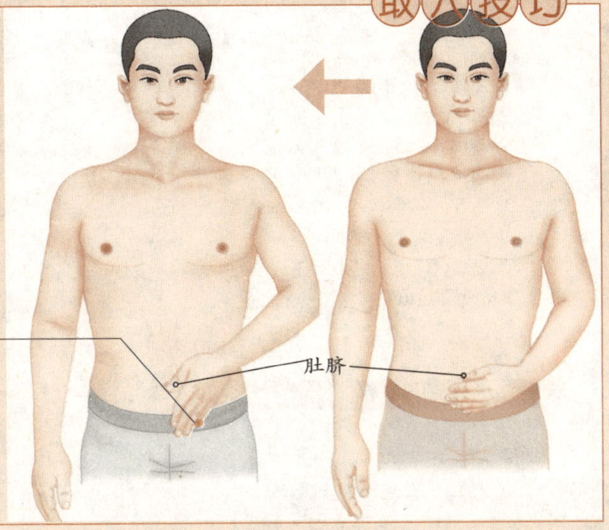

气冲穴

肠鸣腹痛按气冲

别名：气街穴、羊屎穴。

命名：气，指此处穴内的气血物质是气；冲，突的意思。“气冲”的意思是说此处穴位的气血物质是气，它的运行状况是冲突而行。

部位：在人体的腹股沟上方一点，即大腿根里侧，当脐中下约5寸处，距前正中线2寸，穴位下边有一根跳动的动脉，即腹股沟动脉。

主治疾病：腹痛、肠鸣、疝气、月经不调、不孕症、阳痿、阴肿等。

自我按摩：以食指指腹揉按，每日早晚各揉按1～3分钟。

精确取穴

人体的腹股沟稍上方，当脐中下5寸，距前正中线2寸处。

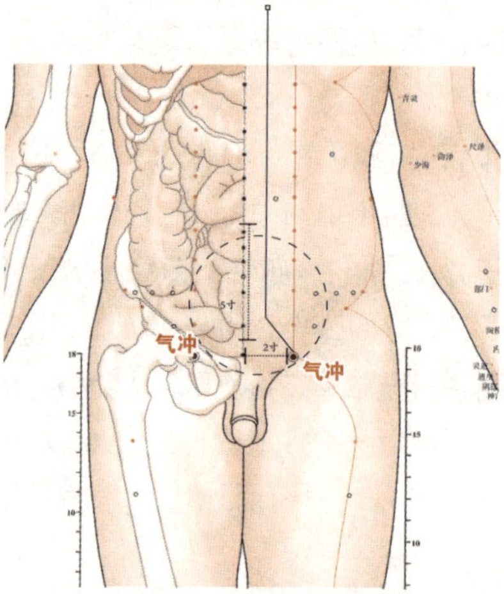

取穴技巧

仰卧，右手五指并拢，指尖朝左，将拇指放于肚脐处，找出肚脐正下方，小指边缘的位置，再以此为基点，右手中间三指并拢，指尖朝下，将食指置于此基点，则无名指所在的位置即是该穴。

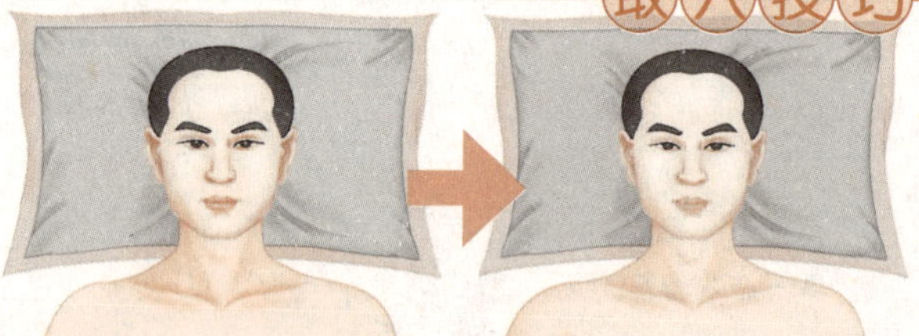

程度	食指压法	时间/分钟
适度		1～3

府舍穴

腹痛难忍按府舍

别名： 无。

命名： 府，脏腑的意思；舍，来源之意。“府舍”的意思就是说此处穴位的气血来自于体内脏腑。

部位： 位于人体下腹部，当脐中下 4 寸，冲门穴上方0.7寸，距前正中线4寸。

主治疾病： 腹痛、疝气、子宫脱垂、髀中急痛、腹满积聚、霍乱等。

自我按摩： 食指、中指伸直并拢，其余手指弯曲，以指腹揉按穴位，每天早晚各1次，每次左右穴位各按压1～3分钟。

精确取穴

人体的下腹部，当脐中下 4 寸，冲门穴上方0.7寸，距前正中线4寸处。

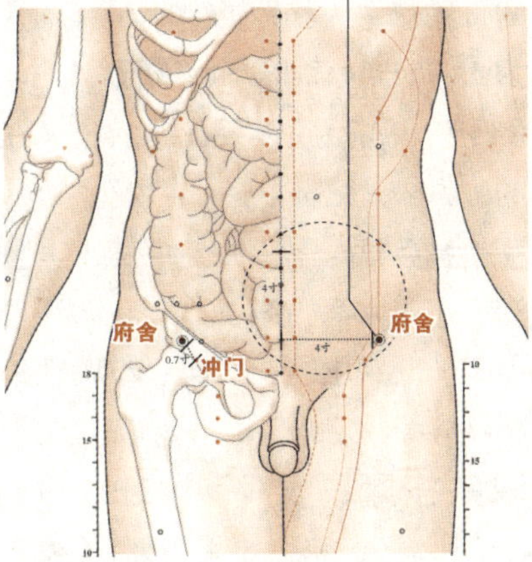

取穴技巧

正坐或仰卧，右手五指并拢，将拇指放于肚脐处，找出肚脐正下方小指边缘的位置，以此为基点，再将右手手指向下，拇指放于此点处，则小指边缘的位置即是此穴。以此法找出左边穴位。

程度	四指压法	时间/分钟
适度		1～3

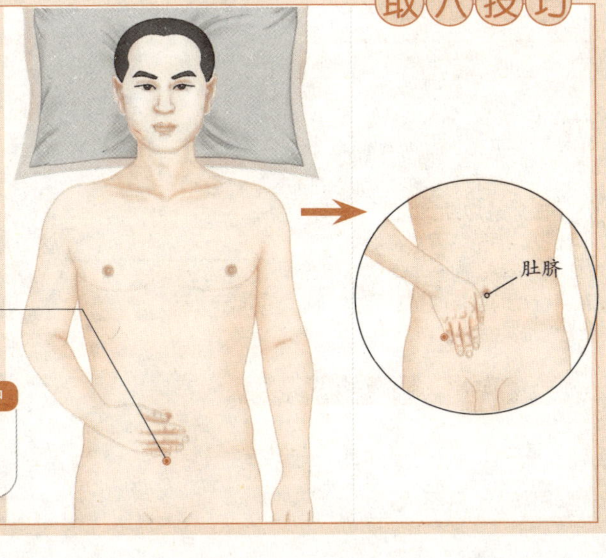

大横穴

大肠疾病循大横

别名： 肾气穴、人横穴。

命名： 大，指穴内气血作用的区域范围大；横，指穴内气血运动的方式为横向传输。“大横”的意思是指本穴物质为天部横向传输的水湿风气。

部位： 属足脾经经脉的穴道，在人体的腹中部，距脐中旁开4寸。

主治疾病： 习惯性便秘、腹胀、腹泻、小腹寒痛、肠寄生虫、多汗、四肢痉挛、肚腹肥胖、肠炎，细菌性痢疾、肠麻痹等。

取穴按摩： 以两手中指指尖垂直下压(此时吸气、缩腹效果更佳)揉按，每天早晚各1次，每次揉按1～3分钟。

精确取穴

人体的腹中部，距脐中4寸处即是。

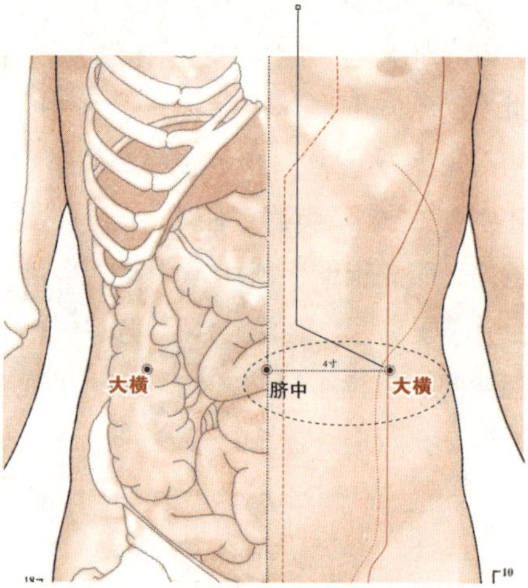

取穴技巧

正坐或仰卧，右手五指并拢，手指朝下，将拇指放于肚脐处，则小指边缘与肚脐所对的位置即是。再依此法找出左边穴位。

程度	中指压法	时间/分钟
适度		1～3

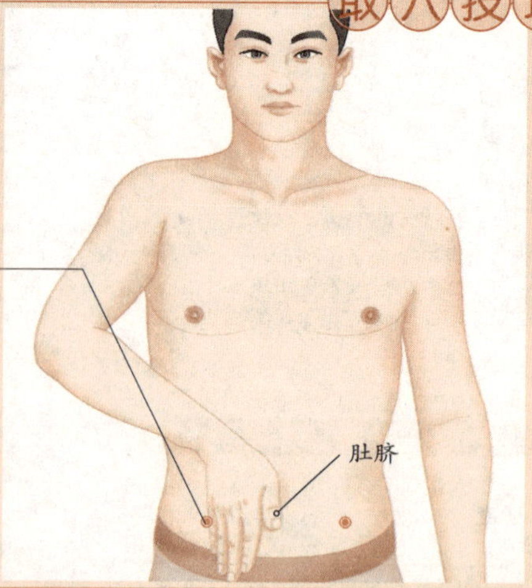

横骨穴

摆脱男人难言苦

别名： 下极穴、屈骨穴、屈骨端穴、曲骨端穴。

命名： 横，指此处穴位内的物质为横向移动的风气；骨，指穴位内的物质富含骨所主的水液。“横骨”的意思指肾经的水湿云气在此处横向外传。

部位： 在下腹部，当脐中下5寸，前正中线旁开0.5寸。

主治疾病： 阴部疼痛、癃闭、小腹疼痛、遗精、崩漏、阳痿、遗尿、小便不通、疝气等。

自我按摩： 用双手的四指头轻压揉摸该穴，每日早晚各按1～3分钟。

精确取穴

横骨穴位于人体的下腹部，当脐中下5寸，前正中线旁开0.5寸。

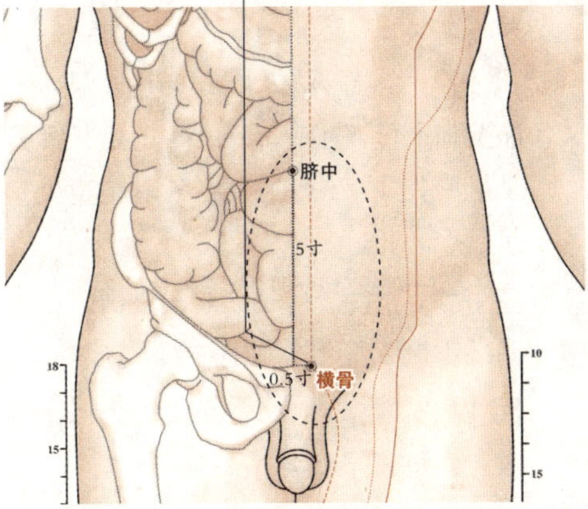

取穴技巧

站立，将一手掌放于腹部，掌心朝内，拇指刚好位于肚脐眼，再以小指头为起点向下一个拇指的位置即是。

程度	四指压法	时间/分钟
适度	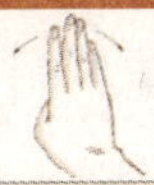	1～3

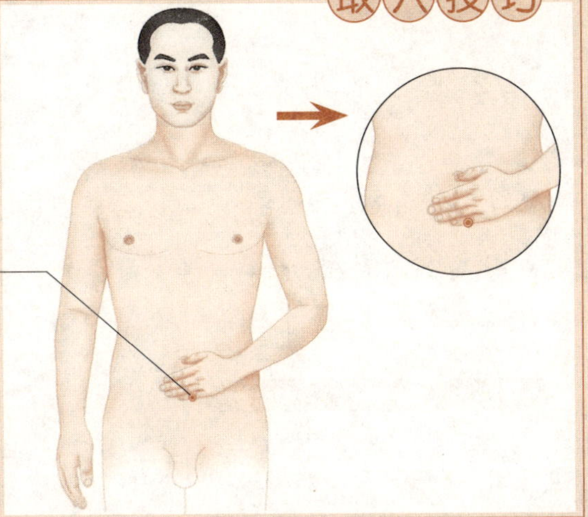

大赫穴

生殖健康有保障

别名： 阴维穴、阴关穴。

命名： 大，盛的意思；赫，指红如火烧，显得十分耀眼。“大赫”的意思是指体内冲脉的高温高湿之气从本穴而出肾经。

部位： 大赫穴位于人体下腹部，从肚脐到耻骨上方画一线，将此线五等分，从肚脐往下4/5点的左右各一指宽处，就是这个穴位。

主治疾病： 子宫脱垂、遗精、带下、月经不调、痛经、泄泻、不育症等。

自我按摩： 用双手的四指头轻压揉摸该穴，每日早晚各按3～5分钟。

精确取穴

从肚脐到耻骨上方画一线，将此线五等分，从肚脐往下五分之四点的左右各一指宽处，即为此穴。

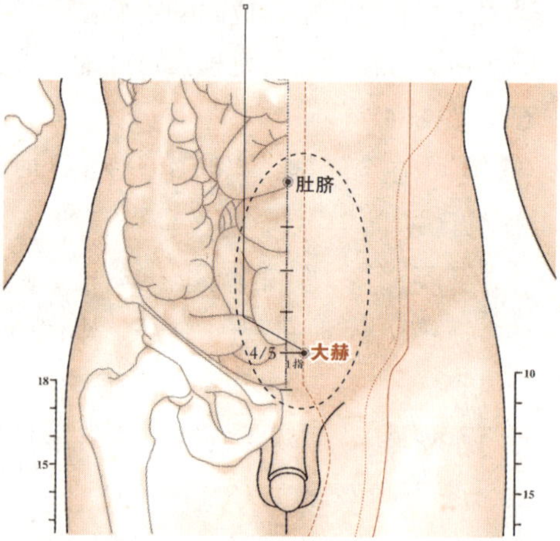

取穴技巧

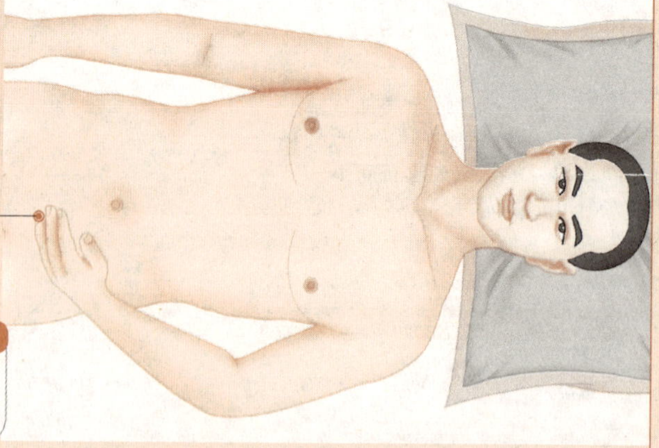

平躺，将一手掌放于腹部，掌心朝内，拇指刚好位于肚脐眼，无名指所处的位置即是。

程度	四指压法	时间/分钟
轻	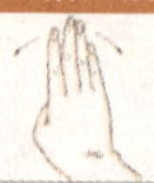	3～5

气穴

妇科疾病关键穴

别名： 胞门穴、子户穴。

命名： “气穴”指穴内物质为气态物。因为本穴物质是从大赫穴传来的高温高压水气，到达本穴后，快速强劲的高温高压水气开始势弱缓行，并扩散为温热之性的气态物，因此名“气穴”。

部位： 这个穴位在人体的下腹部，关元穴左右一指宽处。

主治疾病： 月经不调、白带、小便不利、泄泻、痢疾、腰脊痛、阳痿、生理不顺、腰部疼痛、冷感症等。

自我按摩： 用双手的四指头轻压揉摸该穴，每日早晚按揉1～3分钟。

精确取穴

在下腹部，当脐中下3寸，前正中线旁开0.5寸。

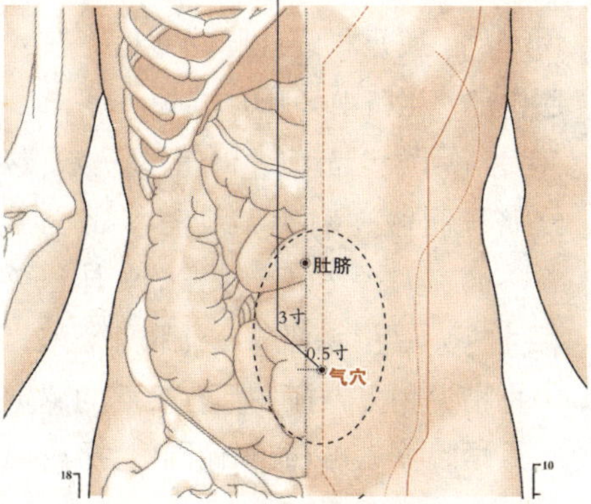

取穴技巧

站立，将一手掌的四指并拢，拇指收起，放于腹部，掌心朝内，食指刚好位于肚脐眼，小指所处的位置即是。

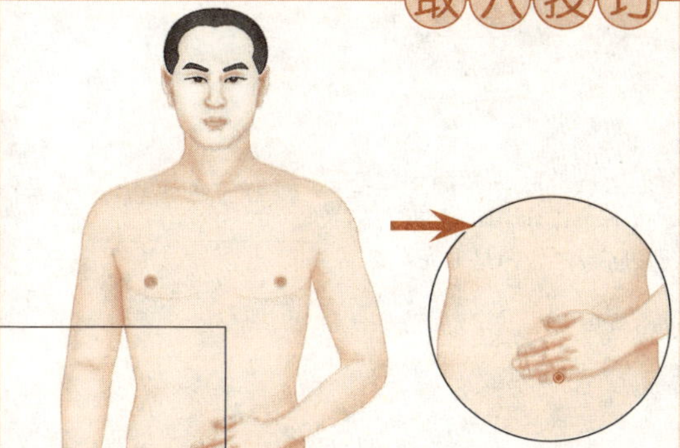

程度	四指压法	时间/分钟
轻	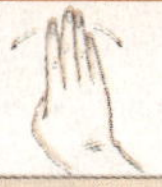	1～3

肓俞穴

告别便秘的痛苦

别名：肓俞穴、子户穴。

命名：肓，心下的膈膜，指穴位内膏脂之类的物质；俞，输的意思。“肓俞”的意思是胞宫中的膏脂之物由此穴外输体表。

部位：属足肾经经脉的穴道，在人体腹中部，当脐中旁开0.5寸处。

主治疾病：黄疸、胃痛、肠炎、腹痛绕脐、腹胀、痢疾、泄泻、疝气、腰脊疼痛、月经疼痛、子宫痛、尿道炎。

自我按摩：深吸气，让腹部下陷，用中指指尖稍出力揉按，有热痛的感觉。每天早晚左右各(或双侧同时)揉1～3分钟。

精确取穴

该穴位于人体的腹中部，当脐中旁开0.5寸。

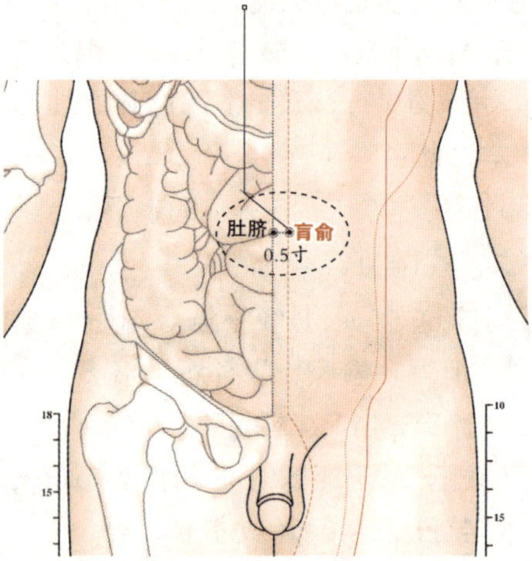

取穴技巧

正坐或仰卧，举两手掌心向下，以中指指尖垂直下按脐旁穴位即是。

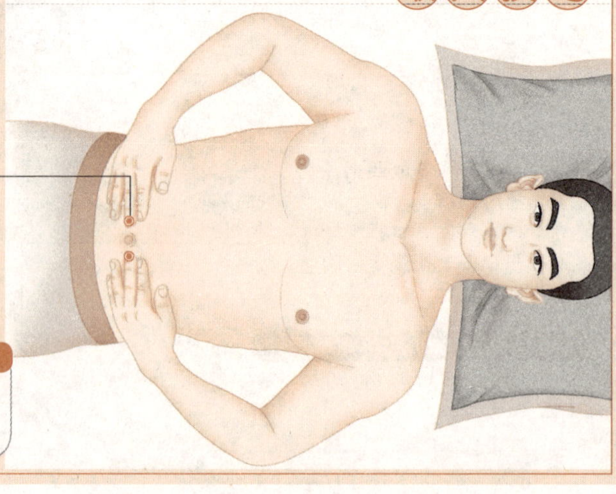

程度	中指压法	时间/分钟
重		1～3

商曲穴

解决腹痛的烦恼

别名： 高曲穴、商谷穴。

命名： 商，漏刻的意思；曲，隐秘的意思。“商曲”的意思是指肾经冲脉气血在这个穴位处吸热后缓慢上行。

部位： 这个穴位在人体的上腹部，当脐中上2寸，前正中线旁开0.5寸。

主治疾病： 腹胀、细菌性痢疾、便秘、肠炎、腹中积聚。

自我按摩： 将双手食指分别扣压在各自中指上，轻按于商曲穴上，顺时针轻轻揉按，每天早晚各1次，每次1～3分钟。

精确取穴

当脐中上2寸，前正中线旁开0.5寸。

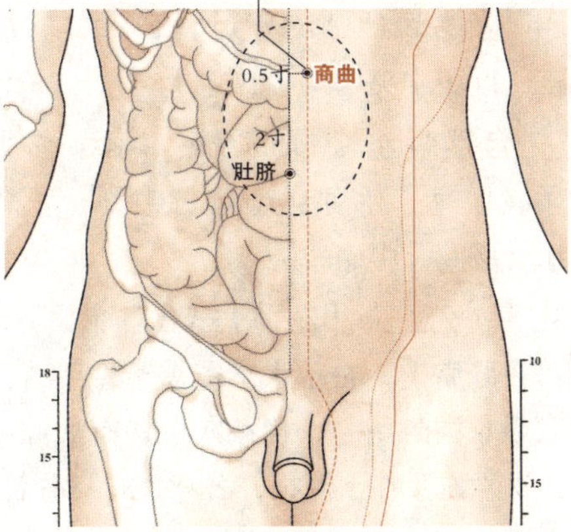

取穴技巧

将食指、中指和无名指并拢，掌心朝内，置于腹部，无名指位于肚脐眼处，食指所在的位置即是。

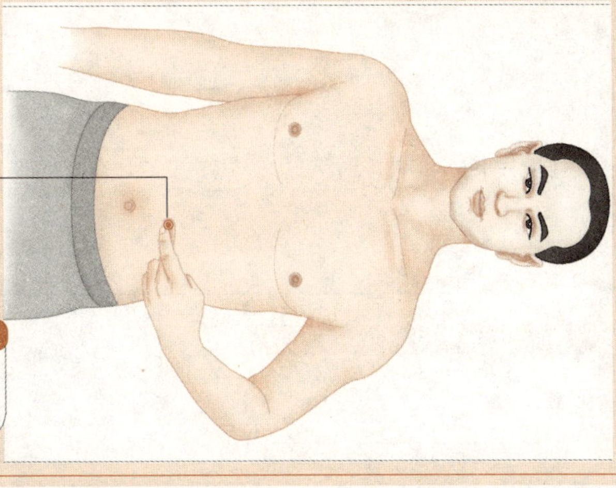

程度	中指折叠法	时间/分钟
轻	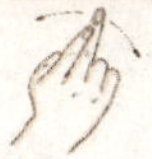	1～3

神阙穴

肠炎腹泻有特效

别名： 脐中、脐孔穴、气合穴、命蒂穴。

命名： 神，尊、上、长的意思，这里指父母或先天；阙，牌坊的意思。“神阙”的意思是指先天或前人留下的标记。

部位： 属任脉的穴道，在人体的腹中部，肚脐中央。

主治疾病： 急慢性肠炎、痢疾、脱肛、子宫脱垂、水肿、中风、中暑、不省人事、肠鸣、腹痛。

自我按摩： 用左手手掌心对准肚脐，覆盖在肚脐上，右手手掌覆盖于左手背上，双手掌同时用力，揉按穴位，有酸痛感。每次左右手在下互换，各揉按1～3分钟。

精确取穴

该穴位于人体的腹中部，脐中央。

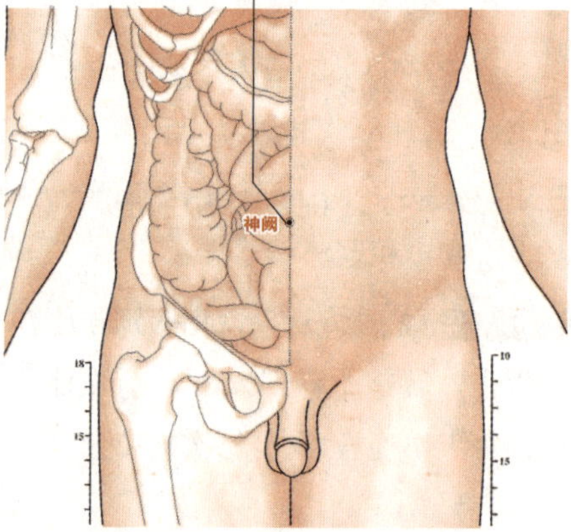

取穴技巧

在肚脐正中取穴即可。

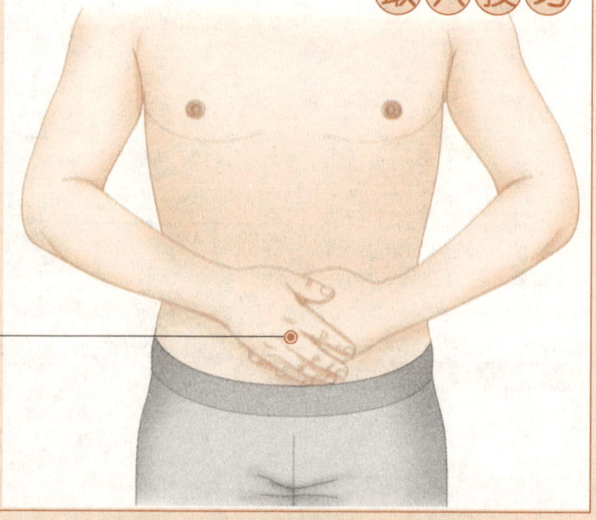

程度	四指压法	时间/分钟
轻		1～3

会阴穴

男女保健特效穴

别名： 下阴别穴、屏翳穴、金门穴、下极穴、平翳穴、海底穴。

命名： 会，交会的意思；阴，指阴液。“会阴”的意思是指由人体上部降行的地部阴液在此交会。

部位： 属任脉第一穴，在肛门和阴囊根部(女性是大阴唇后联合)连线的中点处。

主治疾病： 产后昏迷、阴痒、阴痛、阴囊潮湿、小便难、大便秘结、闭经、阴道炎、腰酸。

自我按摩： 用左手中指的指腹按压穴位，右手中指的指腹按压在左手的指甲上，两手的中指交叠，用指腹用力揉按，有酸胀的感觉。

精确取穴

会阴穴位于人体的会阴部，男性当阴囊根部与肛门连线的中点。

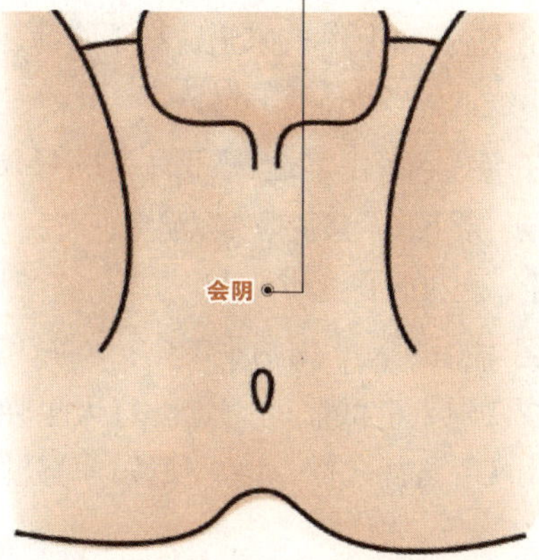

取穴技巧

正坐，腰背后靠（或两脚分开，半蹲），左手中指指腹所在穴位即是。

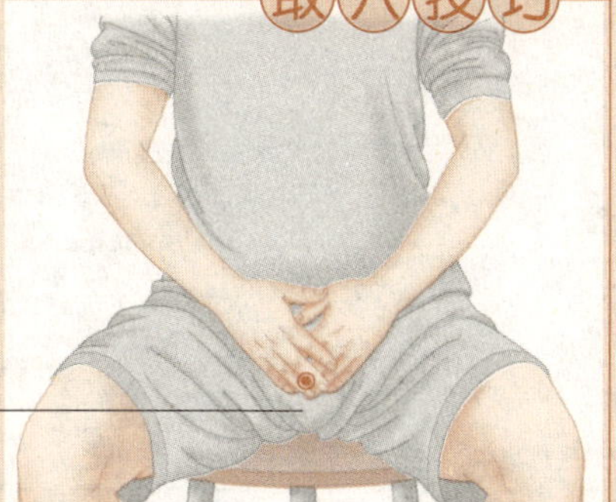

程度	中指折叠法	时间/分钟
重	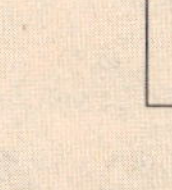	1~3

中极穴

妇科疾病不用愁

别名： 气原穴、玉泉穴、膀胱募穴、气鱼穴。

命名： 中，与外相对，这里指穴内；极，屋的顶部横梁。“中极”的意思是指任脉气血在此达到了天部中的最高点。

部位： 属任脉的穴道，在下腹部，前正中线上，当脐中下4寸处。

主治疾病： 梦遗、阳痿、月经不调、痛经、带下、子宫脱垂、尿潴留、产后恶露不止、胞衣不下、闭经。

自我按摩： 用两手的中指同时用力揉按穴道，有酸胀的感觉。每天早晚轮流用两手按揉穴位，每次揉按1～3分钟。

精确取穴

中极穴位于下腹部，前正中线上，当脐中下4寸。

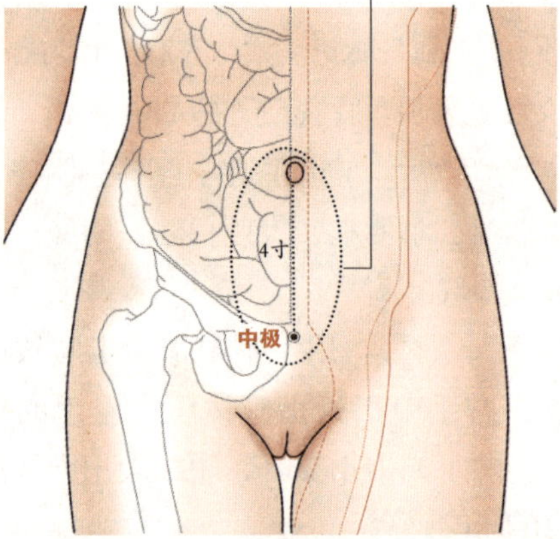

取穴技巧

正坐，双手置于小腹，掌心朝下，左手中指指腹所在位置的穴位即是。

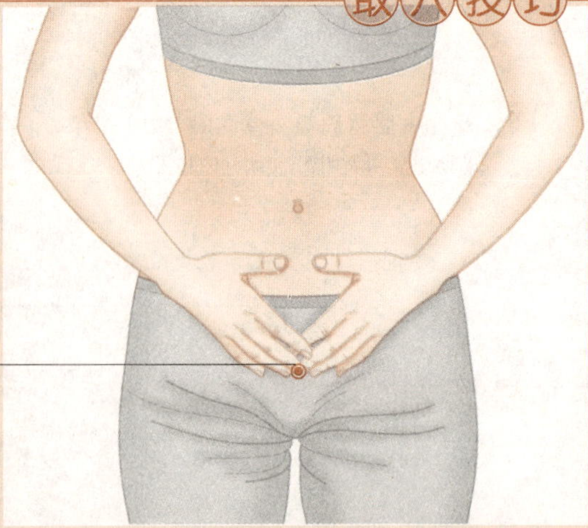

程度	中指折叠法	时间/分钟
重	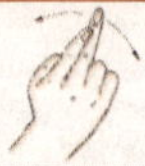	1~3

关元穴

女性健康的福音

别名： 无。

命名： 关，关卡的意思；元，元首的意思。“关元”指的是任脉气血中的滞重水湿在此处不得上行。

部位： 属任脉的穴道，在人体的下腹部，前正中线上，当脐中下3寸，就是这个穴位。

主治疾病： 月经不调、崩漏、带下、不孕症、子宫脱垂、闭经、遗尿、小便频繁、小便不通、痛经、痢疾、尿路感染、肾炎、疝气。

自我按摩： 用两手中指同时用力揉按穴位，有酸胀的感觉。每天早晚左右手轮流按揉穴位，先左后右，每次按揉1～3分钟。

精确取穴

人体关元穴位于下腹部，前正中线上，当脐中下3寸。

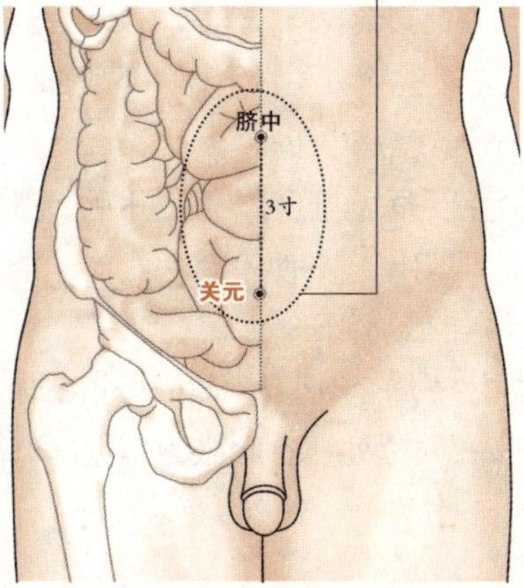

取穴技巧

正坐，双手置于小腹，掌心朝下，左手中指指腹所在位置的穴位即是。

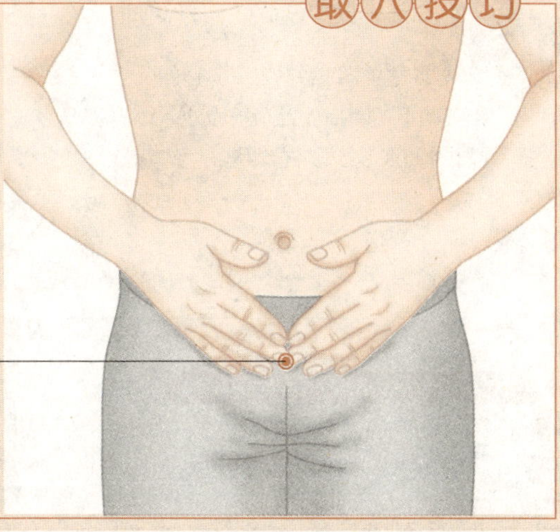

程度	中指折叠法	时间/分钟
重	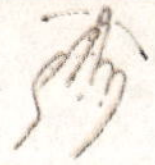	1~3

阴交穴

腹泻不止揉阴交

别名：少关穴、横户穴、少目穴、丹田穴、小关穴。

命名：阴，阴水之类；交，交会的意思。“阴交”的意思是指任脉冲脉的上行水气在此交会。

部位：这个穴位在人体的下腹部，前正中线上，当脐中下1寸。

主治疾病：腹泻、腹满水肿、泄泻、疝气、阴痒、小便不利、血崩、带下、小儿陷囟、肠鸣。

自我按摩：把双手的大拇指叠加，轻轻按在穴位处，有酸胀的感觉，每次揉按1～3分钟。

精确取穴

该穴位于人体的下腹部，前正中线上，当脐中下1寸。

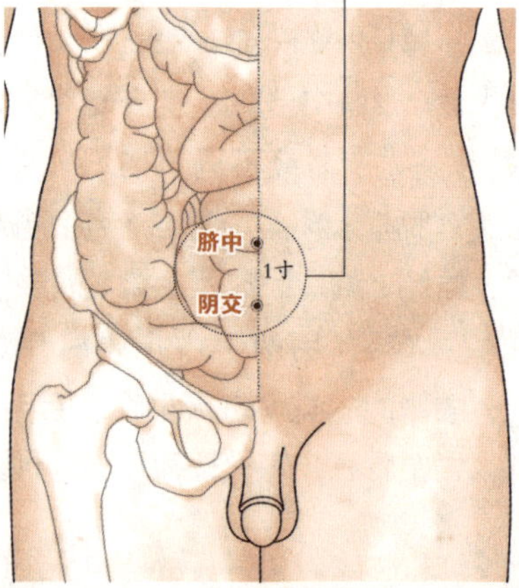

取穴技巧

正立，先将左手四指并拢，掌心朝内，指尖朝下，四指放置于小腹处，拇指置于神阙穴下方的穴位即是。

程度	拇指压法	时间/分钟
轻	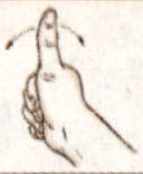	1~3

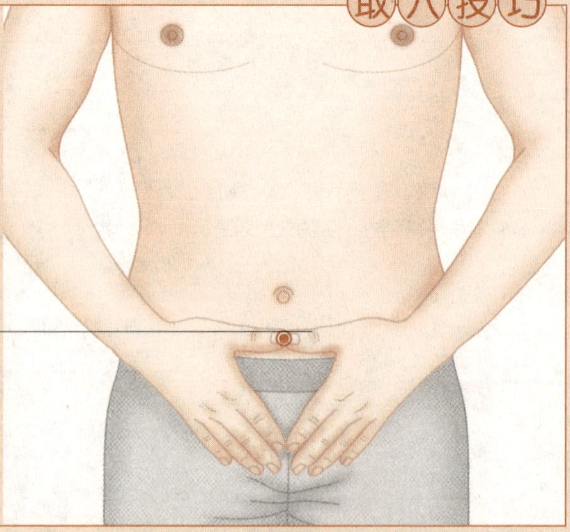

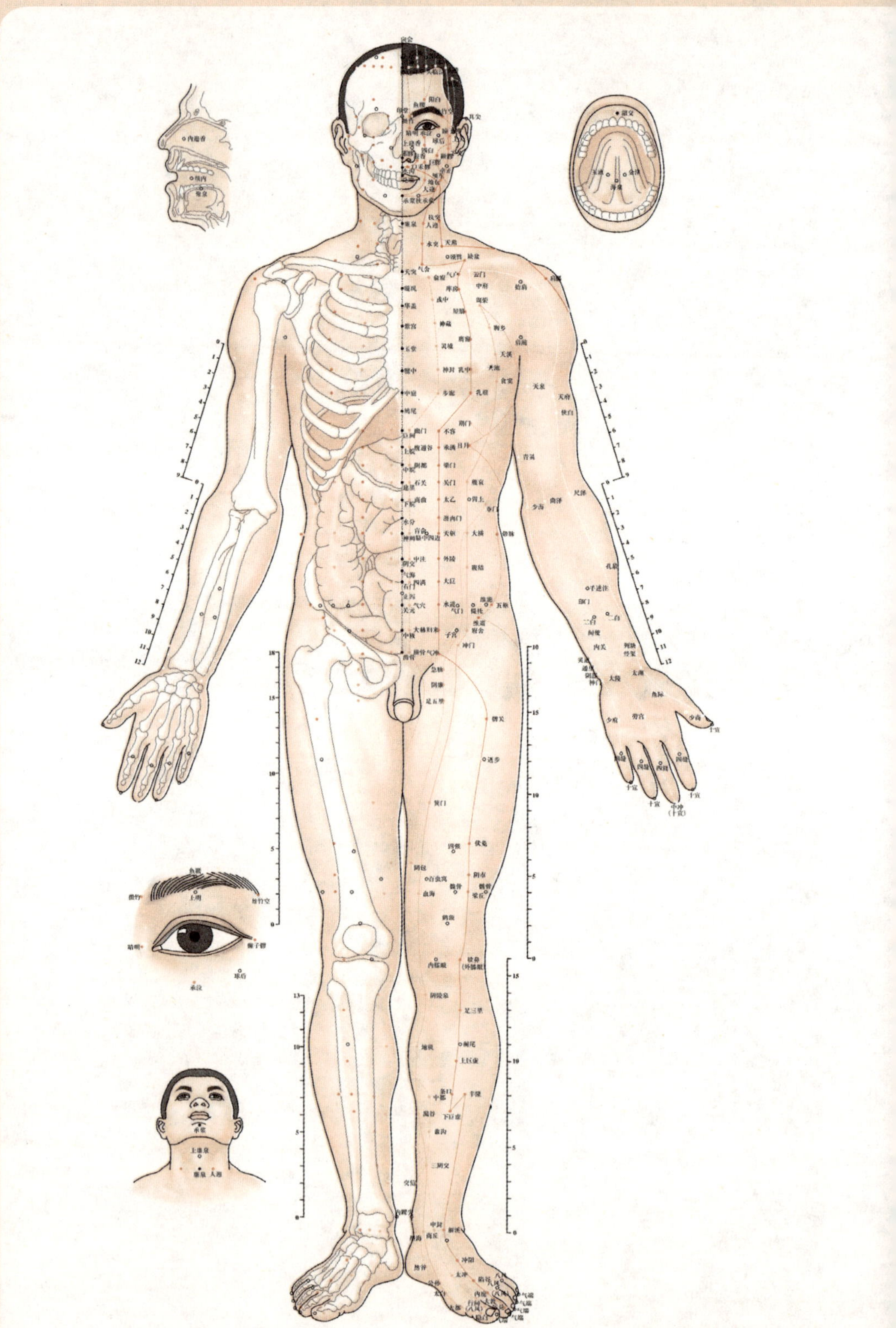

内迎香
聚泉
海泉
金津
玉液
印堂
阳白
鱼腰
攒竹
丝竹空
上明
睛明
瞳子髎
球后
承泣
四白
巨髎
地仓
大迎
承浆
上廉泉
廉泉
人迎
水突
天鼎
缺盆
气舍
天突
璇玑
华盖
紫宫
玉堂
膻中
中庭
鸠尾
巨阙
上脘
中脘
建里
下脘
水分
神阙
阴交
气海
石门
关元
中极
曲骨
俞府
彧中
神藏
灵墟
神封
步廊
气户
库房
屋翳
膺窗
乳中
乳根
云门
中府
周荣
胸乡
天溪
食窦
天池
肩髃
天泉
天府
侠白
青灵
尺泽
曲泽
少海
孔最
郄门
间使
内关
列缺
大陵
太渊
鱼际
劳宫
少府
少商
十宣
中冲
四缝
不容
承满
梁门
关门
太乙
滑肉门
天枢
外陵
大巨
水道
归来
气冲
期门
日月
章门
大横
腹结
府舍
冲门
五枢
维道
子宫
急脉
阴廉
足五里
髀关
伏兔
箕门
阴包
阴市
梁丘
百虫窝
血海
鹤顶
内膝眼
犊鼻
阴陵泉
足三里
地机
上巨虚
条口
丰隆
下巨虚
漏谷
中都
蠡沟
三阴交
交信
中封
商丘
解溪
冲阳
太冲
陷谷
公孙
太白
内庭
八风
大都
隐白
气端

第五章

互相按摩腰背部

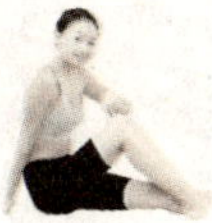
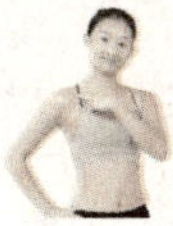
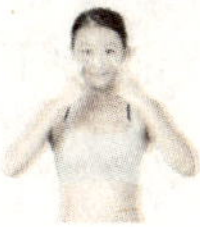
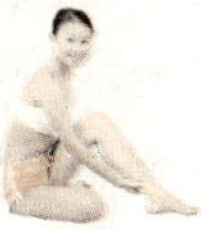
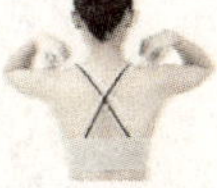
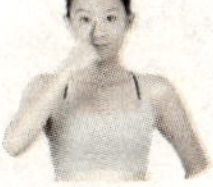
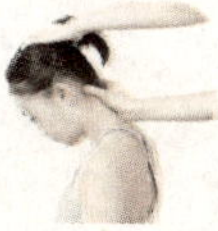
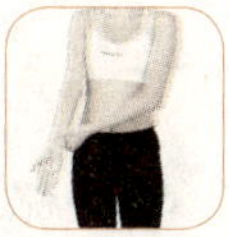

会阳穴

痔疮便血找会阳

别名： 利机穴。

命名： 会，会合、交会的意思；阳，阳气的意思。“会阳”的意思是指膀胱经的经气在这处穴位与督脉阳气会合。

部位： 这个穴位在人体的骶部，尾骨端旁开0.5寸处。

主治疾病： 泄泻、便血、痔疮、阳痿、前列腺炎、带下。

自我按摩： 双手向后，手掌心朝向背部，中指伸直，其他手指弯曲，将中指的指腹放在尾骨端两旁，用中指指腹按压所在之处，有酸痛感，每次各按揉1～3分钟。

精确取穴

人体骶部，尾骨端旁开0.5寸处即是。

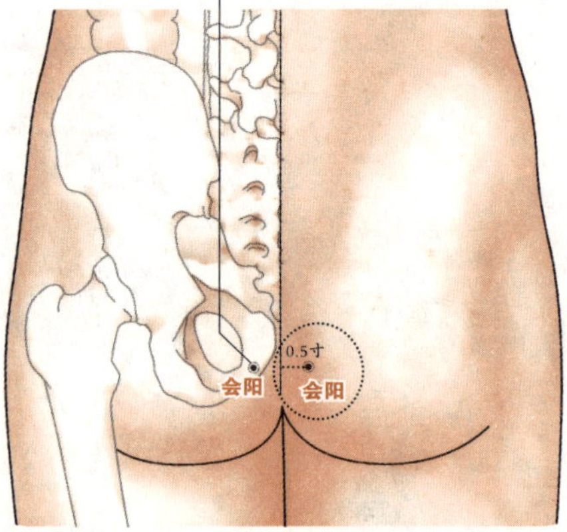

取穴技巧

正坐，双手向后，手心朝向背部，中指伸直，其他手指弯曲，将中指指腹置于尾骨端两旁，则中指指腹所在位置即是该穴。

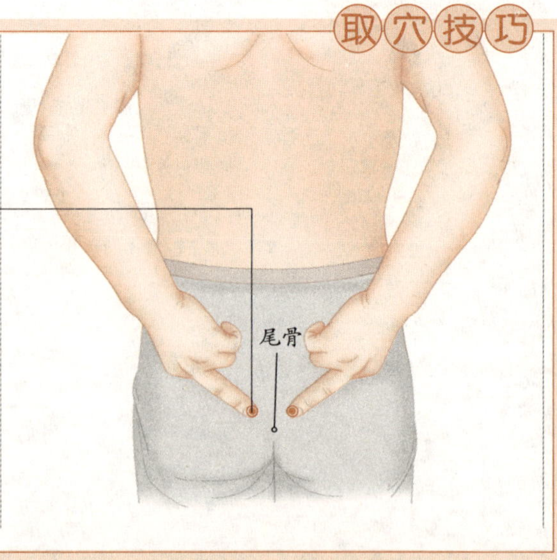

程度	中指压法	时间/分钟
适度		1～3

承扶穴

臀部减肥按承扶

别名： 肉郄穴、阴关穴、皮部穴。

命名： 承，承担、承托的意思；扶，扶助的意思。“承扶”的意思是指膀胱经的地部经水在这个穴位大量蒸发外散。

部位： 这个穴位在人体的大腿后面，左右臀下臀沟的中心点。

主治疾病： 腰骶疼痛、坐骨神经痛、瘫痪、痔疮、尿闭、便秘、生殖器官疼痛等。

自我按摩： 用食指、中指、无名指的指腹向上按摩左右两个穴位，每次各按揉1～3分钟，也可以两侧同时按摩。

精确取穴

大腿后面，臀下横纹的中点处即是。

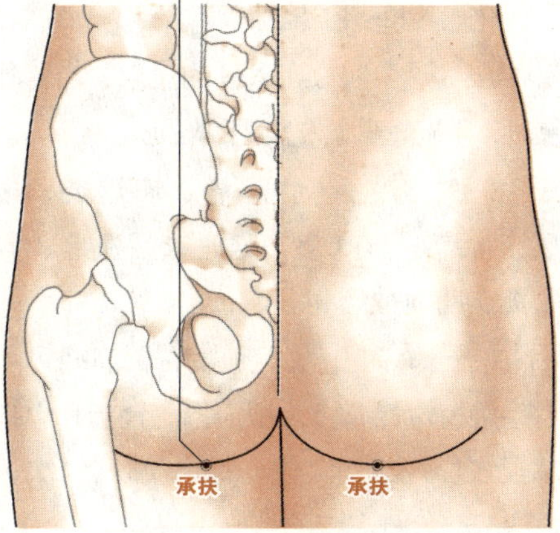

取穴技巧

正坐，将两手掌心朝上，置放在臀部与大腿交接处，则中指所在的位置即是该穴。

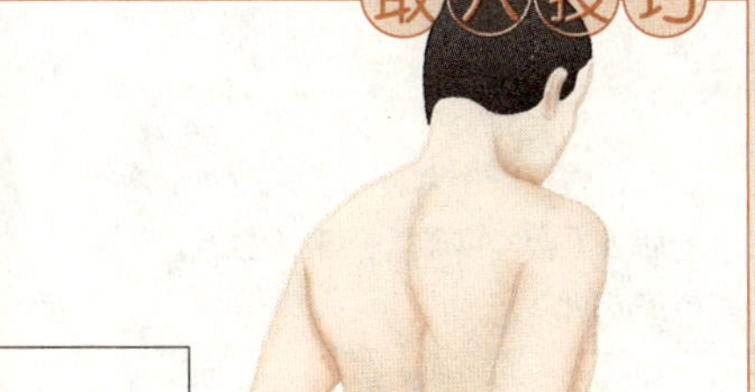

程度	中指压法	时间/分钟
适度		1～3

肩髎穴

上班族的好帮手

别名： 无。

命名： 肩，指穴在肩部；髎，孔隙的意思。“肩髎”的意思是指三焦经经气在此穴位化雨冷降归于地部。

部位： 这个穴位在人体的肩部，当臂外展时，于肩峰后下方呈现凹陷处。

主治疾病： 胁肋疼痛、肩周炎、中风、偏瘫、荨麻疹、脑血管后遗症、胸膜炎、肋间神经痛。

自我按摩： 用左手触摸右臂肩峰，用右手触摸左臂肩峰，用拇指、食指和中指拿捏穴位；两侧穴位，每天早晚各1次，每次3～5分钟。

精确取穴

肩髎穴位于人体的肩部，当臂外展时，于肩峰后下方呈现凹陷处。

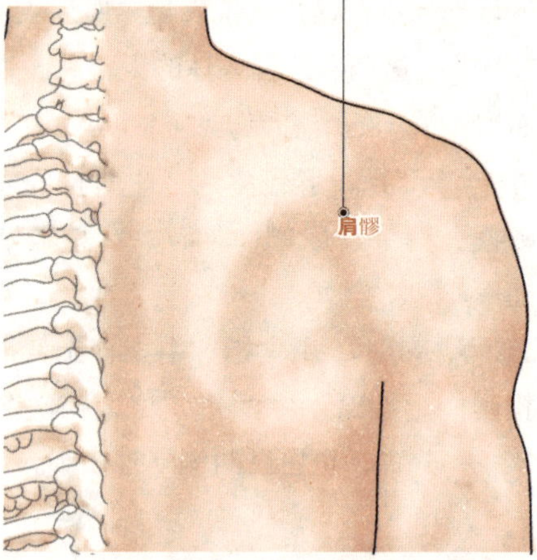

取穴技巧

站立，将两个手臂伸直，肩峰的后下方会有凹陷，肩髎穴就位于此凹陷处。

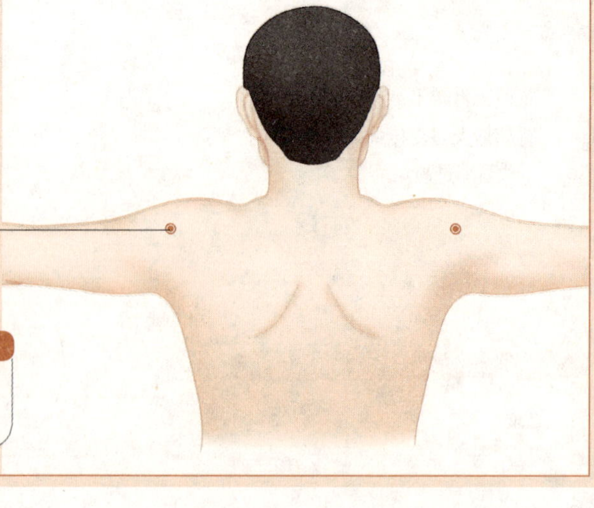

程度	拿捏法	时间/分钟
重	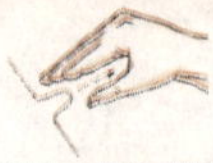	3～5

环跳穴

轻松解决腰腿疼

别名： 膑骨穴、髋骨穴、分中穴、环各穴、髀枢穴、髀厌穴。

命名： 环，指穴内物质为天部肺经特性的凉湿之气；跳，跳动的意思。“环跳”的意思是指胆经水湿在这里大量气化为天部阳气。

部位： 在人体的股外侧部，侧卧屈股，当股骨大转子最凸点与骶管裂孔连线的外1/3与中1/3的交点处。

主治疾病： 腰痛、背痛、腿痛、坐骨神经痛、下肢麻痹、大腿肌炎、膝部肌炎、风疹、脚气等。

自我按摩： 用大拇指的指腹稍用力按摩穴位，有酸痛感，用力按压时下肢还有酸麻感，每次按揉3～5分钟。

精确取穴

股骨大转子最凸点与骶管裂孔连线的外1/3与中1/3交点处。

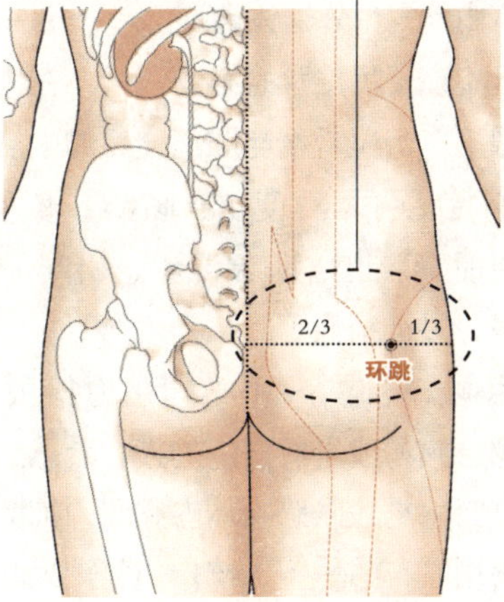

取穴技巧

程度	拇指压法	时间/分钟
重	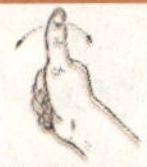	3~5

自然站立，或侧卧，伸下足，屈上足，同侧手插腿臀上，四指在前，大拇指指腹所在的位置即是。

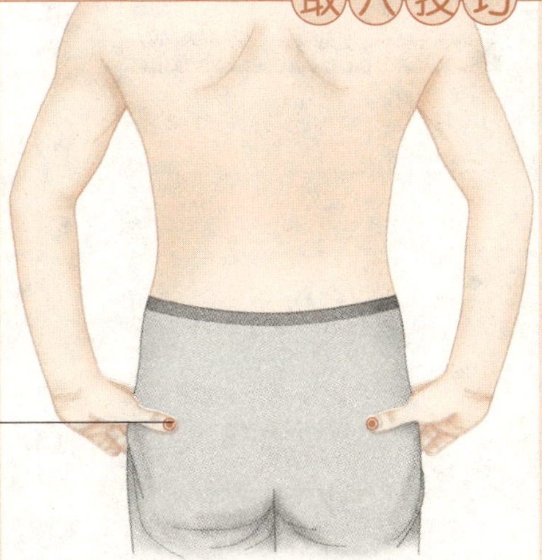

长强穴

通大便，疗便秘

别名：无

命名：长，长久的意思；强，强盛的意思。“长强”是指胞宫中的高温高压水湿之气由此穴位外输体表。

部位：属督脉的第一穴道，在人体的尾骨端下，当尾骨端与肛门连线的中点处。

主治疾病：便秘、肠炎、腹泻，痔疮、便血、脱肛、阴囊湿疹、引产、阳痿、癫痫、腰神经痛等。

自我按摩：用中指用力揉按穴位，便秘、腹泻或者有痔疮的人，会感到酸胀，同时会感觉酸胀感向体内和四周扩散。每天分别用左右两手各揉按1～3分钟。

精确取穴

长强穴位于人体的尾骨端下，当尾骨端与肛门连线的中点处。

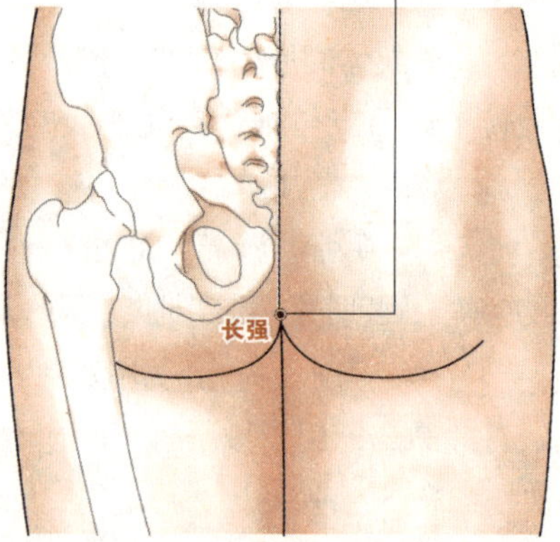

取穴技巧

程度	中指压法	时间/分钟
轻		1~3

正坐，上身前俯，伸左手至臀后，以中指所在的位置的穴位即是。

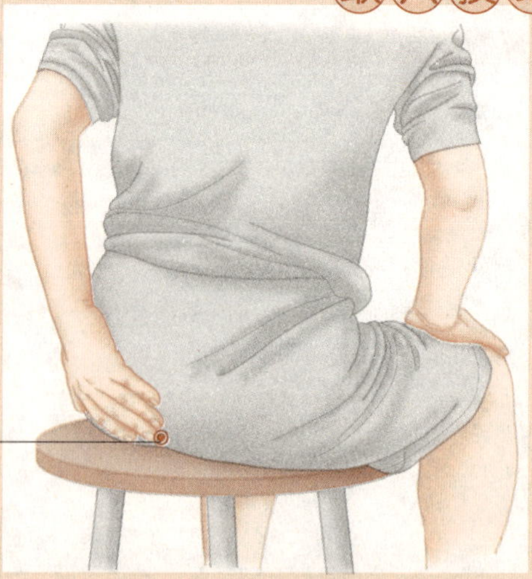

命门穴

腰部疾病特效穴

别名： 属累穴、精宫穴。

命名： 命，人的根本；门，出入的门户。“命门”指人体脊骨中的高温高压阴性水液由此穴外输督脉。

部位： 属督脉的穴道，在人体腰部，当后正中线上，第二腰椎棘突下凹陷处，用指压时有强烈的压痛感。

主治疾病： 腰痛、腰扭伤、肾虚、坐骨神经痛、阳痿、早泄、头痛、耳鸣，四肢冷、小儿遗尿。

自我按摩： 双手中指同时用力揉按穴位，有酸、胀、疼痛的感觉；左右手中指轮流在下按揉穴位，先左后右，每次揉按3～5分钟。

精确取穴

在第二腰椎棘突下(两侧肋弓下缘、连线中点，一般与肚脐正中相对)，即肚脐正后方处即是。

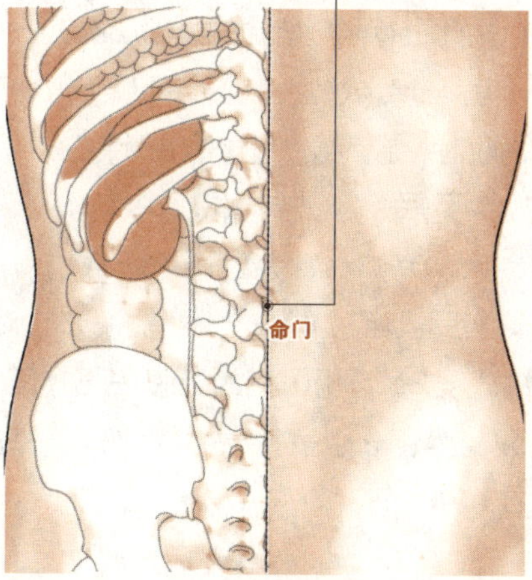

取穴技巧

正坐，伸两手至背腰后，大拇指在前，四指在后。左手中指指腹所在位置的穴位即是。

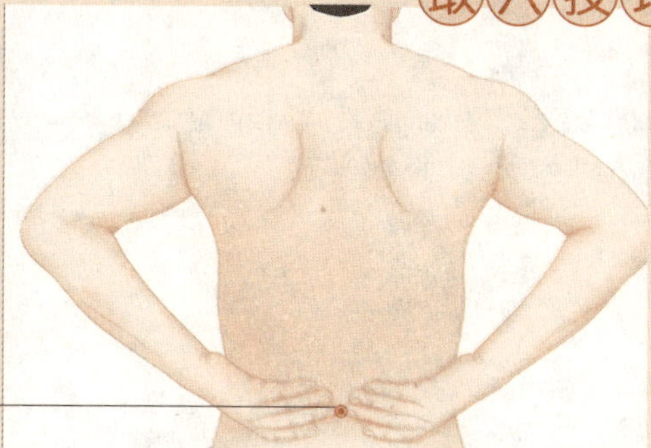

程度	中指折叠法	时间/分钟
轻		3~5

肩贞穴

消炎止痛按肩贞

别名： 无

命名： “肩”的意思是指穴位所在的部位是肩部；“贞”在中国古代是指贞卜、问卦的意思。“肩贞”的意思是指小肠经气血由此上行阳气所在的天部层次。

部位： 此处穴位在肩关节的后下方，手臂内收时，腋后纹头上1寸(指寸)处。

主治疾病： 肩胛疼痛、手臂不举、上肢麻木、耳鸣、耳聋、齿疼、瘰疬、脑血管病后遗症。

自我按摩： 用中指的指腹按压穴位，有酸痛感；分别按揉左右的穴位，每次揉按1～3分钟。

精确取穴

人体的肩关节后下方，臂内收时，腋后纹头上1寸处即是。

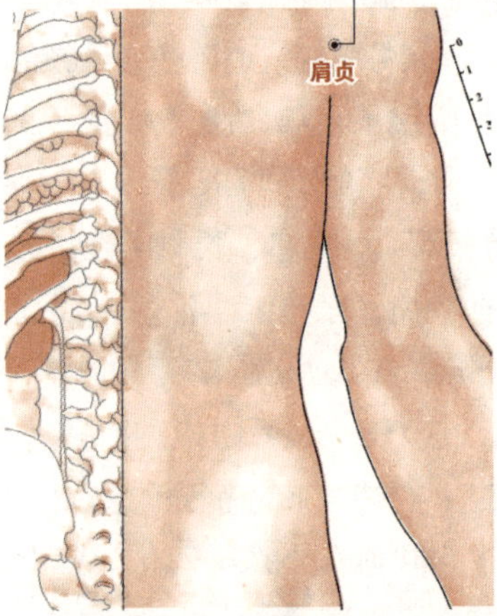

取穴技巧

双臂互抱，双手伸向腋后，中指指腹所在的腋后纹头上的穴位即是。

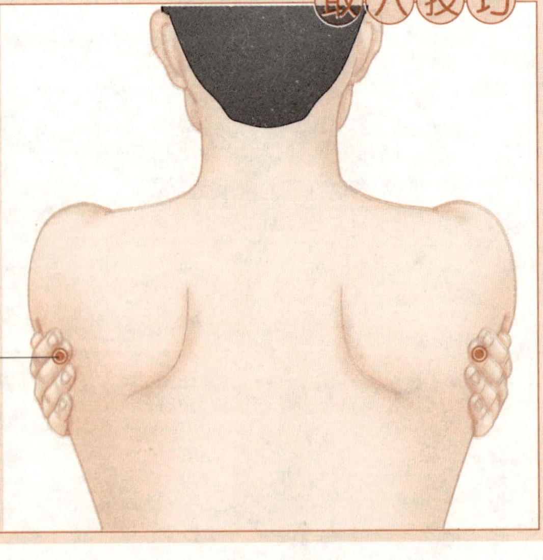

程度	中指折叠法	时间/分钟
适度		1~3

天宗穴

美体健胸按天宗

别名： 无。

命名： 天，指穴内气血运行的部位为天部；宗，祖庙、宗仰、朝见的意思。“天宗”的意思是说小肠经气血由此气化上行于天。

部位： 属于手小肠经经脉之穴道，在肩胛骨冈下窝的中央，或者肩胛冈中点下缘，下1寸处。

主治疾病： 乳腺增生、乳房疼痛、乳汁分泌不足、胸痛、肩胛疼痛、肩周炎、慢性支气管炎。

自我按摩： 以中指的指腹按揉穴位。如果可以正坐或者俯卧，可以请他人用双手大拇指的指腹垂直按揉穴位，穴位处有胀、酸，痛感。

精确取穴

肩胛骨冈下窝中央凹陷处，约肩胛冈中点下缘与肩胛下角之间的上1/3折点处即是。

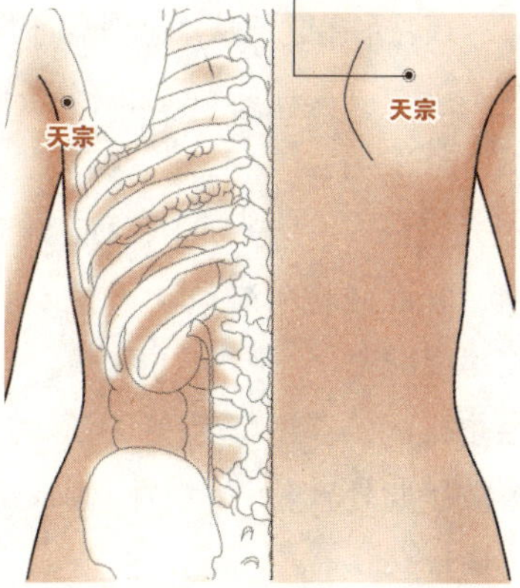

取穴技巧

以对侧手，由颈下过肩，手伸向肩胛骨处，中指指腹所在的肩胛骨冈下窝的中央处即是该穴。

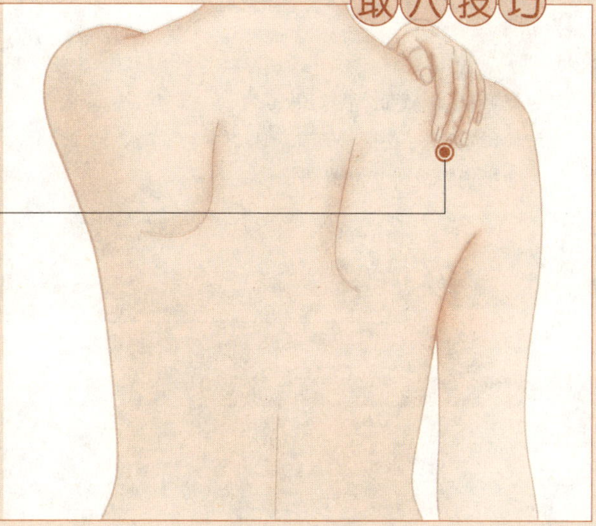

程度	中指折叠法	时间/分钟
适度	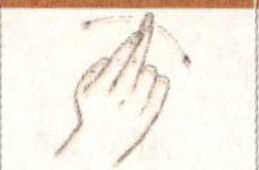	1~3

肩中俞穴

肩背疼按肩中俞

别名： 无。

命名： 肩，在这里是指此处穴位所在的部位是肩胛部；中，这里指肩脊中穴部；俞，输的意思。“肩中俞”的意思是指人体胸内部的高温水湿之气从本穴外输小肠经。

部位： 在人体的背部，当第七颈椎棘突下，旁开2寸。

主治疾病： 支气管炎、咳嗽、支气管哮喘、吐血、视力减退、目视不明、肩背疼痛、肩周炎。

自我按摩： 以适当的力量，用中指的指腹按压此处穴位，左右两侧穴位，每次各按揉1～3分钟。

精确取穴

背部，第七颈椎棘突下，旁开2寸处即是。

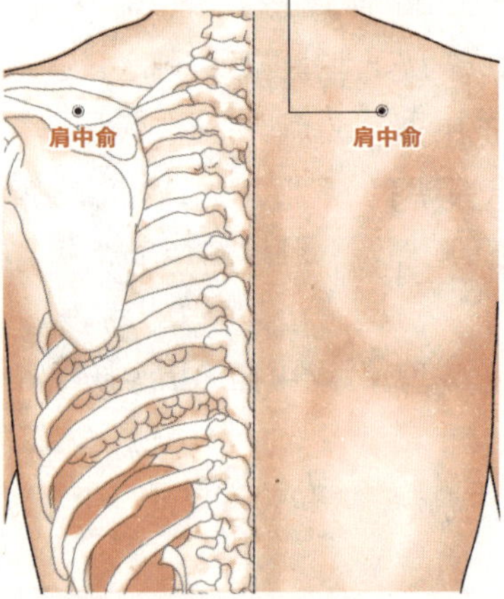

取穴技巧

双手手心向颜面，沿脖颈处，伸向背部，小指挨着颈项，则中指指腹所在的位置即是该穴。

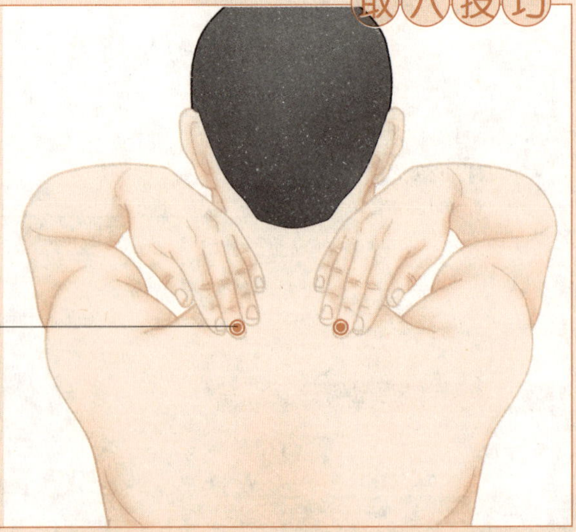

程度	中指折叠法	时间/分钟
适度	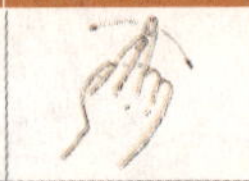	1～3

大杼穴

祛热祛痛用大杼

别名： 背俞穴、本神穴、百旁穴、百劳穴。

命名： 大，多的意思；杼，在古代指织布的梭子。“大杼”的意思就是膀胱经水湿之气在此处穴位吸热后迅速上行。

部位： 此穴位在人体背部，当第一胸椎棘突下，旁开1.5寸。

主治疾病： 咳嗽、发热、肩背疼痛、颈椎病。

自我按摩： 用食指的指腹按压，每次左右两侧穴位各按揉1～3分钟。

精确取穴

人体的背部，当第一胸椎棘突下，旁开1.5寸处即是。

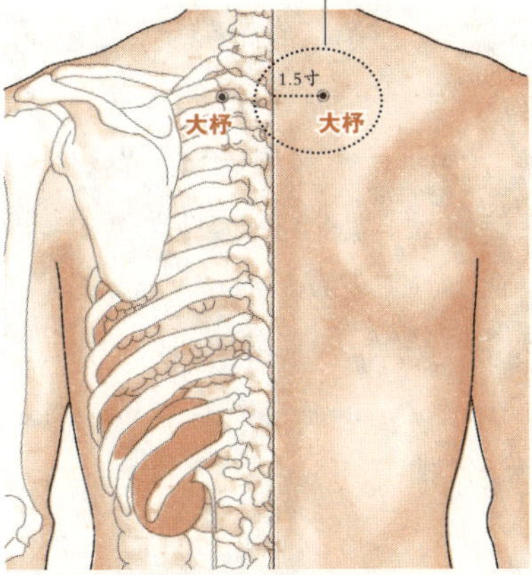

取穴技巧

正坐，头微向前俯，双手举起，掌心向后，并拢食、中两指，其他手指弯曲，越过肩伸向背部，将中指指腹置于颈椎末端最高的骨头尖(第七颈椎)下的棘突(第一胸椎的棘突)下方，则食指指尖所在的位置即是该穴。

程度	食指压法	时间/分钟
适度	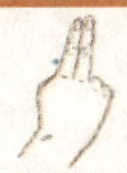	1～3

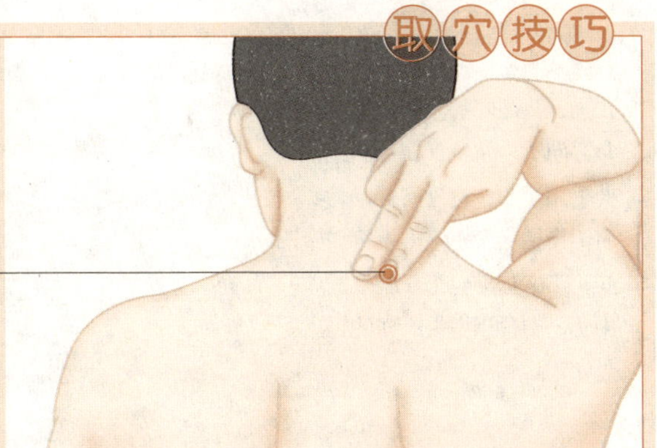

风门穴

风门可预防感冒

别名： 热府穴、背俞穴、热府俞穴。

命名： 风，指穴位内的气血物质主要为风气；门，指出入的门户。“风门”的意思是指膀胱经气血在此化风上行。

部位： 在第二胸椎棘突下，旁开1.5寸处，属于足膀胱经经脉的穴道。

主治疾病： 风寒感冒、发热、咳嗽、支气管炎、头颈痛、胸背痛、荨麻疹、呕逆上气、青春痘。

自我按摩： 举手抬肘，用食指指腹揉按穴位，每次左右各（或双侧同时）1～3分钟。

精确取穴

背部，当第二胸椎棘突下，旁开1.5寸处即是。

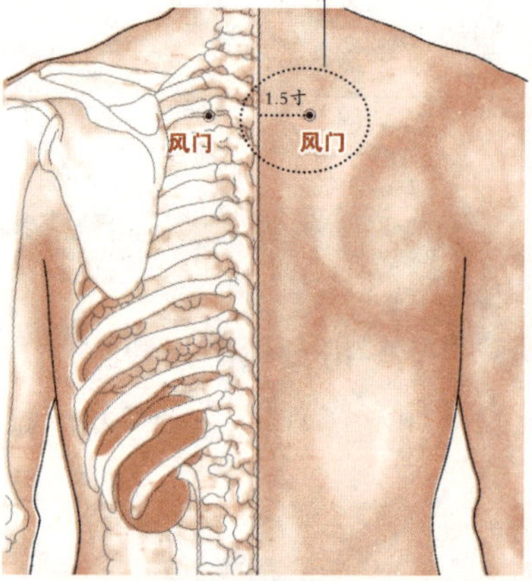

取穴技巧

正坐，头微向前俯，双手举起，掌心向后，并拢食、中两指，其他手指弯曲，越过肩伸向背部，将中指指腹置于大椎下第二个凹洼（第二胸椎与第三胸椎间）的中心，则食指指尖所在的位置即是该穴。

程度	食指压法	时间/分钟
适度	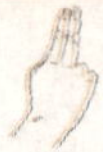	1～3

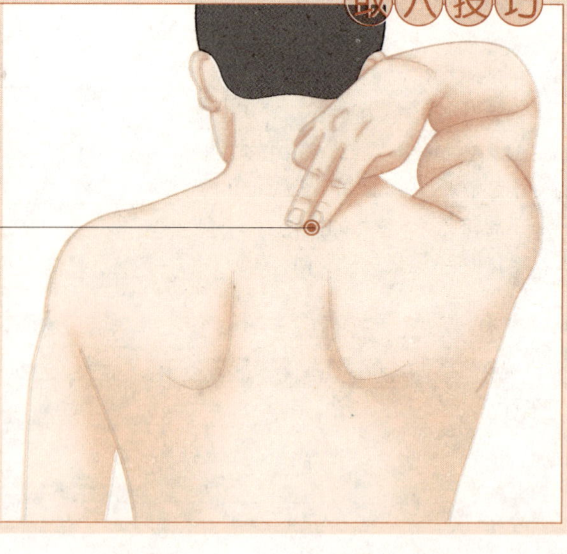

肩井穴

乳腺炎找肩井穴

别名：肩解穴、膊井穴。

命名：肩，指穴位在肩部；井，指地部孔隙。“肩井”是指胆经的地部水液从这个穴位流入地部。

部位：督脉的穴道，在人体腰部，当后正中线上，第二腰椎棘突下凹陷处，用指压时有强烈的压痛感。

主治疾病：手臂不举、颈项强痛、中风、难产、乳腺炎、功能性子宫出血、神经衰弱、半身不遂、脑贫血、脚气、狐臭。

自我按摩：用中指的指腹向下按揉，有酸麻、胀痛的感觉。左右两穴，每天早晚各按揉1次，每次按揉1~3分钟。

精确取穴

肩井穴位于人体的肩上，前直乳中，大椎与肩峰端连线的中点，即乳头正上方与肩线交接处。

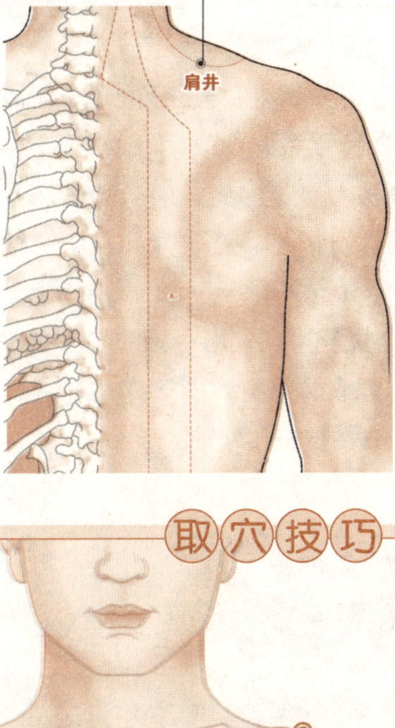

取穴技巧

正坐，交抱双手，掌心向下，放在肩上，以中间三指放在肩颈交会处，中指指腹所在位置的穴位即是。

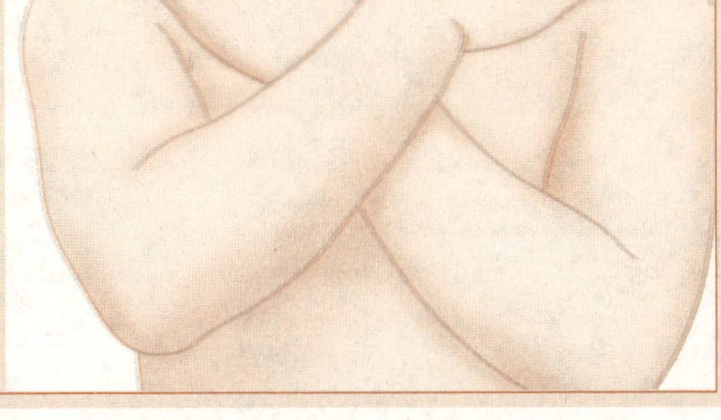

程度	中指折叠法	时间/分钟
重	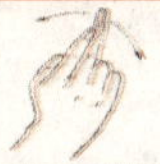	1~3

身柱穴

止咳定喘有特效

别名： 无。

命名： 身，身体的意思；柱，支柱的意思。“身柱”的意思是指督脉气血在此处穴位吸热后，化为强劲饱满之状。

部位： 属督脉的穴道，在人体后背部，当后正中线上，第三胸椎棘突下凹陷处。

主治疾病： 气喘、感冒、咳嗽、肺结核、肩背疼痛、虚劳喘咳、心烦、心痛、百日咳、脊背强痛、小儿抽搐、癔病、疮毒。

自我按摩： 用中指的指尖揉按穴位，有刺痛的感觉，两侧穴位先左后右，每次各揉按3～5分钟。

精确取穴

人体身柱穴位于背部，当后正中线上，第三胸椎棘突下凹陷中。

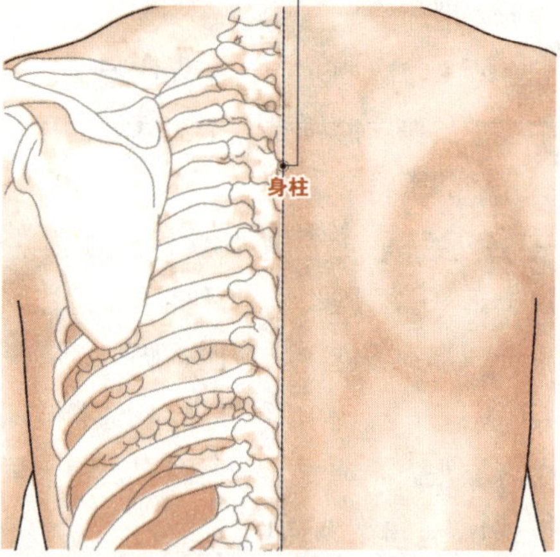

取穴技巧

正坐或俯卧，伸左手由肩上尽力向后，中指指尖所在的位置即是。

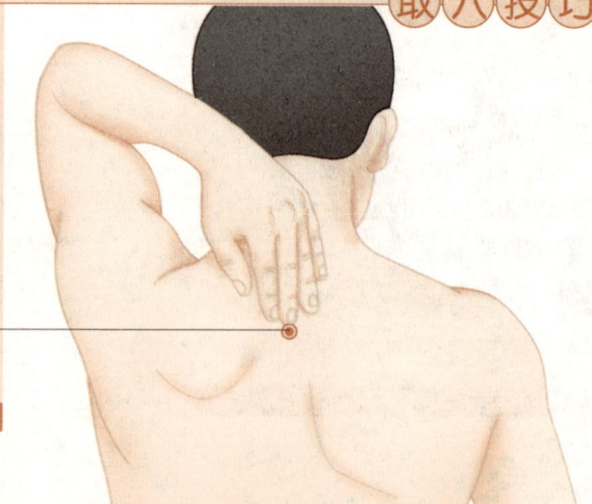

程度	中指折叠法	时间/分钟
重	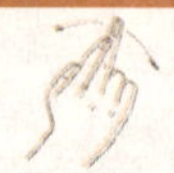	3~5

大椎穴

感冒发烧不犯愁

别名： 百劳穴、上杼穴。

命名： 大，多的意思；椎，锤击之器，这里指穴内的气血物质实而非虚。“大椎”的意思是指手足三阳的阳热之气由此处汇入本穴。

部位： 属督脉的穴道，位于人体背部正中线上，第七颈椎棘突下凹陷中。

主治疾病： 感冒、颈椎病、头痛，咳嗽、气喘、中暑、支气管炎、湿疹、血液病、体内寄生虫、扁桃腺炎、尿毒症。

自我按摩： 用大拇指指腹或指尖揉按穴位，有酸痛和胀麻的感觉。两侧穴位先左后右，每次各揉按1～3分钟。

精确取穴

大椎穴位于人体的颈部下端，第七颈椎棘突下凹陷处。

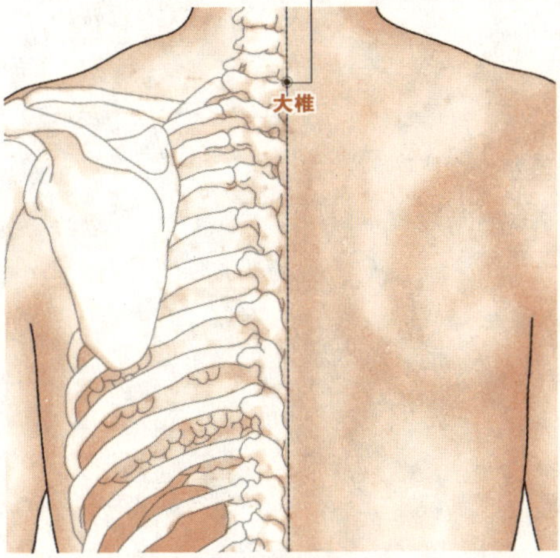

取穴技巧

正坐或俯卧，伸左手由肩上反握对侧颈部，虎口向下，四指扶右侧颈部，指尖向前，大拇指腹所在位置的穴位即是。

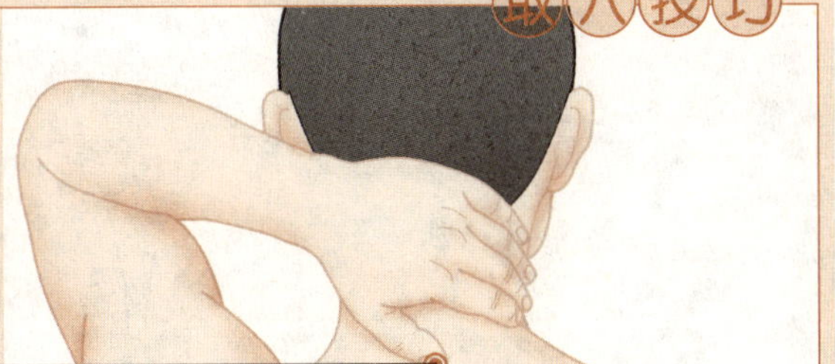

程度	拇指压法	时间/分钟
轻	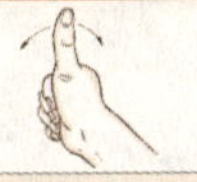	1~3

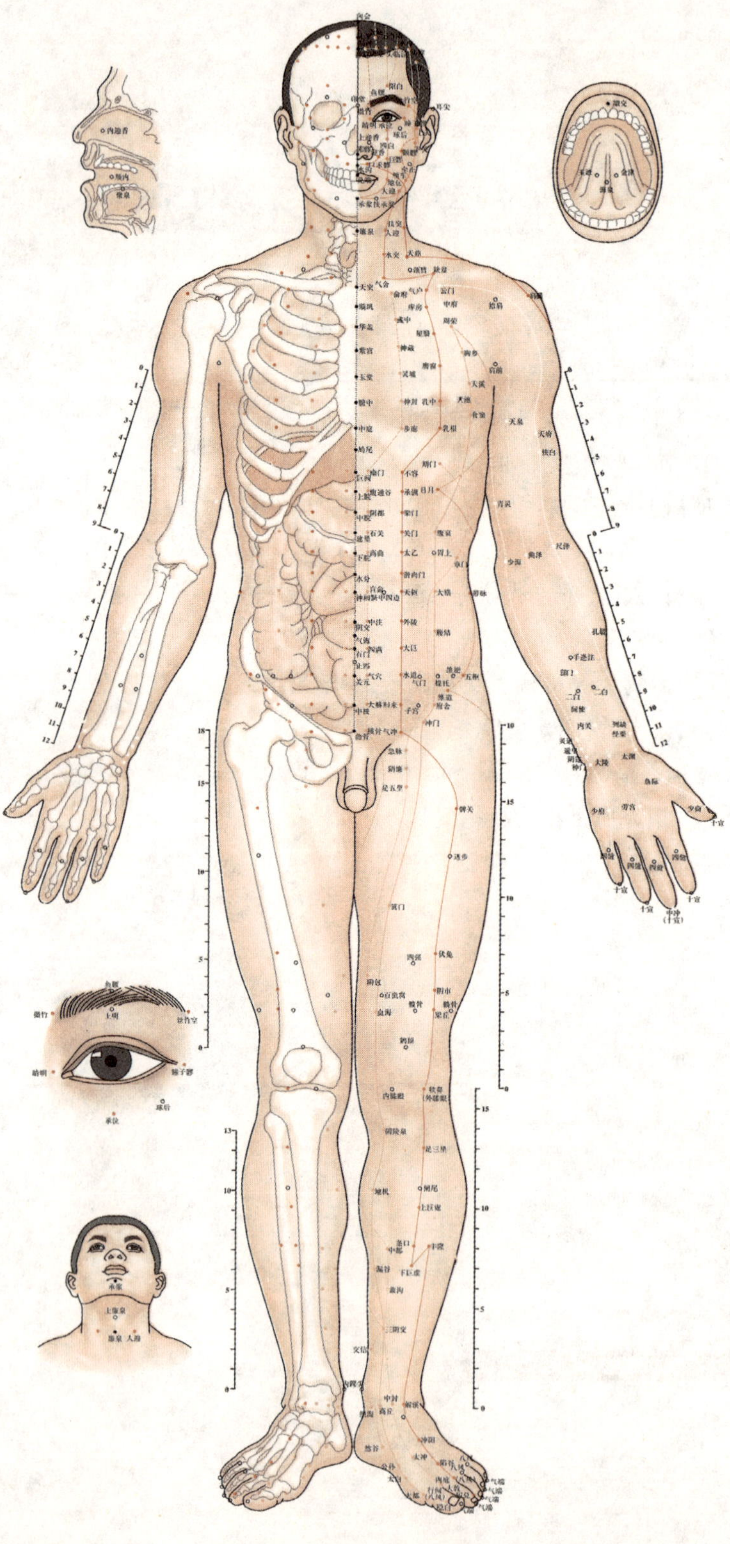

第六章

随时随地按摩上肢穴

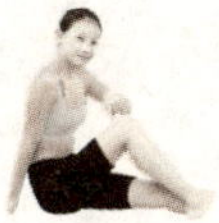
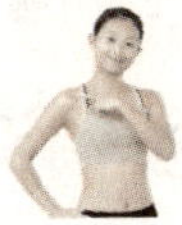
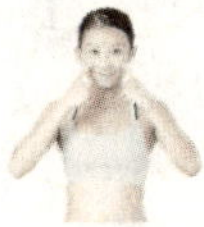
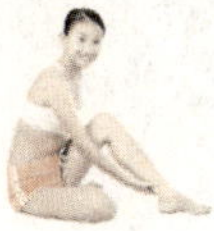
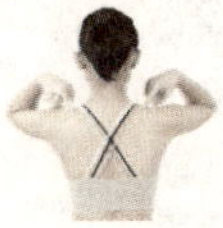
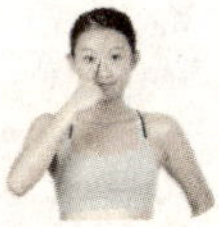
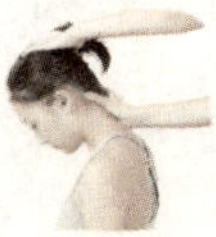
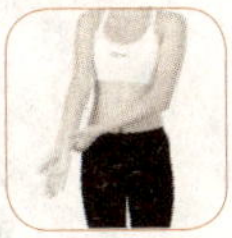

太渊穴

感冒咳嗽按太渊

别名：无

命名：太，大并达到了极致的意思；渊，深涧、深洞的意思，此处是指穴位的形态。

部位：属于手肺经经脉上的穴道。手掌心朝上，腕横纹的桡侧，大拇指立起时，有大筋竖起，筋内侧凹陷处就是这处穴位。

主治疾病：感冒、支气管炎、气喘、胸痛、咽喉肿痛、失眠。

自我按摩：用大拇指的指腹和指甲尖垂直方向轻轻掐按穴位，会有酸胀的感觉。分别掐按左右两手，每次掐按穴位1～3分钟。

精确取穴

腕掌侧横纹桡侧，桡动脉搏动处。

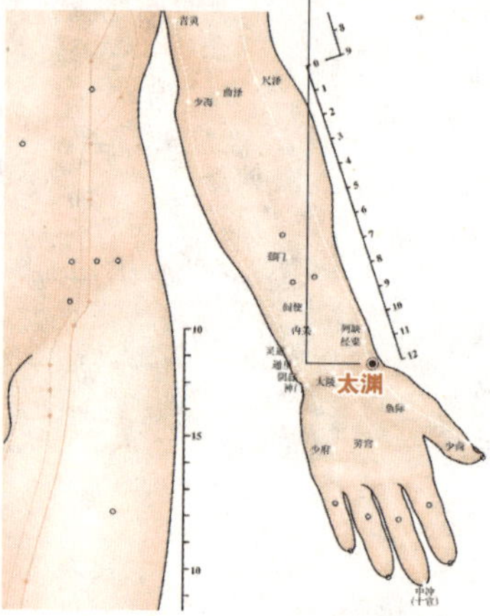

取穴技巧

以一手手掌轻握另一手手背，弯曲大拇指，大拇指指腹及甲尖垂直下按就是。

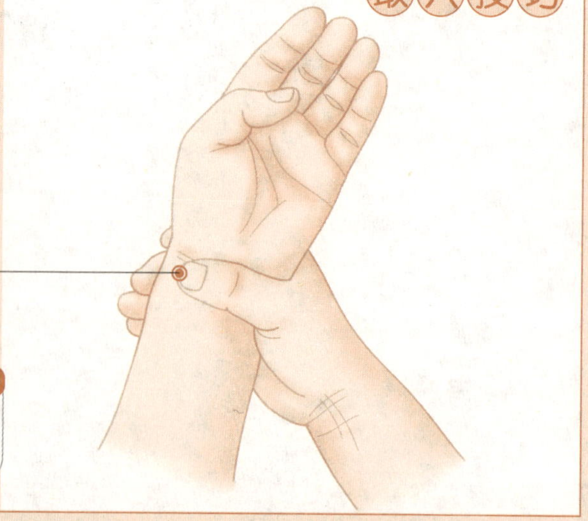

程度	拇指压法	时间/分钟
适度	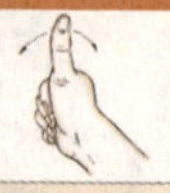	1～3

鱼际穴

失声痛哭鱼际除

别名： 无。

命名： 鱼，比喻水中之物，阴中之阳；际，际会、会聚的意思。因为鱼际穴位于大拇指后内侧，在隆起犹如鱼形的肌肉边际的凹陷处。

部位： 属于手肺经经脉上的穴道。手掌心朝上，在第一掌骨中点之桡侧，赤白肉的交际处。

主治疾病： 失音、头痛、眩晕、胃出血、咽喉肿痛、咳嗽、汗不出、风寒、脑贫血、支气管炎。

自我按摩： 大拇指弯曲，用另一手指甲尖垂直方向轻轻掐按第一掌骨侧中点处，会有痛感及强烈的酸胀感。每次按1～3分钟。

精确取穴

拇指本节(第一掌指关节)后凹陷处，约当第一掌骨中点桡侧，赤白肉际处。

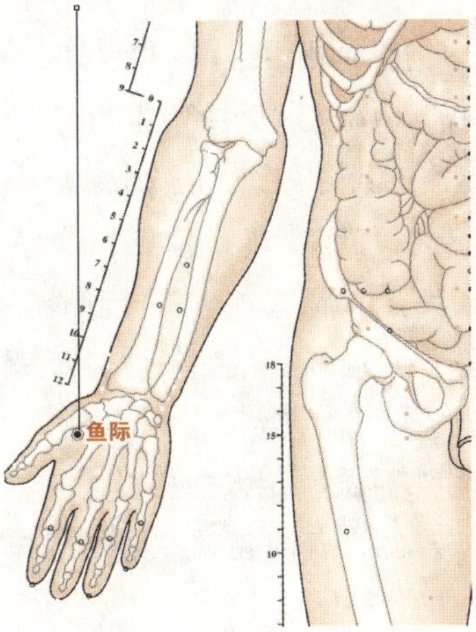

取穴技巧

以一手手掌轻握另一手手背，弯曲大拇指，以指甲尖垂直下按第一掌骨侧中点的肉际处即是。

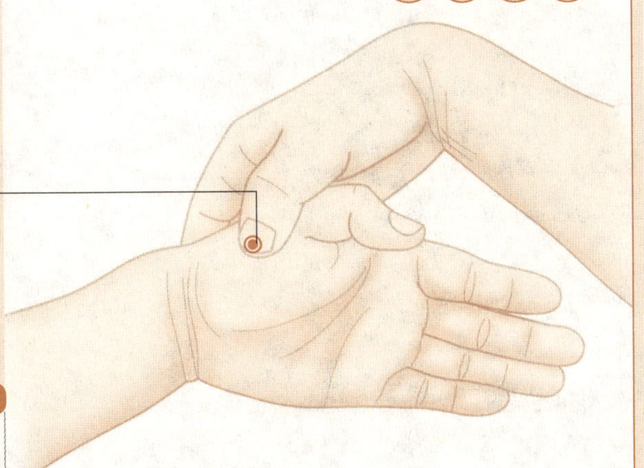

程度	拇指压法	时间/分钟
轻	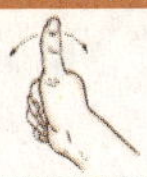	1～3

少商穴

预防流行性感冒

别名： 无。

命名： 少，阴中生阳的意思。中国古代的五音六律，分宫、商、角、徵、羽。在中医上，“商”属肺经之根，所以称少商。

部位： 属于手肺经经脉上的穴道，在拇指的桡侧，距离指甲角0.1寸处。

主治疾病： 流行性感冒、咳嗽、气喘、发热、腮腺炎、扁桃腺炎、咽喉肿痛、小儿惊风、黄疸、昏厥、癫狂、脑溢血。

自我按摩： 用大拇指指甲的甲尖垂直掐按穴位，有刺痛感。依次掐按左右两手，每次各1～3分钟。

精确取穴

双手拇指末节桡侧，距指甲角0.1寸处。

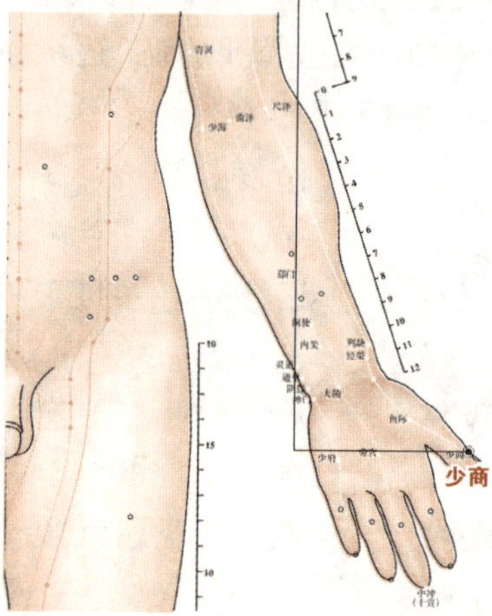

取穴技巧

将大拇指伸出，以另一手食、中两指轻握，再将另手大拇指弯曲，以指甲甲尖垂直掐按拇指甲角边缘即是。

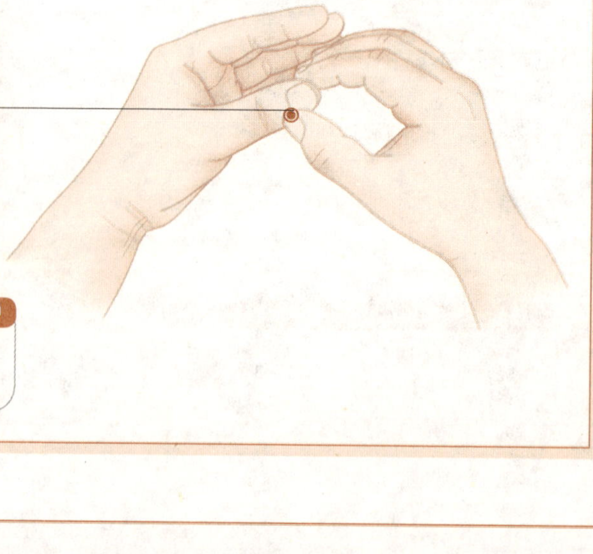

程度	拇指压法	时间/分钟
轻	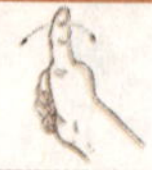	1～3

商阳穴

胸中气闷找商阳

精确取穴

食指末节桡侧，距指甲角0.1寸处。

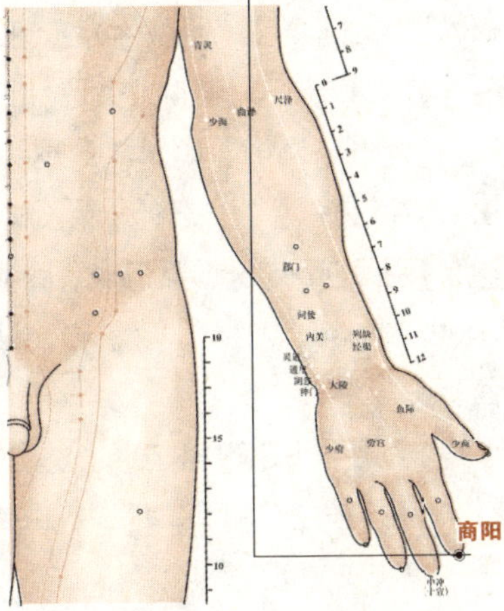

别名： 无。

命名： 商阳穴位于手大肠经脉的开始之处，承受手肺经的经脉之气，并且由阴侧转入阳侧。在五行之中，金的音属商，所以被称为商阳。

部位： 属于手大肠经脉上的穴道，在食指的桡侧，距离指甲角旁大约0.1寸处。

主治疾病： 胸闷、哮喘咳嗽、中暑、咽喉肿痛、牙痛、耳聋、咽炎、急性扁桃体炎。

自我按摩： 用大拇指指甲尖沿垂直方向，掐、按靠着拇指旁侧的穴道，会有一种特殊的刺痛感。分别掐按左右两手，每天分别掐按1～3分钟。

取穴技巧

以右手轻握左手食指，左手掌背朝上，屈曲右手大拇指以指甲尖垂直掐按靠拇指侧的位置即是。

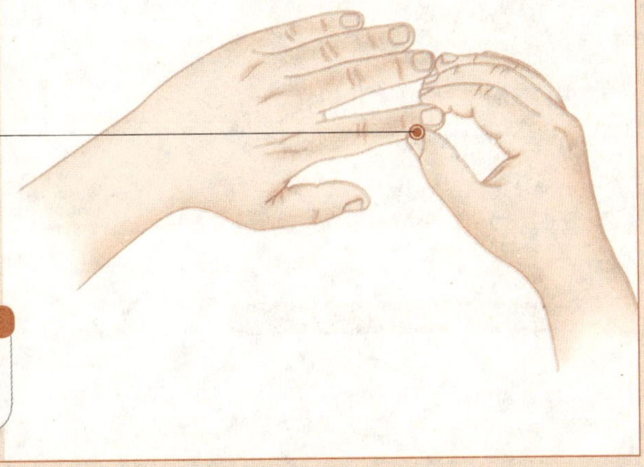

程度	拇指压法	时间/分钟
轻	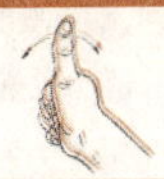	1～3

三间穴

五官病痛全拿下

别名： 少谷穴、小谷穴。

命名： 因为此处穴位的气血物质是从二间穴传来的天部清气，上行到三间后所处的天部位置比二间穴高，所以称为三间穴。

部位： 属手大肠经脉上的穴道，微微握拳，在食指的桡侧、第二掌骨小头后的凹陷处，合谷穴前。

主治疾病： 牙痛、扁桃腺炎、肠鸣下痢、口干气喘、热病、急性结膜炎、青光眼、三叉神经痛、扁桃体炎。

自我按摩： 用指甲垂直掐按穴位，有酸痛感；分别掐按左右两手，每次各1～3分钟。

精确取穴

在第二掌指关节后，第二掌骨小头上方处。

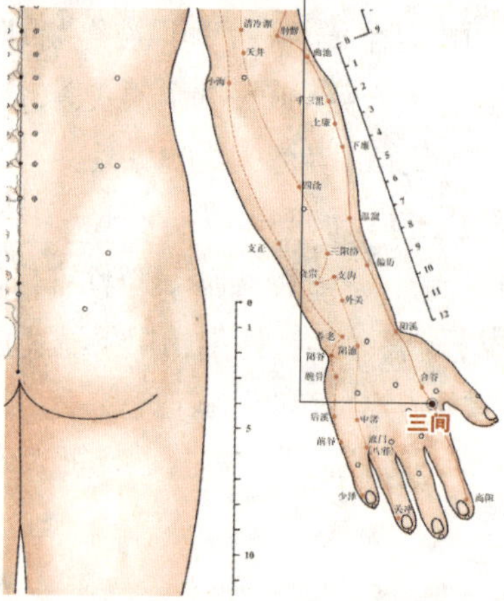

取穴技巧

将手平放，稍稍侧立，用另手轻握，弯曲大拇指，用指甲垂直掐按另一手食指指节后边缘凹陷处即是。

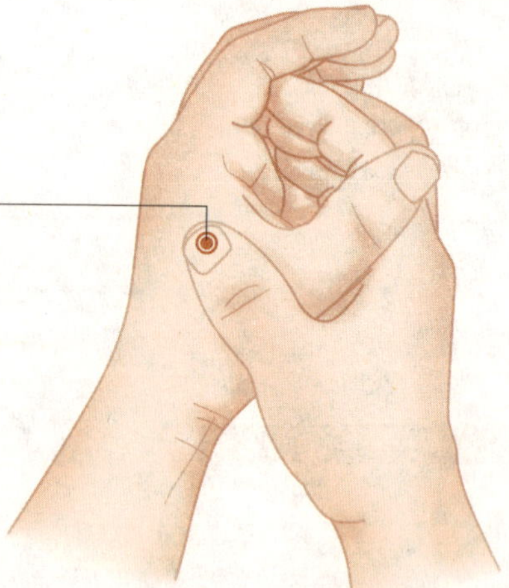

程度	拇指压法	时间/分钟
轻	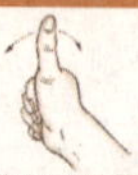	1～3

合谷穴

牙疼是病也不怕

精确取穴

手背第一、二掌骨间，第二掌骨桡侧的中点处。

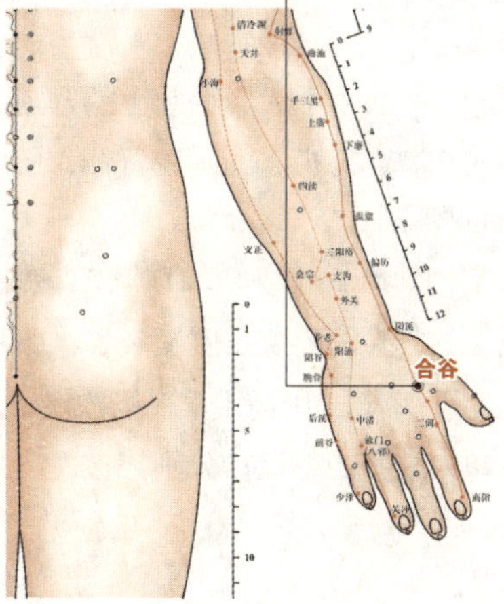

别名： 虎口。

命名： 这个穴位名出自《灵枢·本输》，也称虎口。虎口是指手张开之后它的形状就像大大的虎口一样。

部位： 属于手大肠经脉上的穴道，当拇指和食指伸张时，在第一、二掌骨的中点，稍微偏向食指处。

主治疾病： 牙龈疼痛、耳鸣、耳聋、鼻炎、扁桃体炎、视力模糊、痰阻塞、窒息，虚脱、失眠、神经衰弱、痛经、乳腺炎。

自我按摩： 用大拇指的指腹垂直按压穴位，有酸痛胀感；分别按压左右两手，每次各按1～3分钟。

取穴技巧

手轻握空拳，弯曲拇指与食指，两指指尖轻触、立拳，以另手掌轻握拳外，以大拇指指腹、垂直下压即是该穴。

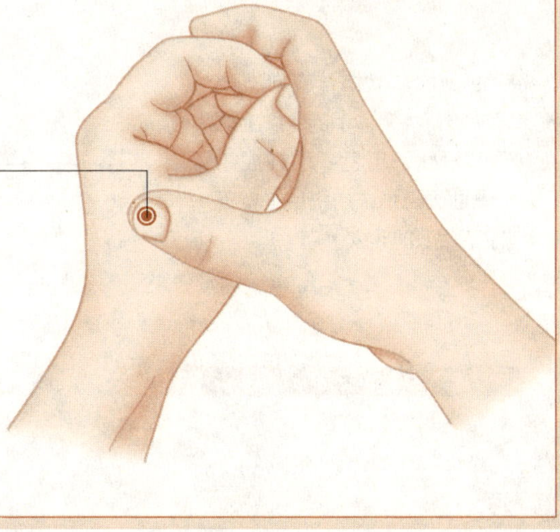

程度	拇指压法	时间/分钟
重	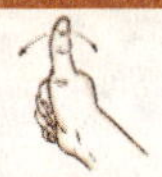	1～3

阳溪穴

头痛耳鸣一扫光

别名： 中魁穴。

命名： 阳，热、有热气的意思，指此处穴位的气血物质为阳热之气；溪是路径的意思。

部位： 属于手大肠经脉上的穴道，手掌侧放，跷起拇指，在手腕背侧，腕横纹两筋间凹陷中。

主治疾病： 头痛、耳鸣、耳聋、牙齿痛、结膜炎、疟疾、腱鞘炎、半身不遂。

自我按摩： 用指甲垂直掐按穴位，会产生颇为酸胀的感觉；分别掐按左右手，每次各掐按1～3分钟。

精确取穴

腕背横纹桡侧，拇指向上翘起时，拇短伸肌腱与拇长伸肌腱之间的凹陷中。

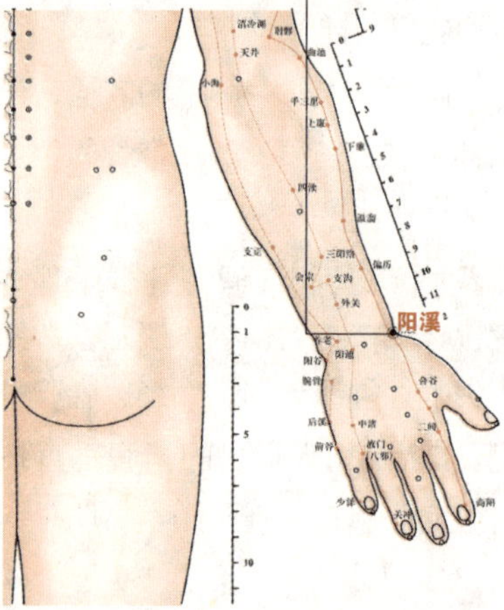

取穴技巧

将手掌侧放，拇指伸直向上跷起，在腕背桡侧，手腕横纹上侧有一凹陷处，用另一手轻握手背，弯曲大拇指，用指甲垂直下按此凹陷处即是该穴。

程度	拇指压法	时间/分钟
重		1～3

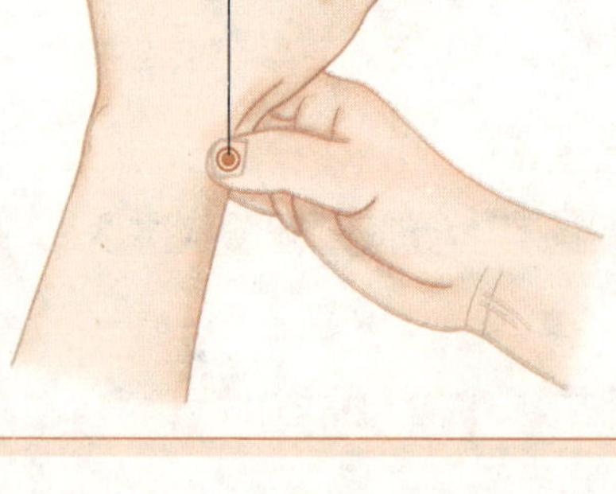

少府穴

治疗心痛宁神志

别名： 兑骨穴。

命名： 少，阴的意思；府，府宅的意思。“少府”的意思是指本穴为心经气血的聚集之处。

部位： 属于手心经经脉的穴道，位于第四、第五掌骨之间，屈指握拳时，小指尖处。

主治疾病： 风湿性心脏病、心悸、心律不齐，心绞痛、胸痛、遗尿、尿闭、阴痒痛。

自我按摩： 用一只手的四指轻握另一只手的手背，大拇指弯曲，用指尖按压穴位，有酸胀的感觉。每日早晚左右穴位各按揉1次，每次揉按3～5分钟。

精确取穴

人体的手掌面，第四、第五掌骨之间即是。

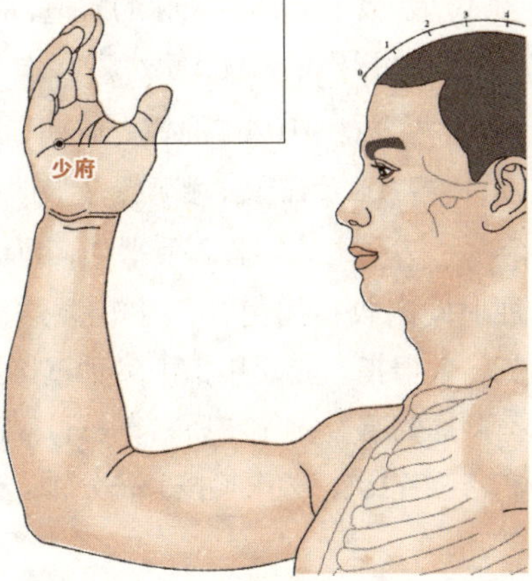

取穴技巧

正坐伸手、仰掌、屈肘向上约45°，拇指以外，其余四指屈向掌中，当小指与无名指指尖中间与感情线交会处即是。

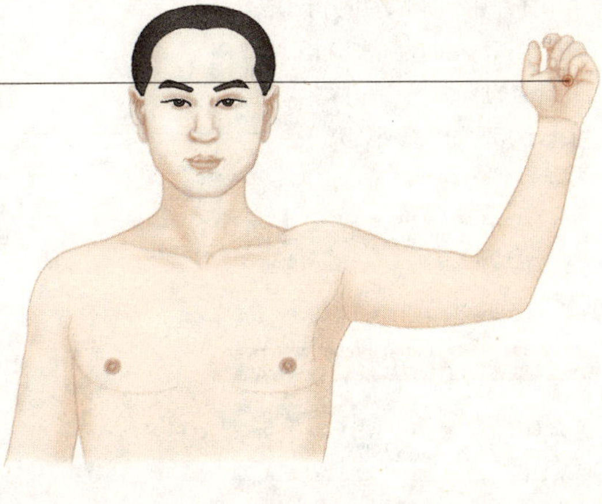

程度	拇指压法	时间/分钟
适度	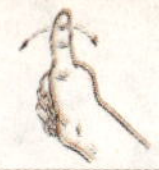	3~5

少冲穴

急救中风掐少冲

别名： 无。

命名： 少，阴也；冲，突也。“少冲”的意思是指此穴中的气血物质从体内冲出。

部位： 属于手心经经脉的穴道，在小指末节桡侧、指甲角旁约0.1寸处。

主治疾病： 中风、心悸、心痛、肋间神经痛、喉头炎、结膜炎、黄疸、上肢肌肉痉挛。

自我按摩： 正坐，手平伸，掌心向下，屈肘向内收；用另一只手轻握这只手的小指，大拇指弯曲，用指甲尖垂直掐按穴位，有刺痛的感觉；先左后右，每日早晚掐按左右穴位各1次，每次掐按3～5分钟。

精确取穴

小指末节桡侧，距指甲角0.1寸处即是。

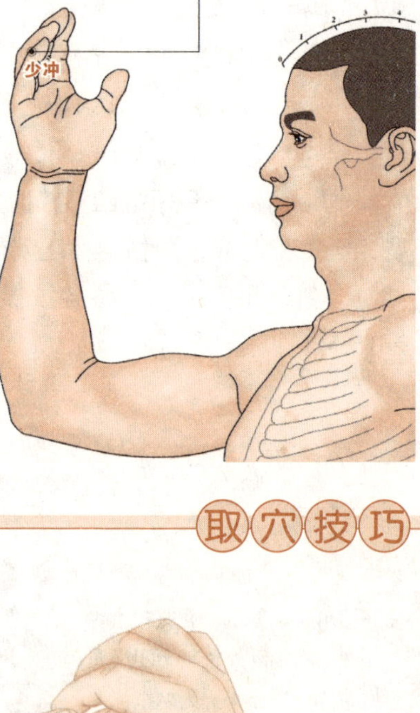

取穴技巧

手平伸，掌心向下，用另手轻握小指，弯曲大拇指，指尖到达的小指指甲下缘，靠无名指侧的边缘处即是该穴。

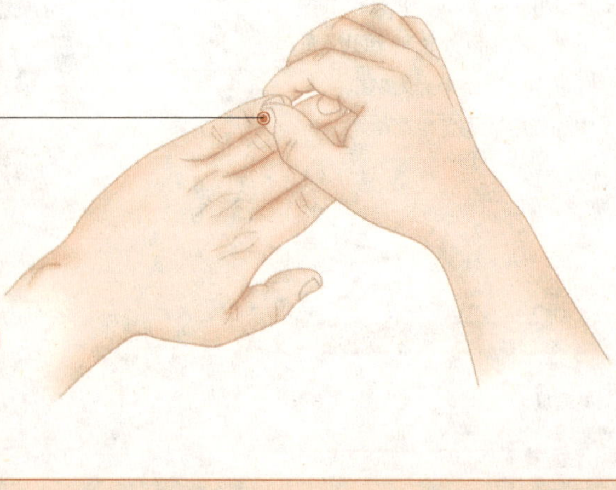

程度	拇指压法	时间/分钟
适度	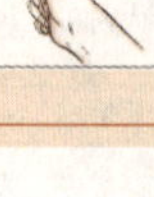	3~5

少泽穴

摆脱神经性头痛

别名： 小吉穴、少吉穴。

命名： 少，阴、浊的意思；泽，沼泽的意思。“少泽”的意思就是指此处穴内的气血物质为天部的湿热水汽。

部位： 属于小肠经脉的穴道，在人体小指末节尺侧，距指甲角0.1寸。

主治疾病： 神经性头痛、目翳、咽喉肿痛、短气、前臂神经痛、颈项神经痛、耳聋、寒热不出汗、乳痈、乳腺炎。

自我按摩： 一只手的掌背向上、掌面向下；用另一只手轻握，大拇指弯曲，用指甲尖端垂直下压，轻轻掐按此处穴位，有强烈的刺痛感。每次掐按1～3分钟。

精确取穴

小指尺侧指甲角旁0.1寸。

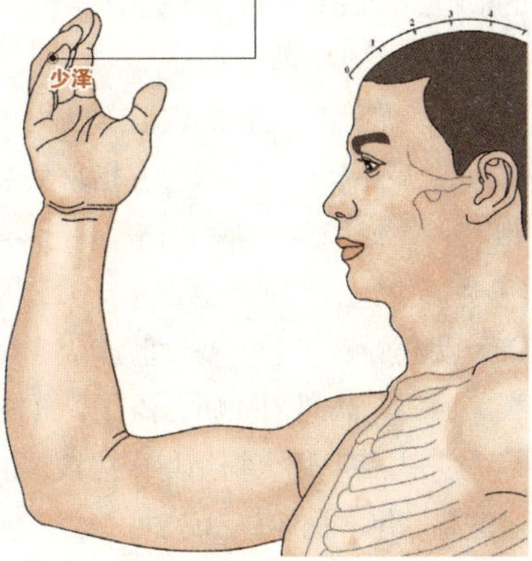

取穴技巧

掌背向上、掌面向下，以另手轻握小指，弯曲大拇指，指尖所到达的小指指甲外侧下缘处即是该穴。

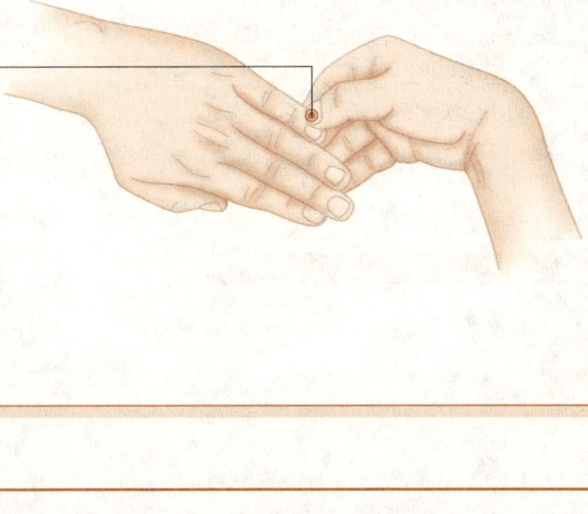

程度	拇指压法	时间/分钟
轻	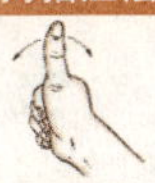	1～3

后溪穴

闪腰腰痛按后溪

别名： 无。

命名： 后与前相对，指穴内气血运行的人体部位为后背督脉之部；溪，穴内气血运行的道路。“后溪”的意思是穴内气血外行于腰背的督脉之部。

部位： 属小肠经脉的穴道，在人体的手掌尺侧，微微握拳，当第五指掌关节后远侧，掌横纹头赤白肉际。

主治疾病： 急性腰扭伤、目赤、耳聋、咽喉肿痛、手指及臂肘痉挛、精神分裂、癔症、肋间神经痛、盗汗、落枕。

自我按摩： 用大拇指指甲掐按穴位，有胀酸感。每次掐按1～3分钟。

精确取穴

第五指掌关节后尺侧的远侧掌横纹头赤白肉际处即是。

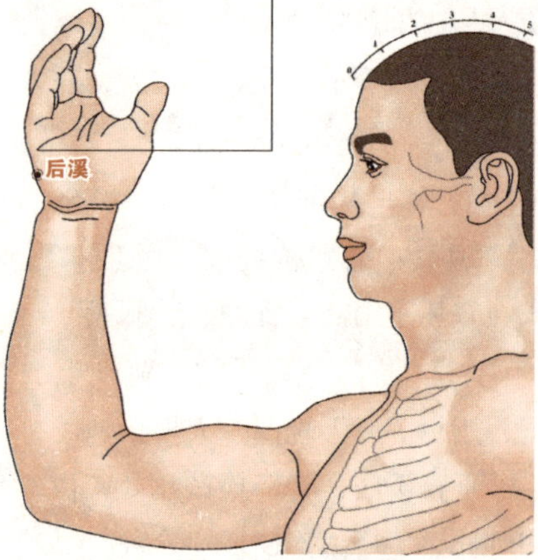

取穴技巧

伸臂曲肘向头，上臂与下臂约呈45° 角，轻握拳，手掌感情线之尾端在小指下侧边凸起如一火山口状处即是该穴。

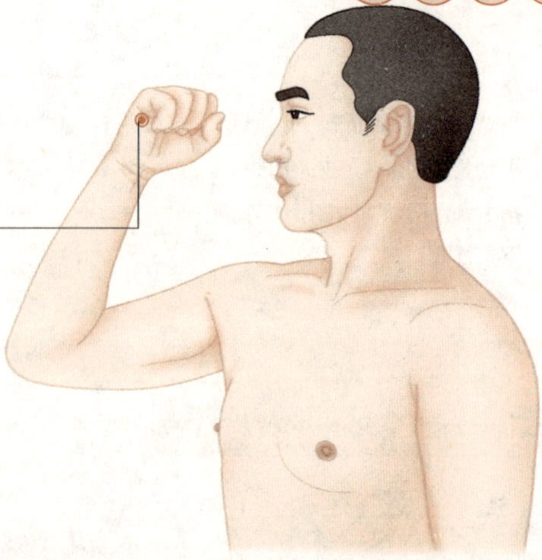

程度	拇指压法	时间/分钟
适度	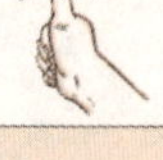	1～3

阳谷穴

耳鸣耳聋不担忧

别名： 无。

命名： 阳，阳气的意思；谷，指两山所夹空虚之处。“阳谷”的意思是指小肠经气血在此吸热后，化为天部的阳热之气。

部位： 此处穴位在人体的手腕尺侧，当尺骨茎突与三角骨之间的凹陷处。

主治疾病： 耳聋、耳鸣、口腔炎、齿龈炎、腮腺炎、精神病、癫痫、肋间神经痛。

自我按摩： 用拇指按压所在之处，有酸胀感，屈肘侧腕，用拇指的指腹按压穴位，做圈状按摩。每次按1～3分钟。

精确取穴

手腕尺侧，尺骨茎突与三角骨之间的凹陷中即是。

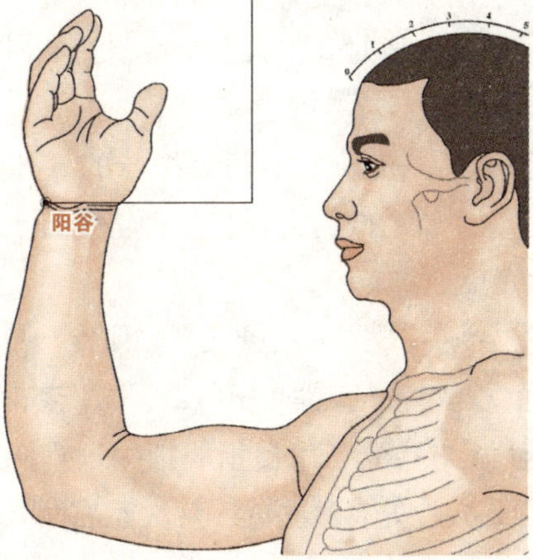

取穴技巧

屈肘，手背朝上，另一手四指轻托手臂，拇指置于小指侧手腕附近的骨头凸出处的前方凹陷处，则拇指所在的穴位即是。

程度	拇指压法	时间/分钟
适度	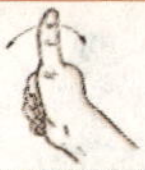	1～3

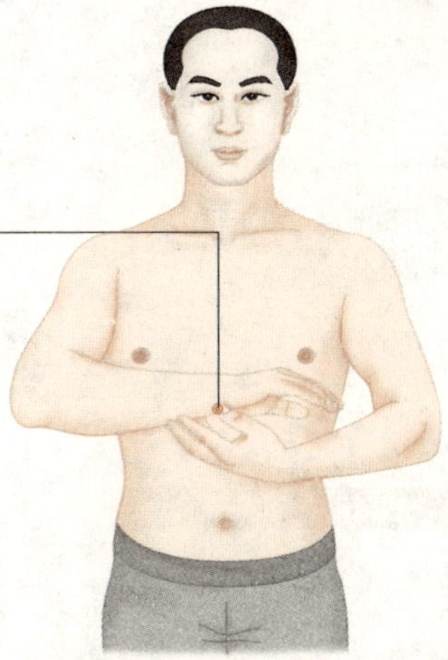

养老穴

晚年体健靠养老

别名： 无

命名： 养，生养、养护的意思；老与少、小相对，长者为尊。养老穴的意思是说此处穴位对老年人非常容易患的各种疾病很有益。

部位： 属于手小肠经经脉的穴道。屈肘，手掌心向胸，尺骨小骨桡侧缘上方凹陷中。

主治疾病： 心肌梗死、脑血栓、呃逆、落枕、腰痛、急性腰扭伤、落枕、老花眼。

自我按摩： 用食指的指尖垂直向下按揉，穴位处有酸胀感。每次左右两穴各揉按1～3分钟。

精确取穴

前臂背面尺侧，当尺骨小头近端桡侧凹陷中处即是。

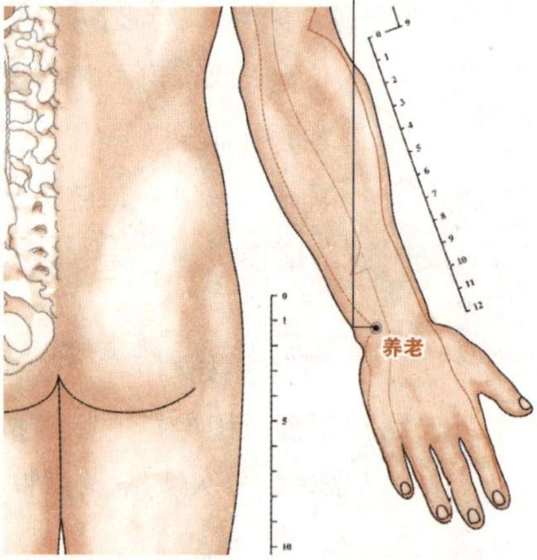

取穴技巧

掌心向下，用另一手食指按在尺骨小头的最高点上；然后掌心转向胸部，当手指滑入骨缝中即是该穴。

程度	食指压法	时间/分钟
适度	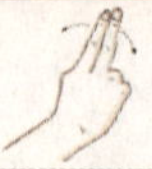	1～3

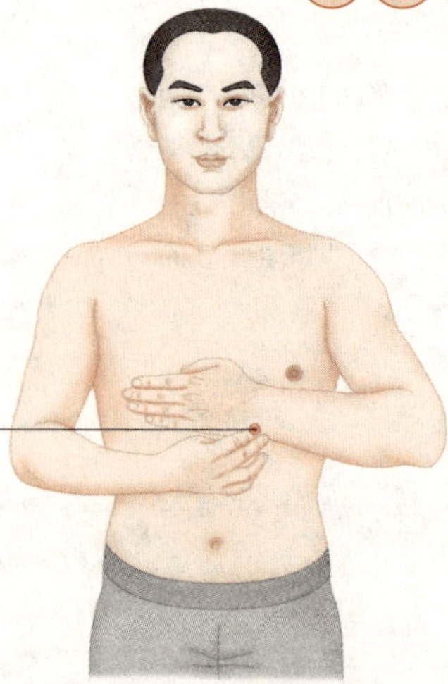

大陵穴

口气清新每一天

别名： 心主穴、鬼心穴。

命名： 大，与小相对；陵，丘陵、土堆的意思。“大陵”的意思是指随心包经经水冲刷下行的脾土物质在这里堆积。

部位： 属手心包经经脉的穴道，在人体的腕掌横纹的中点处，当掌长肌腱与桡侧腕屈肌腱之间。

主治疾病： 口臭、失眠、心胸痛、心悸、精神病、呕吐、胃痛、胃炎、头痛、肋间神经痛。

自我按摩： 用指尖或者指甲尖垂直掐按穴位，有刺痛感。每次掐按1～3分钟。

精确取穴

大陵穴位于人体的腕掌横纹的中点处，当掌长肌腱与桡侧腕屈肌腱之间。

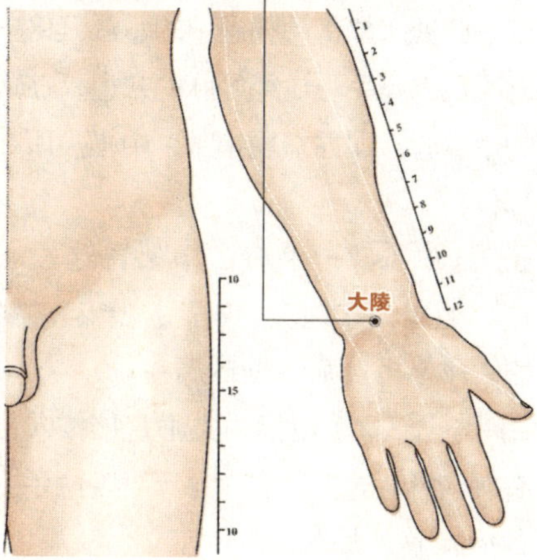

取穴技巧

正坐，手平伸，掌心向上，轻握拳，用另手握手腕处，四指在外，弯曲大拇指，以指尖(或指甲尖)垂直掐按穴位即是。

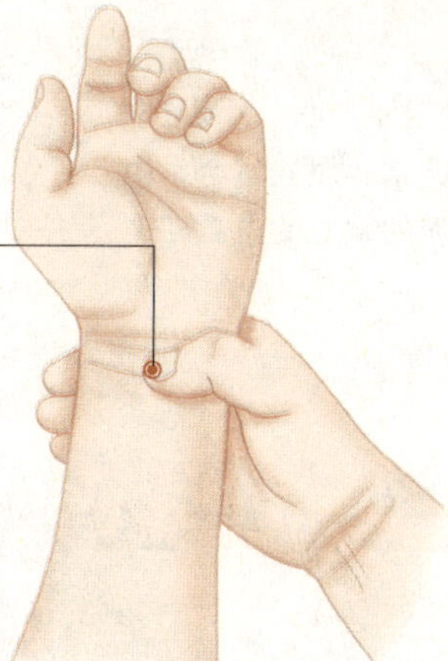

程度	拇指压法	时间/分钟
重		1~3

劳宫穴

手痒难忍掐劳宫

别名： 五里穴、鬼路穴、掌中穴。

命名： 劳，劳作的意思；宫，宫殿的意思。“劳宫”的意思是指心包经的高热之气在此处穴位带动脾土中的水湿气化。

部位： 属手心包经经脉的穴道，在人体的手掌心，即握拳屈指时，中指尖所在的部位。

主治疾病： 手癣、中暑昏迷、心绞痛、呕吐、口疮、口臭、癔症、精神病、手掌多汗症、糖尿病。

自我按摩： 用指甲尖垂直掐按穴位，有刺痛感。先左后右，每天早晚两手穴位各掐按1次，每次1～3分钟。

精确取穴

当第二、第三掌骨之间偏于第三掌骨，中指所对应的掌心的位置即是。

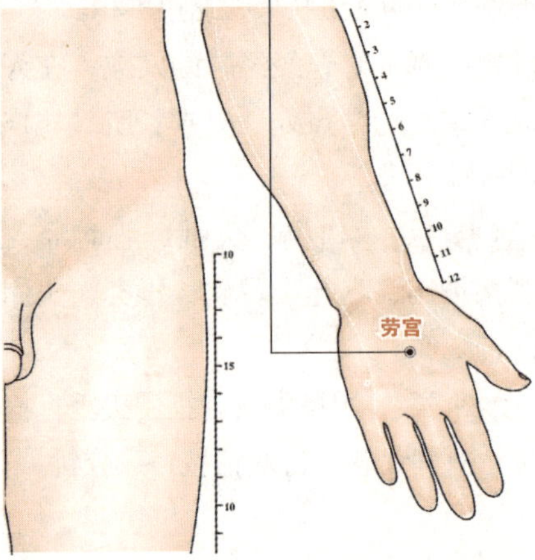

取穴技巧

手平伸，微曲约45°，掌心向上，轻握掌，屈向掌心，中指所对应的掌心的位置即是劳宫穴。

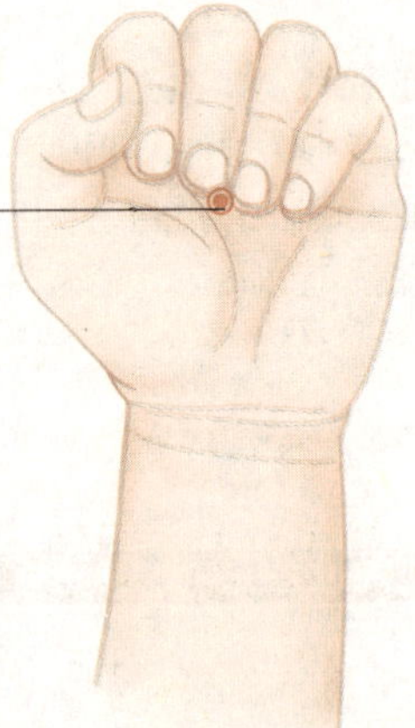

程度	拇指压法	时间/分钟
重		1~3

中冲穴

降低体温找中冲

别名： 无。

命名： 中，与外相对，指穴内物质来自体内心包经；冲，冲射之状。“中冲”的意思是指体内心包经的高热之气从这个穴位冲出体表。

部位： 属手心包经经脉的穴道，在人体的手中指末节尖端中央。

主治疾病： 中暑热病、中风、心绞痛、烦闷、汗不出、掌中热、身如火痛、烦满舌强、小儿惊风。

自我按摩： 用一手拇指指甲尖垂直掐按另一手中指端的正中穴位，有刺痛的感觉。先左后右，每天早晚两边穴位各掐按1次，每次1～3分钟。

精确取穴

该穴位于人体的手中指末节尖端中央。

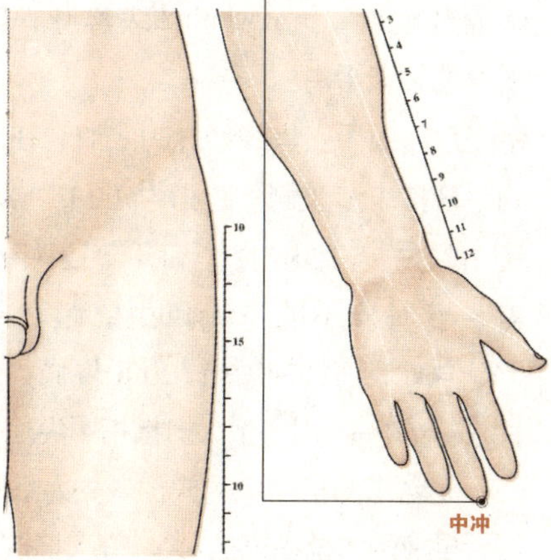

取穴技巧

手平伸，掌心向上，微曲45°，用另手轻握，四指轻扶指背，弯曲大拇指，用指甲尖垂直掐按中指端的正中穴位即是。

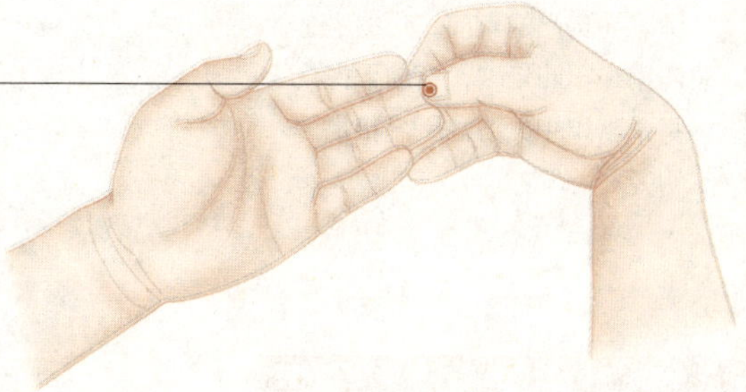

程度	拇指压法	时间/分钟
重	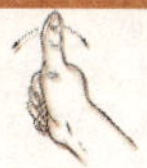	1~3

关冲穴

调整身体内分泌

别名： 无。

命名： 关，关卡的意思；冲，冲射之状。“关冲”的意思是指三焦经体内经脉的温热水气由此外冲体表经脉，阴性水液被关卡于内。

部位： 属手三焦经经脉的穴道，在人体的手环指末节尺侧，距指甲角0.1寸。

主治疾病： 喉炎、口干、头痛、中暑、臂肘痛不能举、目生翳膜、结膜炎、耳聋、前臂神经痛、五指疼痛。

自我按摩： 用一手大拇指指甲尖掐按另一手无名指的指甲旁的穴位。先左后右，每天早晚两穴位各掐按1次，每次掐按1～3分钟。

精确取穴

关冲穴位于人体的手环指末节尺侧，距指甲角0.1寸(指寸)。

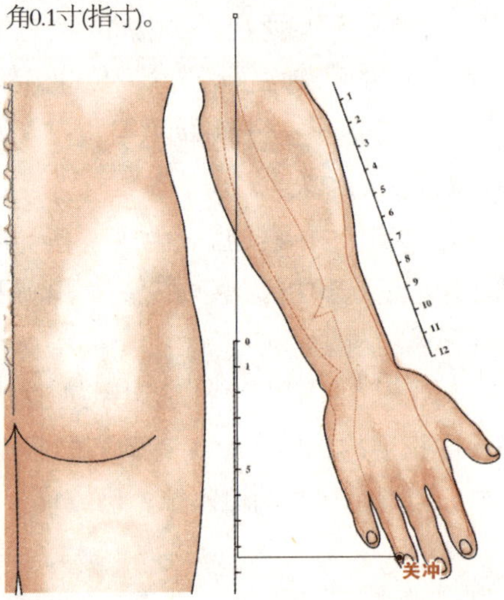

取穴技巧

正坐，举臂屈肘，掌心朝下，在自己的胸前，用另手四指轻抬四指端，弯曲大拇指，以指甲尖掐按无名指指甲旁穴位即是。

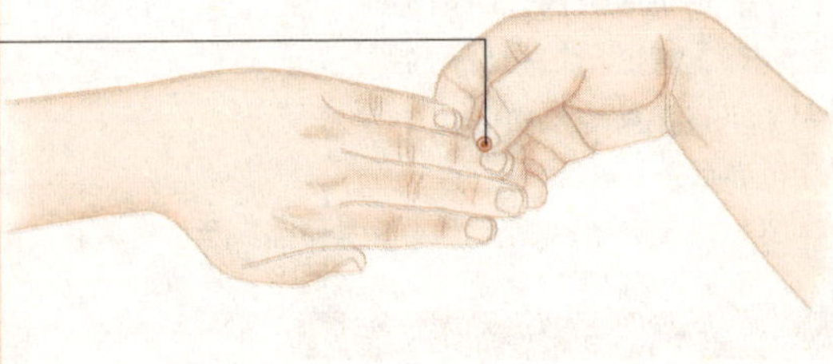

程度	拇指压法	时间/分钟
重	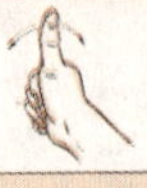	1~3

液门穴

人体牛黄解毒片

别名：无。

命名：液，液体，指经水；门，出入的门户。“液门”的意思是指人体三焦经经气在这个穴位散热冷降，化为地部经水。

部位：属手三焦经经脉的穴道，在人体的手背部，当第四、第五指间，指蹼缘后方赤白肉际的部位。

主治疾病：头痛、目眩、感冒发热、咽喉肿痛、眼睛赤涩、耳聋、耳鸣、手指肿痛、手臂疼痛。

自我按摩：用指尖或者指甲尖垂直掐按穴位，有酸胀的感觉，先左后右，每天早晚两侧穴位各掐按1次，每次掐按1～3分钟。

精确取穴

该穴位于人体的手背部，当第四、第五指间，指蹼缘后方赤白肉际处。

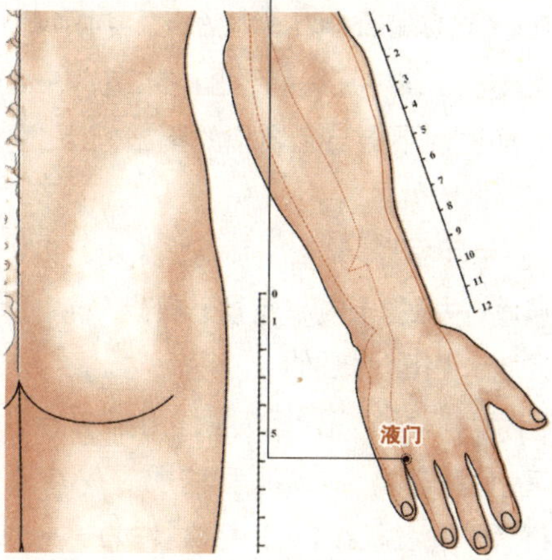

取穴技巧

正坐，伸手曲肘向自己胸前，掌心向下。轻握拳，用另一手轻扶小指侧掌心处，弯曲大拇指，用指尖或指甲尖垂直掐按穴位即是。

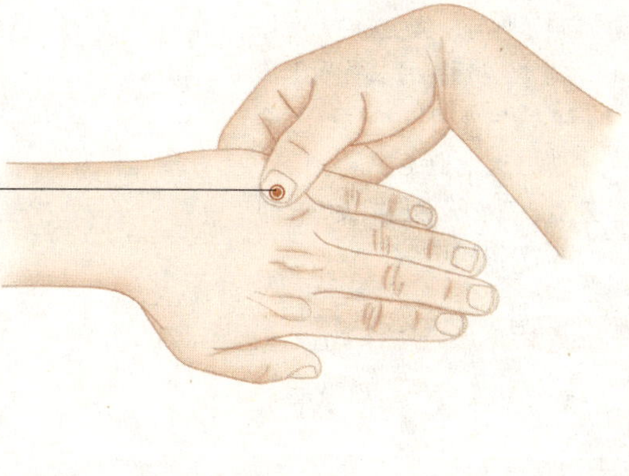

程度	拇指压法	时间/分钟
重	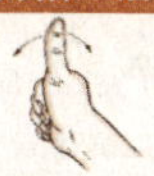	1~3

中渚穴

更年期女性福星

别名： 无。

命名： 中，与外相对，指本穴内部；渚，水中小块陆地或水边。“中渚”的意思是指随三焦经气血扬散的脾土尘埃在此穴中囤积。

部位： 属手三焦经经脉的穴道，在人体手背部位，小指与无名指的指根间下2厘米的手背凹陷处。

主治疾病： 耳聋、耳鸣、头痛、头晕、咽喉痛、失眠、便秘、落枕、肩背疼痛、肋间神经痛、手指不能屈伸。

自我按摩： 食指弯曲，用指头旁侧边缘垂直揉穴位，有酸胀和痛感。先左后右，每天早晚各揉按1次，每次揉按1～3分钟。

精确取穴

小指与无名指指根间下2厘米手背凹陷处，或当无名指掌指关节的后方，第四、第五掌骨间的凹陷处。

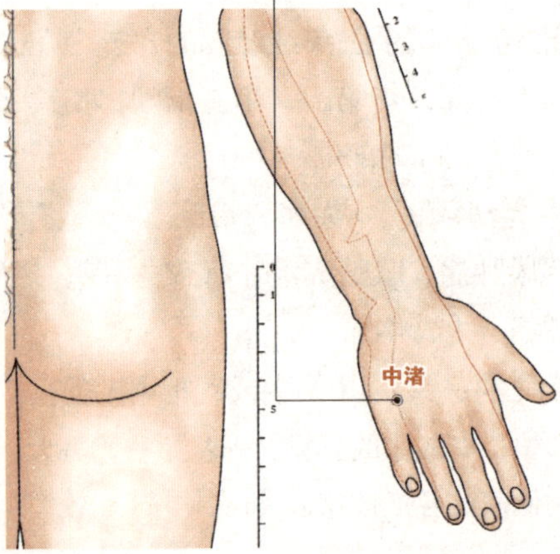

取穴技巧

正坐，手平伸，内屈，肘向自己胸前，掌心向内，弯背向外。将另一手拇指置于掌心，另外四指并拢置于掌背，食指指尖置于液门穴处，那么无名指指尖所在的位置即是中渚穴。

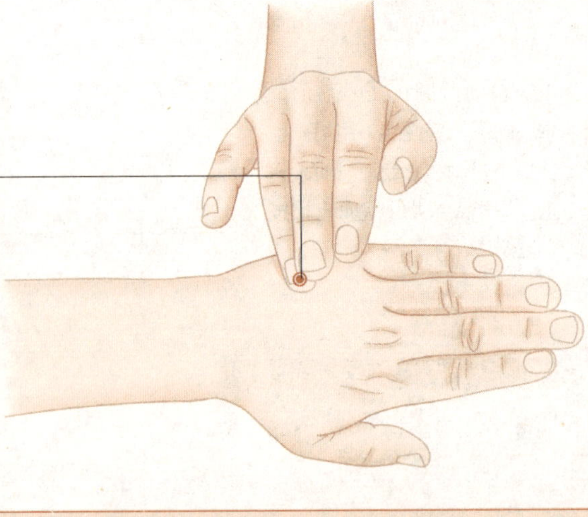

程度	食指压法	时间/分钟
重		1~3

阳池穴

控制血糖不上升

别名： 别阳穴、发阳穴。

命名： 阳，指天部阳气；池，指屯物之器。“阳池”的意思是指三焦经气血在这个穴位处吸热后，化为阳热之气。

部位： 属手三焦经经脉的穴道，在人体的手腕部位，即腕背横纹上，前对中指和无名指的指缝。

主治疾病： 糖尿病、耳鸣、耳聋、眼睛红肿、咽喉肿痛、子宫不正、风湿病。

自我按摩： 弯曲大拇指，以指尖垂直揉按手腕横纹中点穴位处，有酸、痛的感觉。每天早晚各1次，每次左右各揉按1～3分钟，先左后右。

精确取穴

即腕背横纹上，前对中指、无名指指缝。或在腕背横纹中，当指伸肌腱的尺侧缘凹陷处。

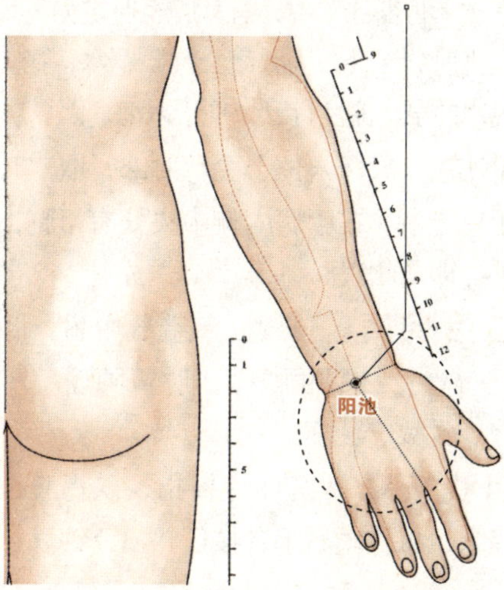

取穴技巧

正坐，手平伸，屈肘向内，翻掌，掌心向下，用另一手轻握手腕处，四指在下，大拇指在上，弯曲大拇指，以指尖垂直按手腕横纹中点穴位即是。

程度	拇指压法	时间/分钟
重	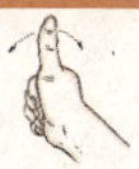	1~3

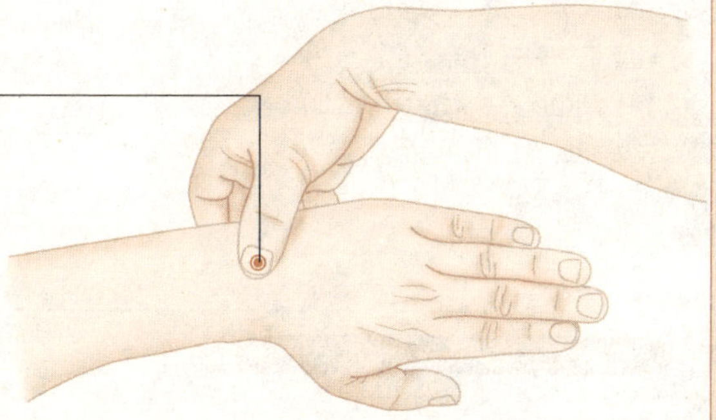

尺泽穴

咳嗽气喘首选穴

别名： 无。

命名： 尺，长度的单位；泽，指水之聚处。在“考骨度法”中，有从腕至肘定为一尺者，穴当肘窝深处，为肺经合穴，属水，扬上善指出水井泉，流注行已，便于入海，因名尺泽。

部位： 尺泽穴位于手臂肘部，取穴时先将手臂上举，在手臂内侧中央处有粗腱，腱的外侧即是此穴。

主治疾病： 咳嗽、气喘、中暑、肺炎、支气管炎、咽喉肿痛、肘臂肿痛、皮肤瘙痒、过敏、乳痈。

自我按摩： 弯曲大拇指，以指腹按压尺泽穴，每次左右手各按压1～3分钟。

精确取穴

肘横纹中，肱二头肌腱桡侧凹陷处。

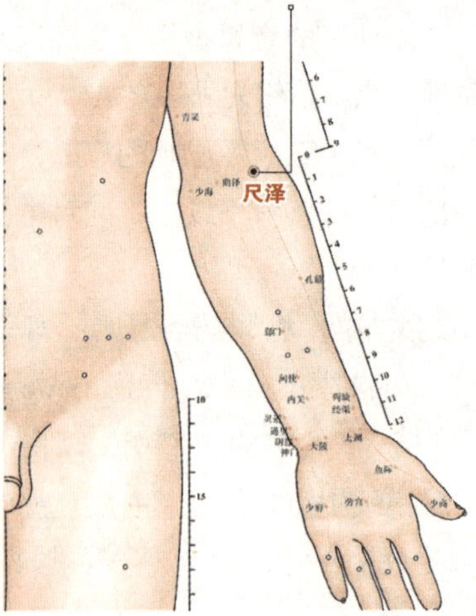

取穴技巧

伸臂向前，仰掌，掌心朝上。微微弯曲约35°。以另手手掌由下而上轻托肘部。弯曲大拇指，指腹所在的肘窝中一大凹陷处即是。

程度	拇指压法	时间/分钟
适度		1~3

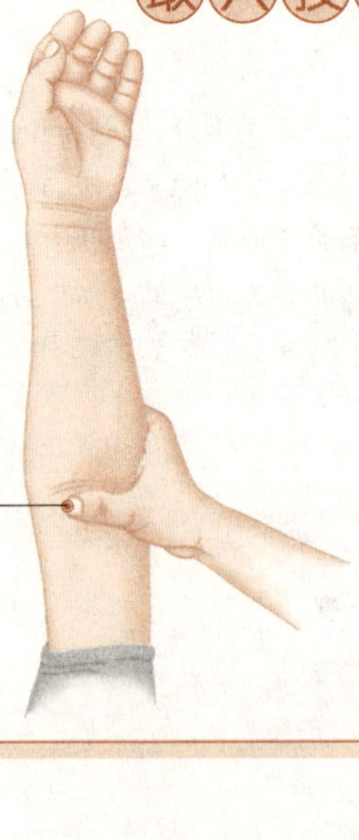

孔最穴

久坐不痔的秘诀

别名： 无。

命名： 孔，孔隙的意思；最，多的意思。此处穴位是肺经之穴。

部位： 属手肺经经脉上的穴道，在尺泽穴下约5寸处，或腕横纹上7寸处。

主治疾病： 痔疮、热病、头痛、吐血、肺结核、手指关节炎、咳嗽、嘶哑失声、支气管炎、支气管哮喘、肺结核、肺炎、扁桃体炎、肋间神经痛。

自我按摩： 用拇指指甲垂直下压揉按，先按左臂穴位，再按右臂，每次各揉按1～3分钟。

精确取穴

腕横纹上7寸处。

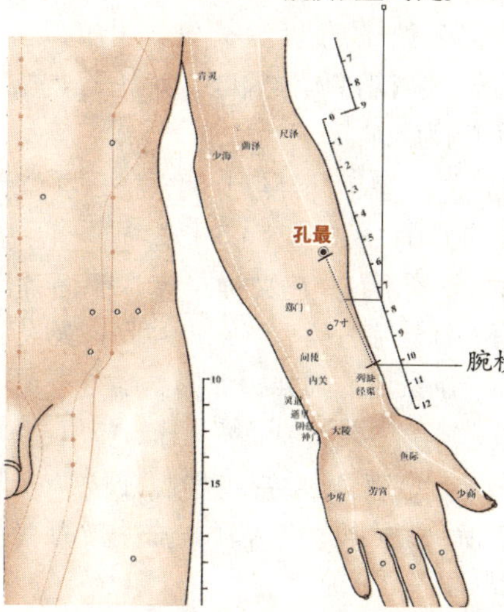

取穴技巧

手臂向前，仰掌向上，以另手握住手臂中段处。用拇指指甲垂直下压即是该穴。左右各有一穴。

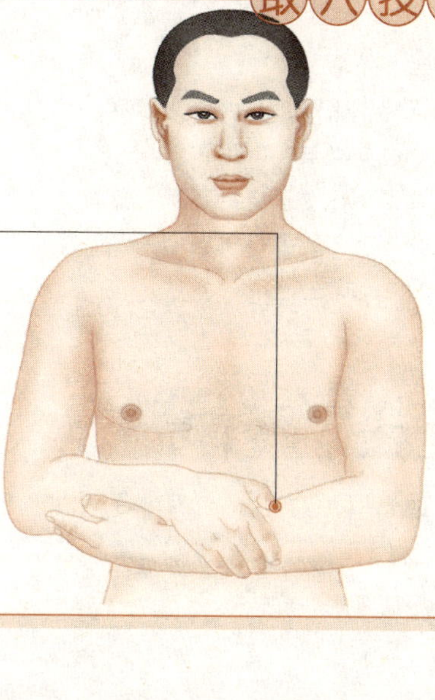

程度	拇指压法	时间/分钟
适度	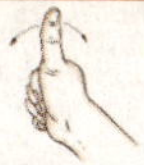	1～3

列缺穴

列缺霹雳阴霾消

别名： 无。

命名： 列，是指“分解”；缺，就是“器破”的意思。列缺，指的是“天闪”，中国古代称闪电，就是天上的裂缝(天门)为列缺。

部位： 属手肺经经脉的穴道，在桡骨茎突的上方，腕横纹上1.5寸处。

主治疾病： 三叉神经痛、颜面神经麻痹、桡骨部肌炎、咳嗽、哮喘、鼻炎、齿痛、脑贫血、项强、惊悸、半身不遂、感冒、支气管炎、神经性头痛、瘿气。

自我按摩： 用食指指腹揉按，或用食指指甲尖掐按，先左手后右手，每次各揉(掐)按1～3分钟。

精确取穴

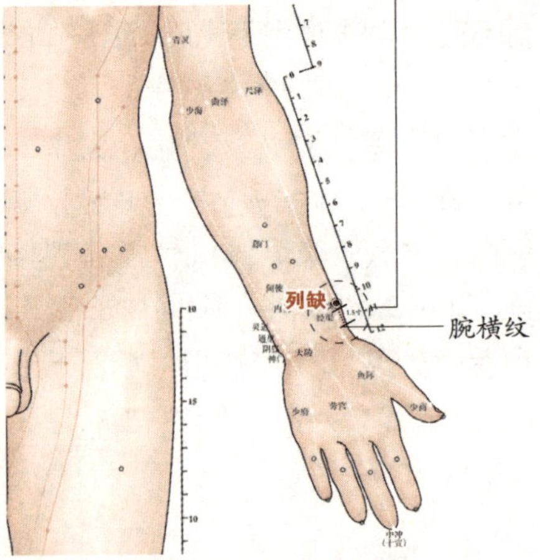

取穴技巧

两手拇指张开，两虎口接合成交叉形。再用右手食指压在左手桡骨茎状突起上部，食指尖到达的位置即是。

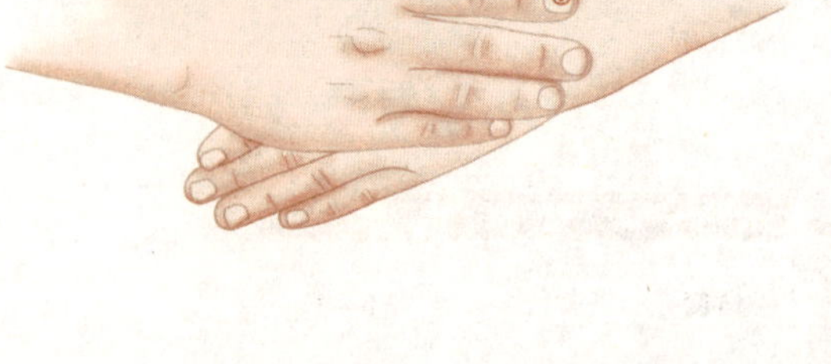

程度	食指揉法	时间/分钟
适度	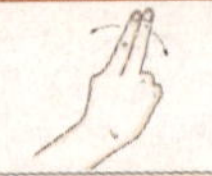	1~3

经渠穴

呼吸畅通的法宝

别名： 无。

命名： 经渠，经过、路径的意思；渠，指水流的道路。经渠穴，顾名思义，它的意思就是“肺经的经水流过的渠道”。

部位： 位于前臂掌侧，腕横纹上1寸，桡动脉外侧处，正当桡侧腕屈肌腱外侧。

主治疾病： 咳嗽、喉痹、咽喉肿痛、腰酸背痛、食道痉挛、肩周炎、气管炎、支气管炎、哮喘、肺炎、扁桃体炎、肺部发热。

自我按摩： 用中指指腹揉按该穴，每次4～5分钟。

精确取穴

桡骨茎突内侧与桡动脉之凹陷处。

腕横纹上1寸。

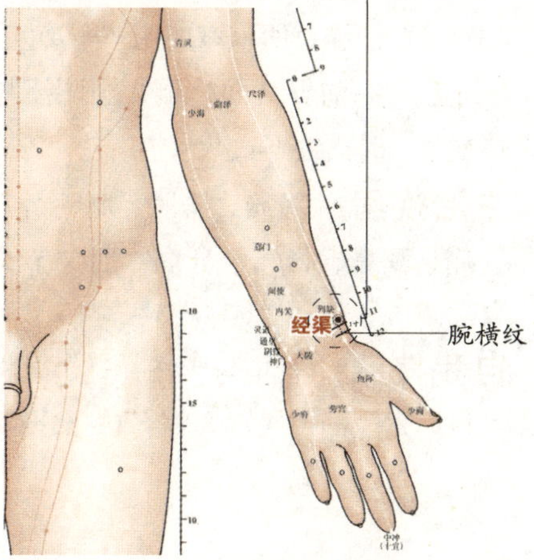

取穴技巧

伸出左手，掌心向上，用右手给左手把脉，中指所在位置即是。

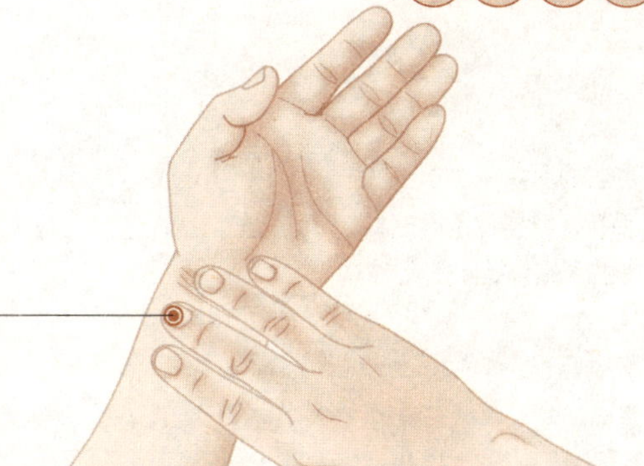

程度	中指折叠法	时间/分钟
适度	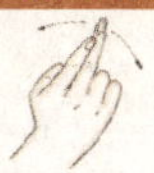	4~5

下廉穴

肠胃健康一身轻

别名： 无。

命名： 从温溜穴传来的水湿云在此处的位置犹如天之天部，天之下部的气血物质相对廉洁清净，所以取名叫“下廉穴”。

部位： 在前臂背面桡侧，当阳溪与曲池连线上，肘横纹下4寸处。

主治疾病： 腹痛、腹胀、肠鸣音亢进、头痛、眩晕、目痛、牙痛、肘关节炎、肘臂痛。

自我按摩： 食指与中指并拢，以指腹垂直按压穴位，每次左右臂各1～3分钟。

精确取穴

前臂背面桡侧，当阳溪与曲池连线上，肘横纹下4寸处。

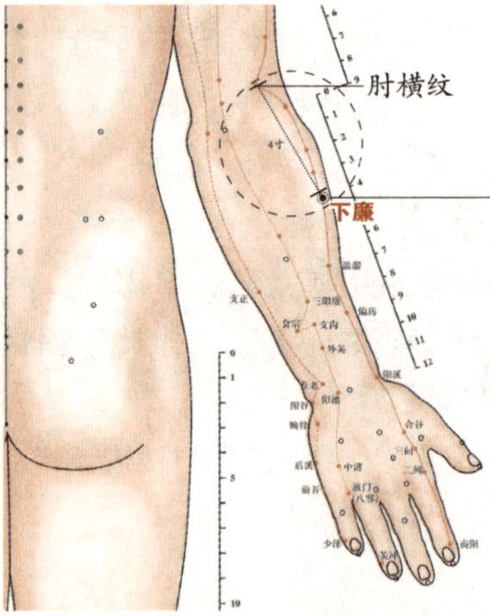

取穴技巧

侧腕屈肘，以手掌按另一手臂，拇指位于肘弯处，小指所在位置即是。

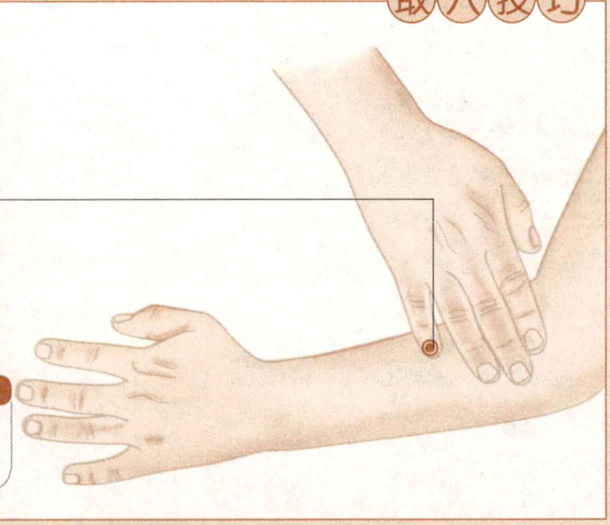

程度	二指压法	时间/分钟
适度	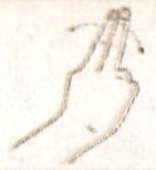	1~3

曲池穴

感冒发烧不用愁

别名： 鬼臣穴、洪池穴、阳泽穴。

命名： 曲，隐秘、不太察觉的意思；池，指水的围合之处、汇合之所。“曲池”指此处穴位的气血物质为地部之上的湿浊之气。

部位： 属手大肠经脉的穴道，屈肘成直角，在肘弯横纹尽头筋骨间凹陷处。

主治疾病： 流行性感冒、肠炎、肚腹绞痛、皮肤瘙痒、结膜炎、眼睑炎、荨麻疹、高血压，齿槽出血、甲状腺肿、上肢瘫痪、扁桃体炎。

自我按摩： 用一手轻握另一手肘下，弯曲大拇指以指腹垂直掐按穴位。每次按压，先左手后右手，每天早晚各1次，每次掐揉1～3分钟。

精确取穴

屈肘成直角,在肘横纹外侧端与肱骨外上髁连线中点处。

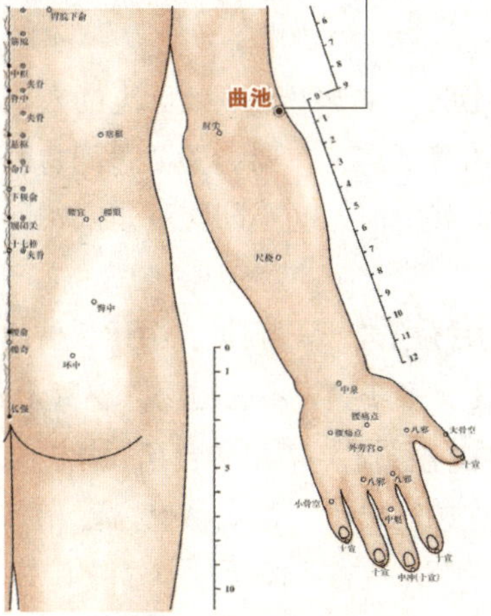

取穴技巧

正坐，轻抬左臂，屈肘，将手肘内弯，用另一手拇指下压此处凹陷处即是。

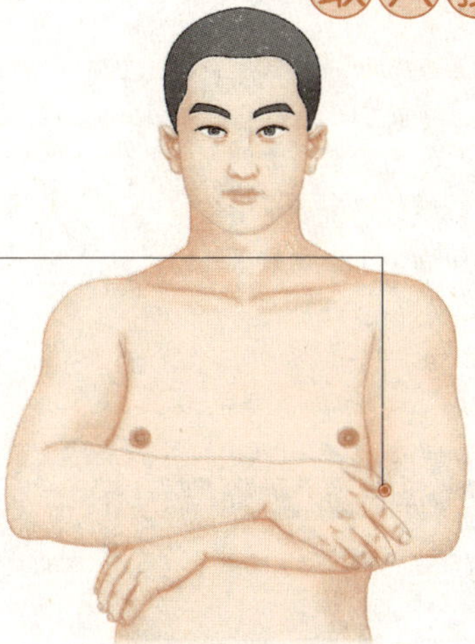

程度	拇指压法	时间/分钟
适度	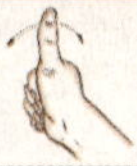	1~3

肩髃穴

肩膀的保健医生

别名： 无。

命名： 髃，骨间凹陷的意思，因为此处穴位位于肩端关节的凹陷处，所以称肩髃穴。

部位： 属于手大肠经脉上的穴道。屈肘抬臂平肩，在肩端关节之间有两个凹陷，其中前方的小凹陷就是穴位所在的地方。

主治疾病： 肩周炎、中风、偏瘫、高血压、多汗症、不能提物、手臂无力。

自我按摩： 中指和食指并拢，以指腹垂直按压穴位，两肩按摩方法相同，每日早晚，左右各按揉1～3分钟。

精确取穴

人体的臂外侧，三角肌上，臂外展，或向前平伸时，当肩峰前下方向凹陷处。

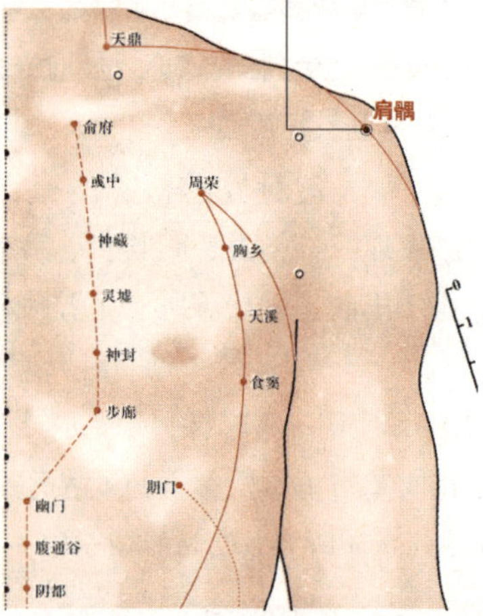

取穴技巧

正坐，屈肘抬臂，大约与肩同高，以另一手中指按压肩尖下，肩前呈现凹陷处即是。

程度	二指压法	时间/分钟
适度		1~3

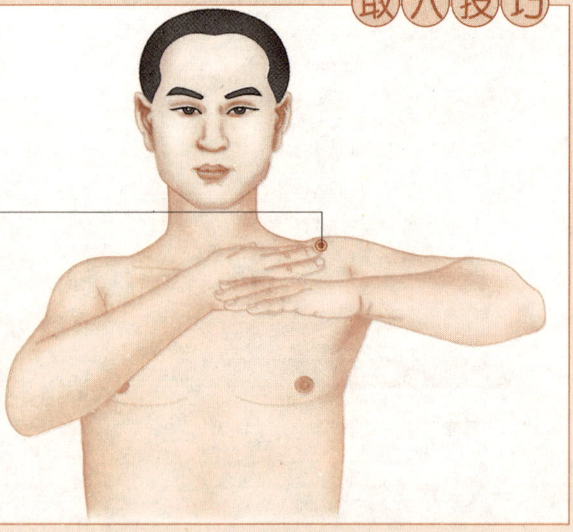

青灵穴

祛除疼痛无烦恼

别名： 无。

命名： 青，是指肝脏的颜色，此处穴内气血的运行为风的横行；灵，灵巧的意思。“青灵”的意思就是指此穴内的气血运行为风木的横向运行方式。

部位： 在人体手臂内侧，当极泉穴与少海穴的连线上，肘横纹上3寸处，肱二头肌的内侧沟中。

主治疾病： 头痛、目黄、肋痛、肩臂疼痛、肩胛及前臂肌肉痉挛、心绞痛、肋间神经痛。

自我按摩： 拇指之外的四指放于臂下，轻托手臂，以拇指指腹揉按穴位，每次早晚，左右各揉按1～3分钟。

精确取穴

臂内侧，极泉穴与少海穴的连线上，肘横纹上3寸，肱二头肌的内侧沟中即是。

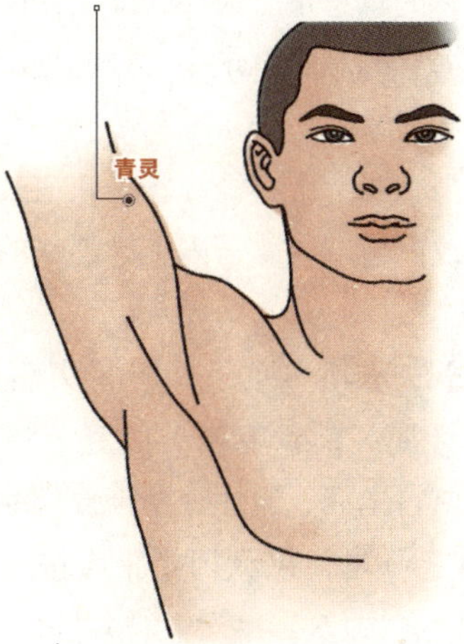

取穴技巧

正坐，抬右臂与肩膀平，肘弯曲，小臂向上，左手五指并拢，将小指放于手臂内侧肘横纹处，则拇指所在的位置即是该穴。

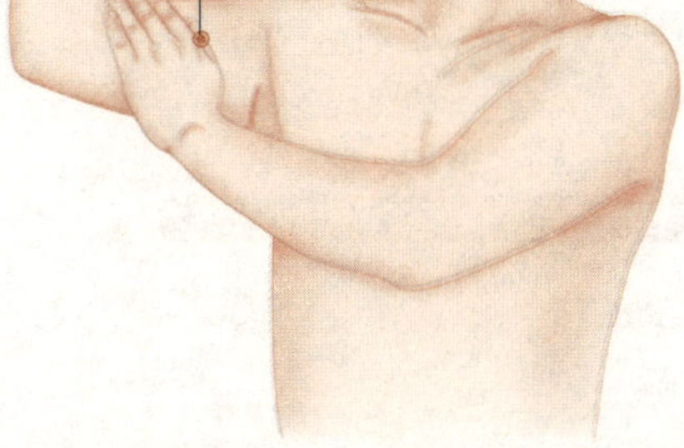

程度	拇指压法	时间/分钟
适度	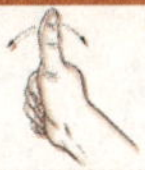	1~3

少海穴

神经衰弱找少海

别名： 曲节穴。

命名： “少”的意思是“阴”“水”；“海”的意思是“大”，即百川所归之处。“少海”的意思就是指心经的地部经水汇合于此处穴位。

部位： 属于手心经经脉的穴道，位于人体肘横纹内侧端与肱骨内上髁连线的中点的凹陷处。

主治疾病： 神经衰弱、头痛目眩、心痛、牙痛、前臂麻木、肘关节痛、臂麻手颤、肘臂挛痛、癔症、精神分裂症。

自我按摩： 以大拇指指腹按压穴位，每天早晚各按1次，每次左右各按1～3分钟。

精确取穴

屈肘，肘横纹内侧端与肱骨内上髁连线的中点处即是。

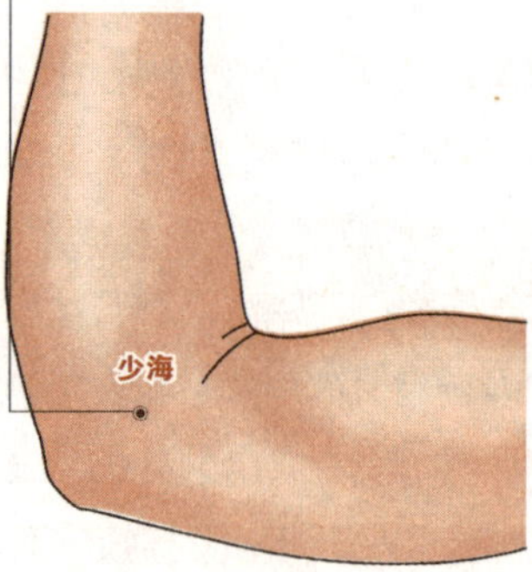

取穴技巧

正坐，抬手，手肘略屈，手掌向上，用另手轻握肘尖、四指在外，以大拇指指腹所在的内肘尖内下侧、横纹内侧端陷凹处即是。

程度	拇指压法	时间/分钟
适度	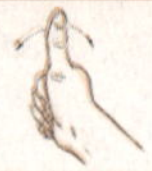	1~3

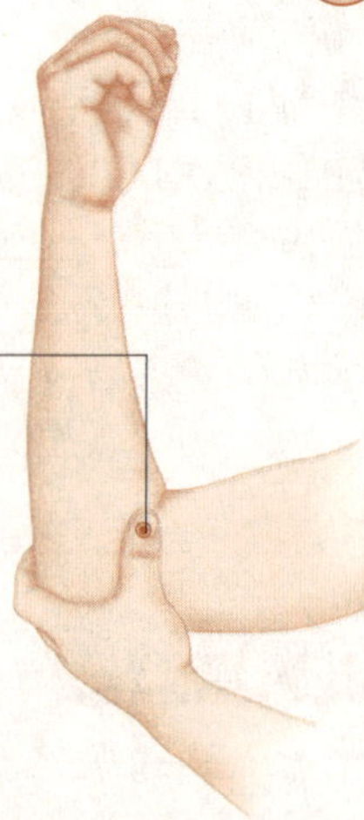

神门穴

宁心提神疗效好

别名： 无。

命名： 神，神魂、魂魄、精神的意思；门，指出入之处为门。此处穴位属于心经，心藏神，因此能够治疗神志方面的疾病。

部位： 属于手心经经脉的穴道。该处穴位在手腕关节的手掌一侧，尺侧腕屈肌腱的桡侧凹陷处。

主治疾病： 心悸、心绞痛、多梦、健忘、失眠、痴呆、惊悸、怔忡、便秘、食欲不振、糖尿病、扁桃腺炎、高血压、无脉症。

自我按摩： 弯曲大拇指，以指甲尖垂直掐按穴位，每日早晚，左右手各掐按3～5分钟，先左后右。

精确取穴

腕横纹尺侧端，尺侧腕屈肌腱的桡侧凹陷处即是。

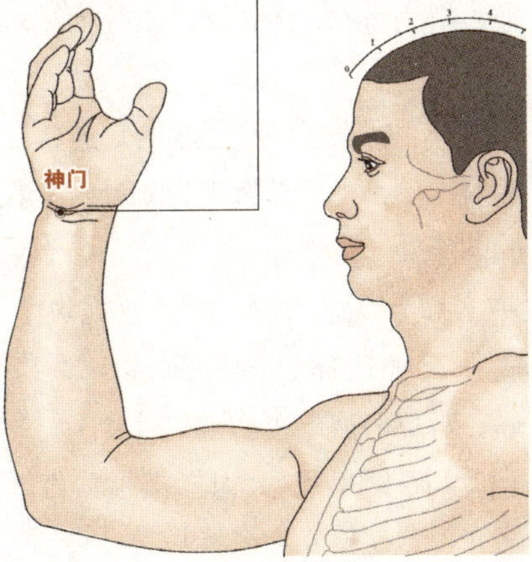

取穴技巧

正坐，伸手、仰掌，屈肘向上约45°，在无名指与小指掌侧向外方，用另手四指握住手腕，弯曲大拇指，指甲尖所到的豆骨下、尺骨端凹陷处即是。

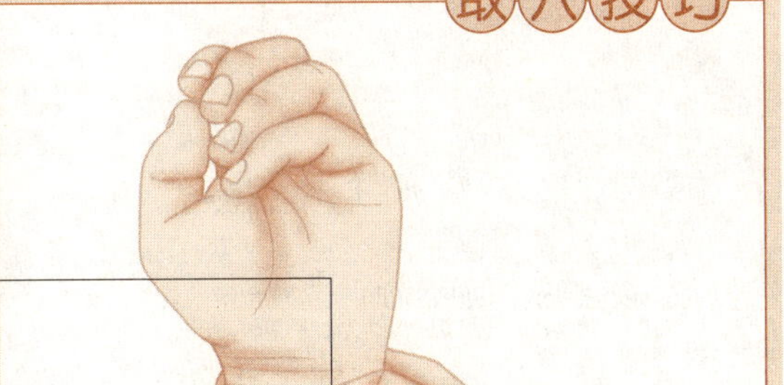

程度	拇指压法	时间/分钟
适度	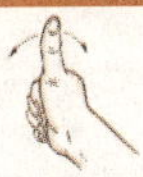	3~5

小海穴

牙齿病痛不用愁

别名： 无。

命名： 小，与大相对；海，指穴内气血场覆盖的范围广阔如海。因为小肠与胃相连，胃为水谷之海，又以六经为川，肠胃为海。

部位： 属于小肠经经脉的穴道，在人体的肘内侧，当尺骨鹰嘴与肱骨内上髁之间的凹陷处。

主治疾病： 齿龈肿、齿龈炎、肘臂痛、尺神经痛、颌肿颈痛、癫痫、头痛、听觉麻痹、下腹痛。

自我按摩： 以大拇指指腹垂直触压揉按穴位，每次左右各揉按1～3分钟。

精确取穴

人体的肘内侧，当尺骨鹰嘴与肱骨内上髁之间凹陷处即是。

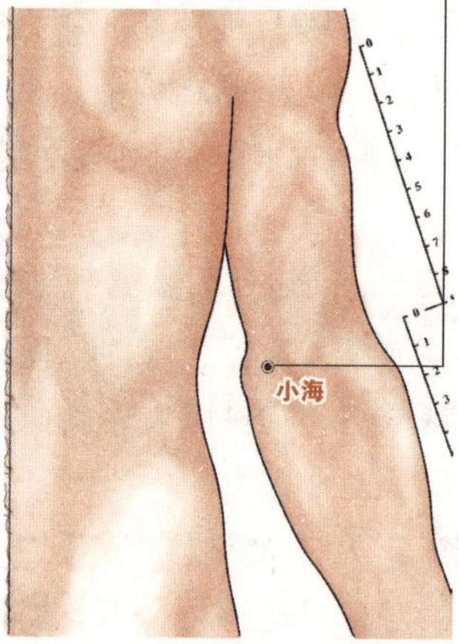

取穴技巧

伸臂屈肘向头，上臂与前臂约成90°。另手轻握肘尖，大拇指指腹所在的两骨间即是该穴。

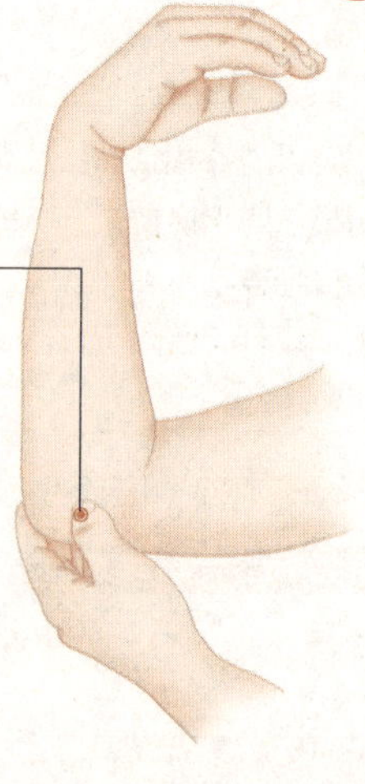

程度	拇指压法	时间/分钟
适度	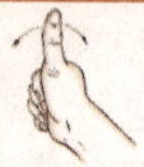	1~3

曲泽穴

心病需要曲泽医

别名： 无。

命名： 曲，隐秘的意思；泽，沼泽的意思。“曲泽”的意思是指心包经气血在此汇合。

部位： 属手心包经经脉的穴道，在人体的肘横纹中，当肱二头肌腱的尺侧缘。

主治疾病： 心痛、善惊、身热、烦渴口干、风疹、心神昏乱、心悸、心肌炎、中暑、胃痛、呕吐、腹泻、急性肠胃炎。

自我按摩： 用大拇指指尖垂直按压穴位，有酸、胀、痛的感觉。每天早晚，左右各按压1次，每次1～3分钟。

精确取穴

曲泽穴位于人体的肘横纹中，当肱二头肌腱的尺侧缘。

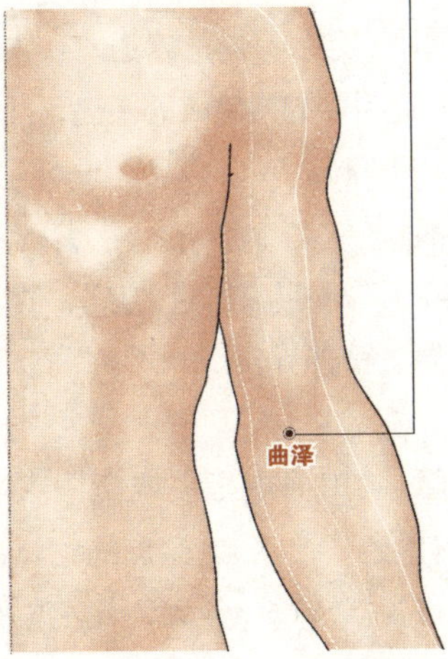

取穴技巧

正坐伸肘，掌心向上，微曲约45°，以另手轻握肘尖，四指在外，弯曲大拇指，用指尖垂直按压穴位即是。

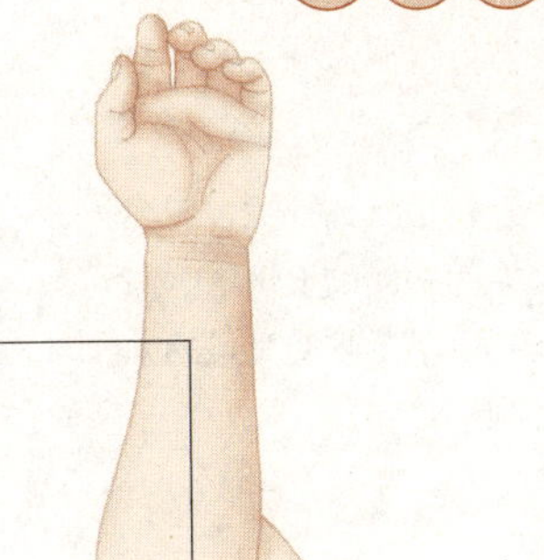

程度	拇指压法	时间/分钟
重	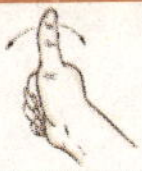	1~3

内关穴

怀孕妈妈必按穴

别名：阴维穴。

命名：内，内部；关，关卡。“内关”是指心包经的体表经水由此穴位注入体内。

部位：属手心包经经脉的穴道，在人体的前臂掌侧，从近手腕的横皱纹的中央，往上大约三指宽的中央部位。

主治疾病：害喜、晕车、手臂疼痛、头痛、眼睛充血、胸肋痛、上腹痛、腹泻、痛经、心绞痛、精神异常、风湿疼痛、胃痛、落枕。

自我按摩：用拇指指尖或指甲尖垂直掐按穴位，有特别酸、胀、微痛的感觉。每天早晚，左右各掐按1～3分钟，先左后右。

精确取穴

位于前臂正中，腕横纹上2寸，在桡侧屈腕肌腱同掌长肌腱之间。

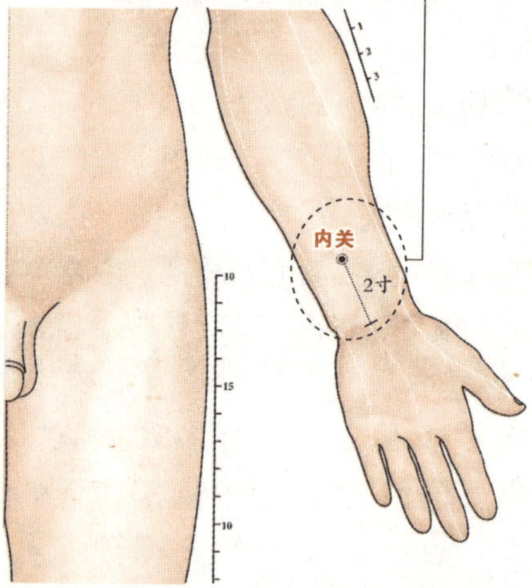

取穴技巧

将右手三个手指头并拢，无名指放在左手腕横纹上，这时右手食指和左手手腕交叉点的中点，就是内关穴。

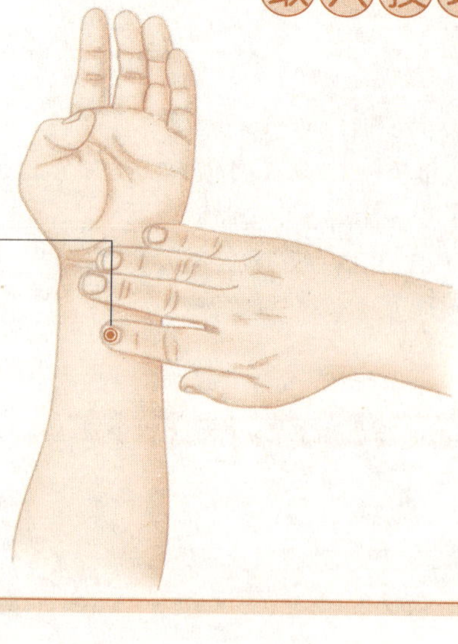

程度	食指压法	时间/分钟
重		1~3

支沟穴

摆脱便秘的秘密

别名： 飞虎穴、飞处穴。

命名： 支，指树枝的分叉；沟，沟渠。“支沟”的意思是指三焦经气血在这个穴位吸热扩散。

部位： 属手三焦经经脉的穴道，位于人体的前臂背侧，当阳池穴与肘尖的连线上，腕背横纹上3寸，尺骨与桡骨之间。

主治疾病： 便秘、耳鸣、耳聋、肩臂痛、胸胁胀满、肋间神经痛、乳汁分泌不足、产后血晕。

自我按摩： 中指指尖垂直下压，揉按穴位，会有酸、痛的感觉。每天早晚各揉按1次，每次左右各揉按1～3分钟，先左后右。

精确取穴

穴位于人体的前臂背侧，当阳池穴与肘尖的连线上，腕背横纹上3寸，尺骨与桡骨之间。

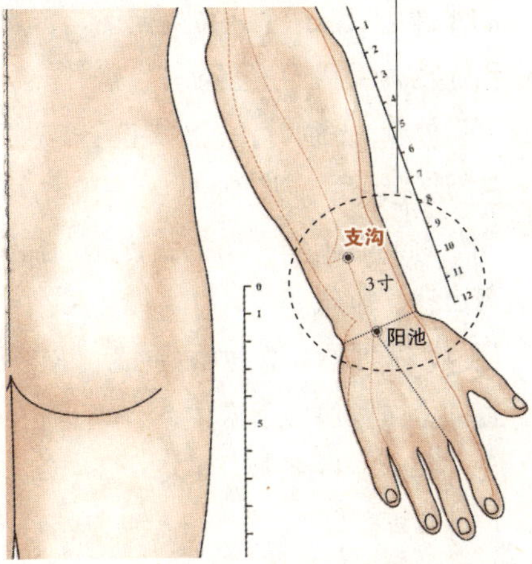

取穴技巧

正坐，手平伸，屈肘，掌心向自己，肘臂弯曲约成90°。用另一手轻握手腕下，大拇指在内侧，四指弯曲置于外侧，食指指尖在阳池穴上，那么小指指尖所在位置即是支沟穴。

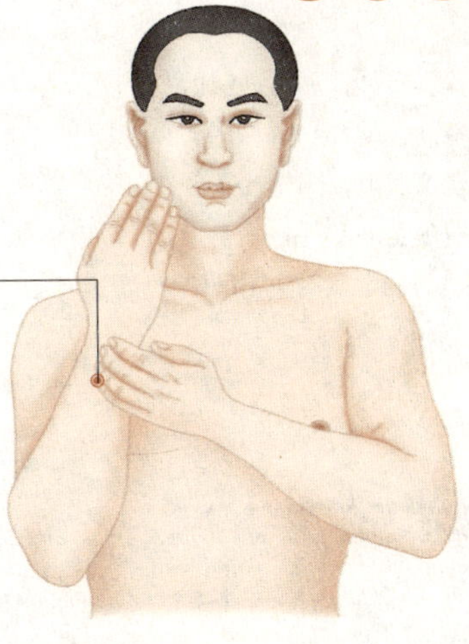

程度	中指折叠法	时间/分钟
重	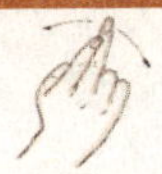	1~3

天井穴

去火气治睑腺炎

别名： 无

命名： 天，天部的意思；井，孔隙通道的意思。“天井”的意思是指三焦经吸热上行的水浊之气在这个穴位处聚集。

部位： 属手三焦经经脉的穴道，位于人体的手臂外侧，屈肘时，当肘尖直上1寸凹陷处。

主治疾病： 睑腺炎、淋巴结核、偏头痛、颈痛、项痛、肩痛、背痛，扁桃腺炎、荨麻疹、瘿气。

自我按摩： 弯曲中指(或食指)以指尖垂直向上按摩肘尖下穴位，有酸、胀、麻的感觉。每天早晚各按压1次，每次左右各按压1～3分钟。

精确取穴

该穴位于人体的臂外侧，屈肘时，当肘尖直上1寸凹陷处。

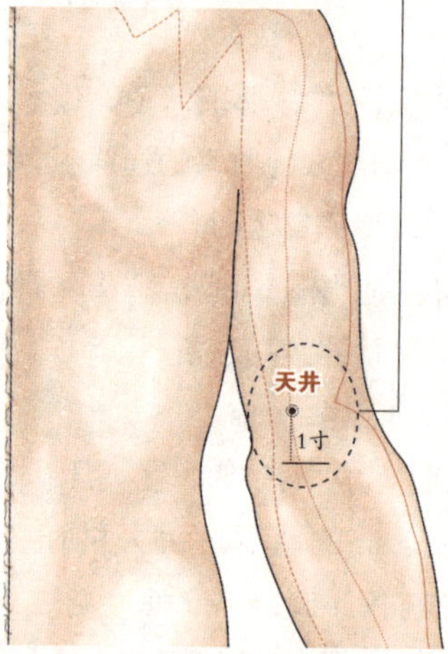

取穴技巧

正坐，手平伸，屈肘，前臂垂直地面，掌心向内。用另一手轻握肘下，四指在下，大拇指在上，用中指(或食指)指尖垂直向上压肘尖下凹陷的穴位即是。

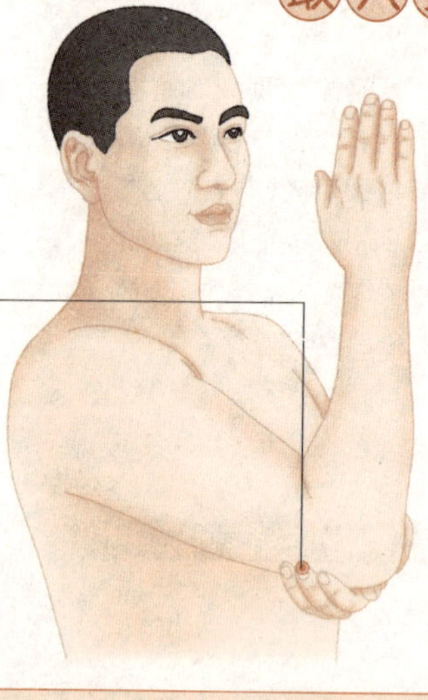

程度	中指折叠法	时间/分钟
重	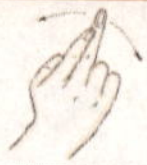	1~3

消泺穴

不花钱的减肥法

精确取穴

在臂外侧，当清冷渊穴与臑会穴连线中点处。

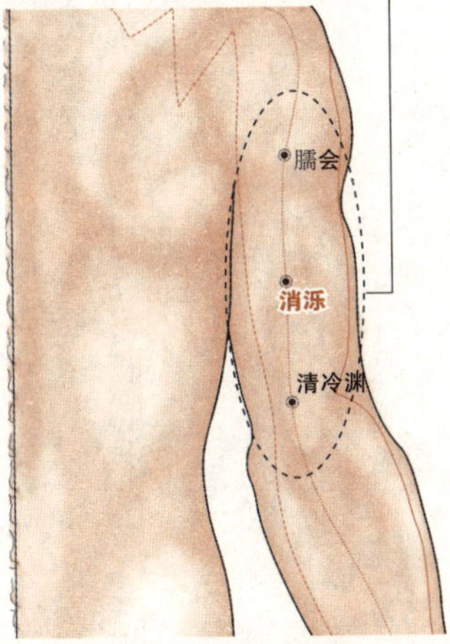

别名： 臑穴、臑交穴、臑俞穴。

命名： 消，溶解、消耗的意思；泺，水名，指湖泊。“消泺”的意思是指三焦经经气在这处穴位冷降为地部经水。

部位： 在肱三头肌肌腹的中间；有中侧副动、静脉；布有臂背侧皮神经及桡神经。

主治疾病： 肥胖、头痛、颈项强痛、臂痛、齿痛、癫痫。

自我按摩： 双手交叉，一手掌心置于另一手手臂上，四指并拢向消泺穴施加压力，一压一松，每次3～5分钟，早晚各1次。

取穴技巧

正立，双手下垂，先用左手手掌置于右手臂中间位置，再将右手掌置于左手臂中间位置，左右手四指向手臂施加压力，中指所在的位置即是。

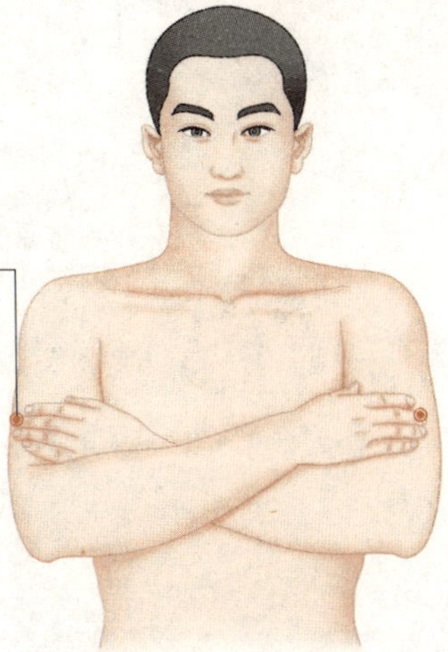

程度	四指压法	时间/分钟
重	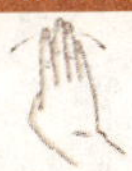	3~5

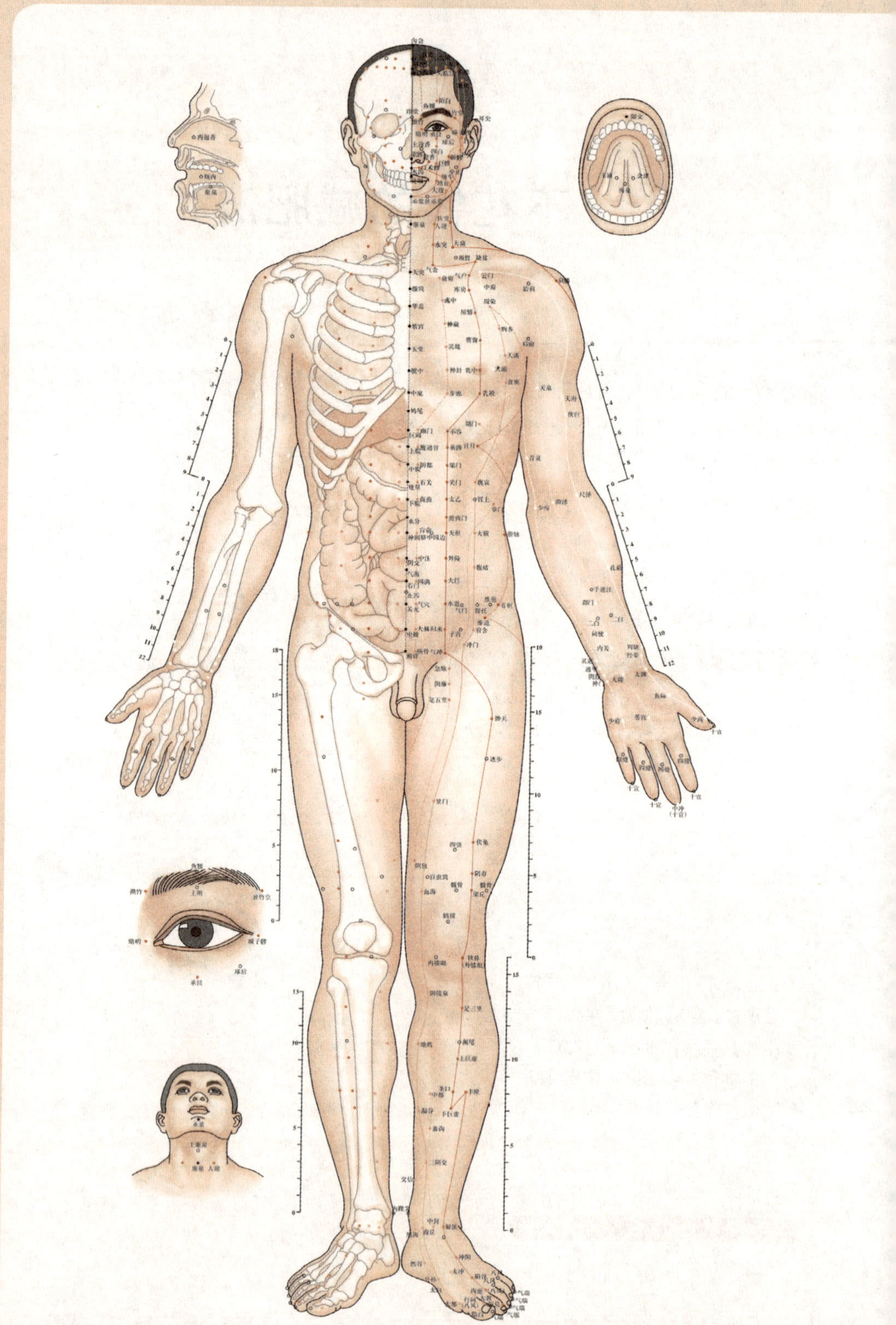

鱼腰
攒竹
上明
丝竹空
睛明
瞳子髎
球后
承泣
承浆
上廉泉
廉泉
人迎

第七章

下肢穴位有特效

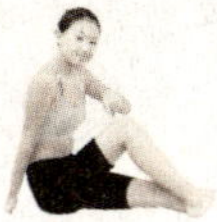
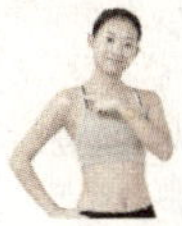
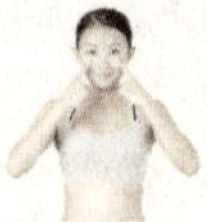
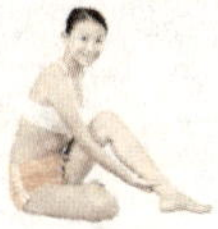
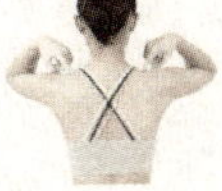
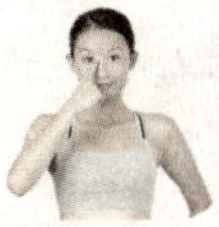
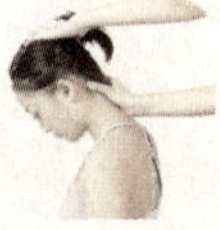
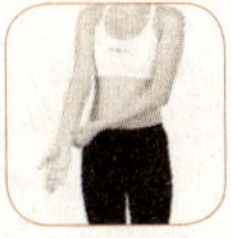

解溪穴

脚踝疼痛找解溪

别名： 草鞋带穴、鞋带穴。

命名： 解，散的意思；溪，地面流行的经水。“解溪”的意思就是指胃经的地部经水由本穴解散并流溢四方。

部位： 属于足胃经经脉的穴道，在足背踝关节横纹的中点，两筋之间的凹陷处。

主治疾病： 脚踝疼痛、牙疼、烦心、目赤、眩晕、腹胀、便秘、脚腕痛、下肢痿痹、肾炎、肠炎、神经性头痛、胃肠炎。

自我按摩： 以中指指腹向内用力按压穴位，每天早晚各按1次，每次1～3分钟。

精确取穴

足背与小腿交界处的横纹中央凹陷处，当拇长伸肌腱与趾长伸肌腱之间。

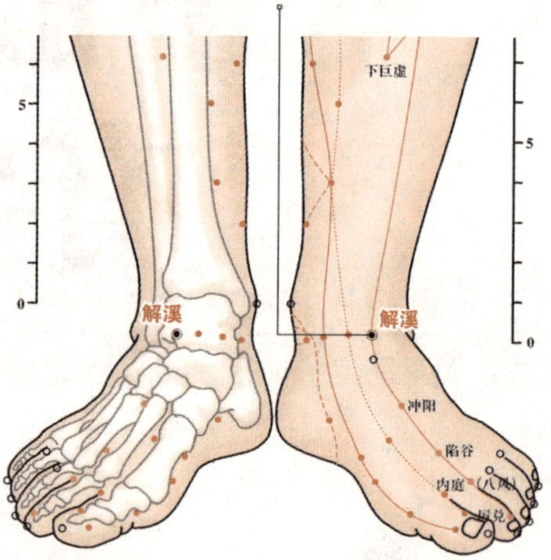

取穴技巧

正坐，一腿屈膝，脚放平，用同侧的手掌抚膝盖处，大拇指在上、四指指腹循胫骨直下至足腕处，在系鞋带处、两筋之间的凹陷即是该穴。

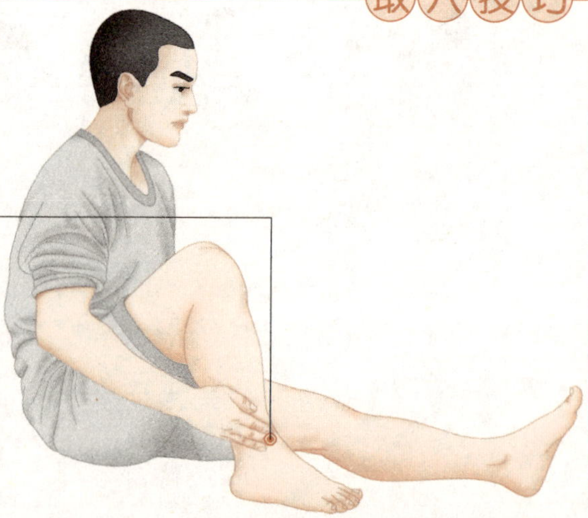

程度	中指折叠法	时间/分钟
重	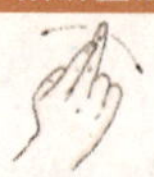	1~3

内庭穴

牙龈肿痛找内庭

别名： 无。

命名： 内，指深处；庭，指居处；因为此处穴位对喜静卧、恶闻声等病症具有疗效，患了这样的病症之后，就好似要深居在内室之中，闭门独处，不闻人声，所以名叫内庭。

部位： 属足胃经经脉的穴道，在足的次趾与中趾之间，脚叉缝尽处的陷凹中。

主治疾病： 牙龈肿痛、齿龈炎、扁桃体炎、胃痛、跖趾关节痛、风疹块、急性肠胃炎、流鼻血。

自我按摩： 弯曲大拇指，用指尖下压揉按穴位，早晚各1次，先左后右，各揉按1～3分钟。

精确取穴

足背第二、第三趾间缝纹端处。

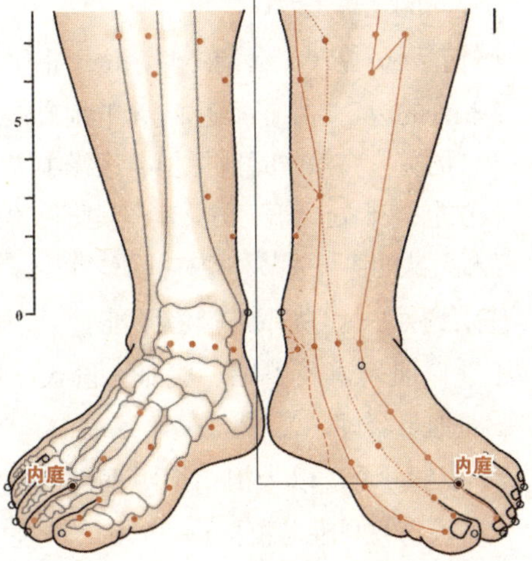

取穴技巧

正坐屈膝，把脚抬起，放另一腿上，用对侧手的四指置脚掌底托着，手大拇指在脚背，并置于次趾与中趾之间，脚叉缝尽处的陷凹中即是。

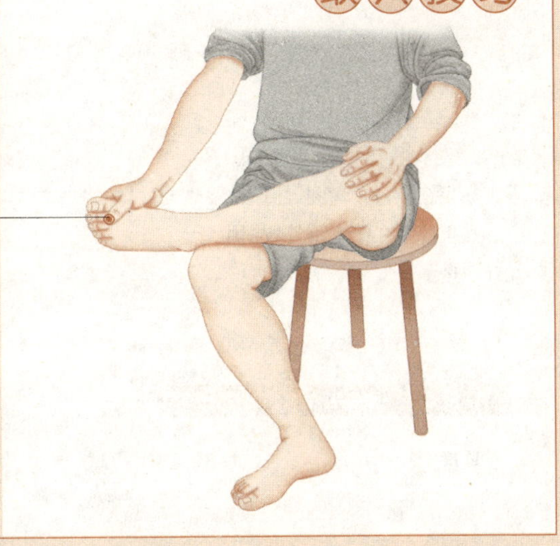

程度	拇指压法	时间/分钟
适度		1~3

厉兑穴

常按厉兑睡眠好

别名：无。

命名：“厉”的意思是危、病；“兑”的意思是“口”。

部位：厉兑穴在食指外侧，位于指甲生长处的边角向中指靠近2毫米的地方；第二厉兑穴在第二足趾甲根、边缘中央下方的2毫米处；第三厉兑穴在右脚的第三根趾头的第一关节和第二关节之间。

主治疾病：失眠、口噤不能食、口歪、口肌麻痹及萎缩、腹胀、肝炎、脑贫血、鼻衄、足冷。

自我按摩：以大拇指指甲垂直掐按穴位，每日早晚各掐按1～3分钟，先左后右。

精确取穴

足部第二趾末节外侧，距趾甲角0.1寸处。

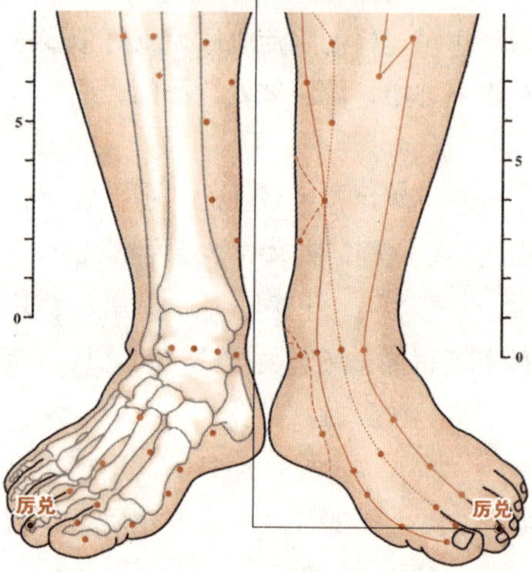

取穴技巧

正坐屈膝，把脚抬起放在另一腿上。用对侧手的四指置脚底托着，拇指在脚背。弯曲大拇指下压，其指甲所在第二趾外侧指甲角处即是。

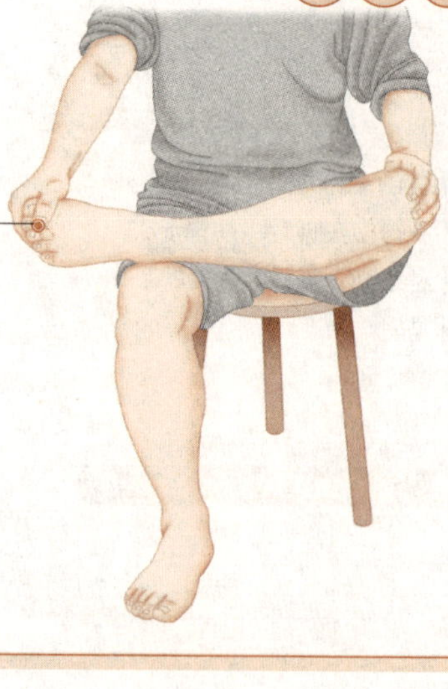

程度	拇指压法	时间/分钟
适度	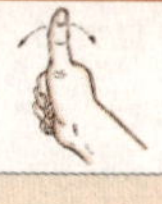	1~3

隐白穴

止血要快按隐白

别名： 鬼垒穴、鬼眼穴、阴白穴。

命名： 隐，隐秘、隐藏的意思；白，指肺的颜色、气。“隐白”的意思就是指脾经体内经脉的阳热之气由此穴外出脾经体表经脉。

部位： 属足脾经经脉上的穴位，在足大趾末节内侧，距离趾甲角大约0.1寸。

主治疾病： 月经崩漏、痛经、小儿疳积、小儿惊风、肠炎、腹泻、腹胀、便血、尿血、癫狂。

自我按摩： 用大拇指指甲垂直掐按穴位，每日早晚各按1次，每次左右各掐按1～3分钟。

精确取穴

足大趾内侧趾甲角旁0.1寸处。

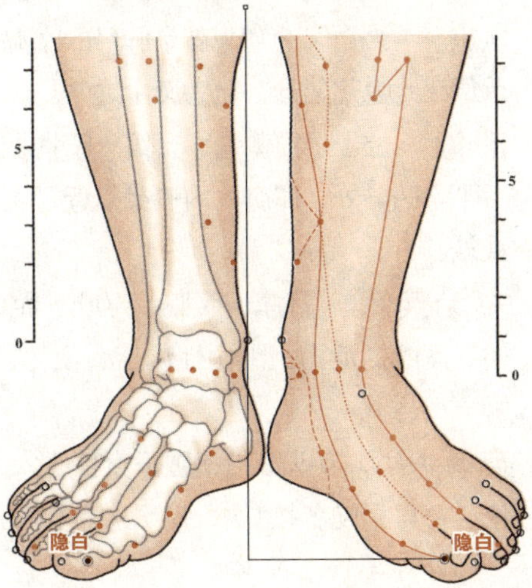

取穴技巧

正坐，把脚抬起，放置另一大腿上。用另一手大拇指按压足大趾内侧趾甲角旁即是。

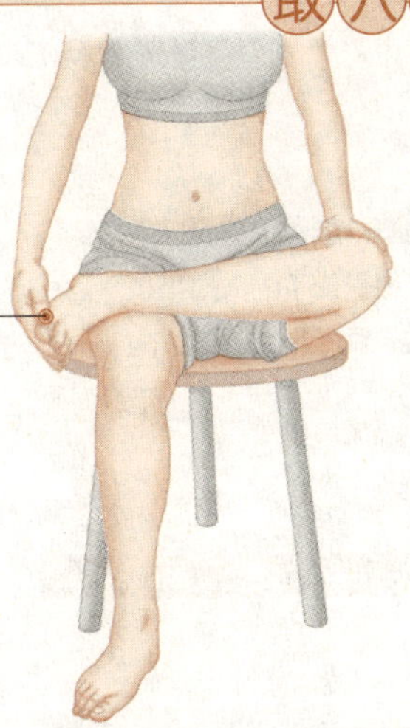

程度	拇指压法	时间/分钟
适度		1~3

太白穴

健脾强胃有太白

别名： 大白穴。

命名： 太，大的意思；白，肺的颜色，气也。“太白”的意思就是脾经的水湿云气在此吸热蒸升，化为肺金之气。

部位： 位于足内侧缘，当第一跖骨小头后下方凹陷处，即脚的内侧缘靠近足大趾处。

主治疾病： 胃痛、腹胀、呕吐、呃逆、肠鸣、泄泻、细菌性痢疾、便秘、脚气、痔漏。

自我按摩： 以拇指指腹垂直按压穴位，每日早晚各按1次，每次左右各按压1～3分钟。

精确取穴

足内侧缘，足大趾本节(第一跖骨关节)后下方赤白肉际凹陷处。

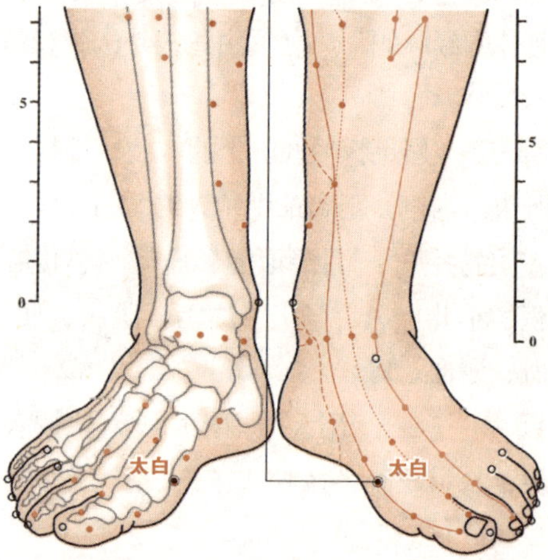

取穴技巧

正坐，把脚抬起，放置另一大腿上，以另一侧手的大拇指按脚的内侧缘靠近足大趾的凹陷处即是。

程度	拇指压法	时间/分钟
适度	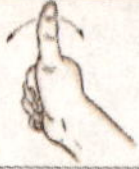	1~3

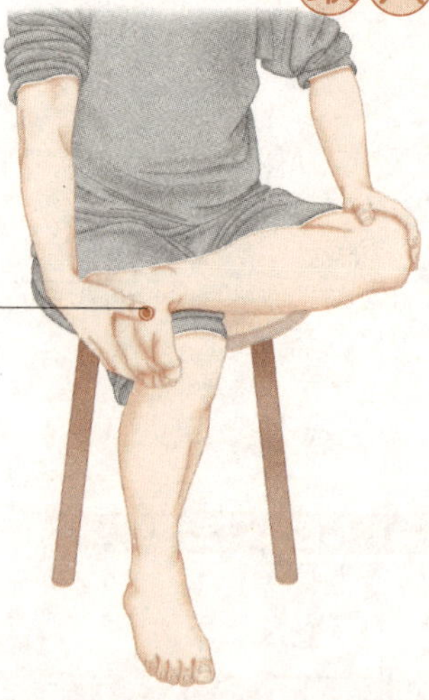

公孙穴

调理脾胃保健师

别名： 无。

命名： 公孙，即公之辈与孙之辈，指此处穴位内的气血物质与脾土之间的关系。

部位： 属足脾经经脉的穴道，位于人体足内侧缘，当第一跖骨基底部的前下方。

主治疾病： 胃痛、腹痛、呕吐、腹泻、痢疾、风湿性心脏病、月经不调、足踝痛、颜面水肿、食欲不振、胸闷、腹胀。

自我按摩： 大拇指弯曲，指尖垂直揉按穴位。每天早晚各揉按1次，每次揉按1～3分钟。

精确取穴

足内侧第一跖骨基底部前下缘，第一趾关节后1寸处。

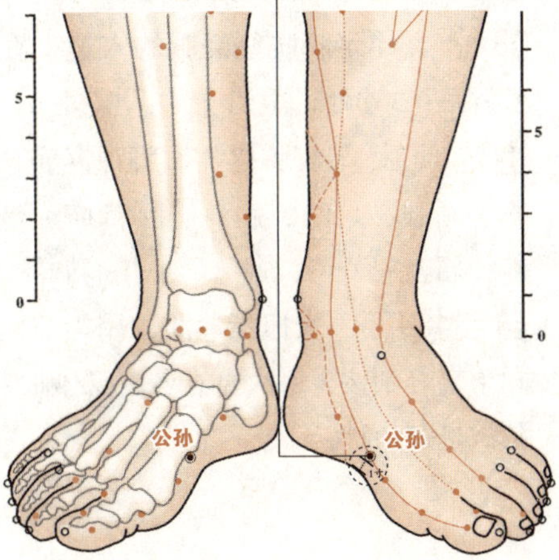

取穴技巧

正坐，将左足翘起放在右腿上。将另一侧手的食指与中指并拢，中指位于足内侧大趾的关节后，则食指所在位置即是。

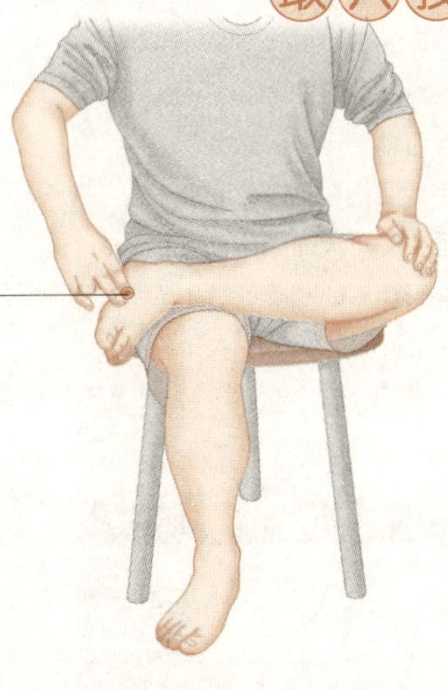

程度	拇指压法	时间/分钟
适度	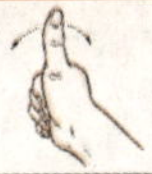	1~3

昆仑穴

常按昆仑腿不疼

别名： 上昆仑穴。

命名： 昆仑，广漠无垠的意思，指膀胱经的水湿之气在这里吸热上行。

部位： 属足膀胱经经脉的穴道，在足外踝后0.5寸处，跟骨上的凹陷处。

主治疾病： 脚腕疼痛、脚踝疼痛、头痛、项强、目眩、肩痛、腰背痛、坐骨神经痛、关节炎、脚气、小儿搐搦。

自我按摩： 大拇指弯曲，用指节由上向下轻轻刮按，每次左右各(或双侧同时)刮按1～3分钟。

精确取穴

足部外踝后方，当外踝尖与跟腱之间的凹陷处即是。

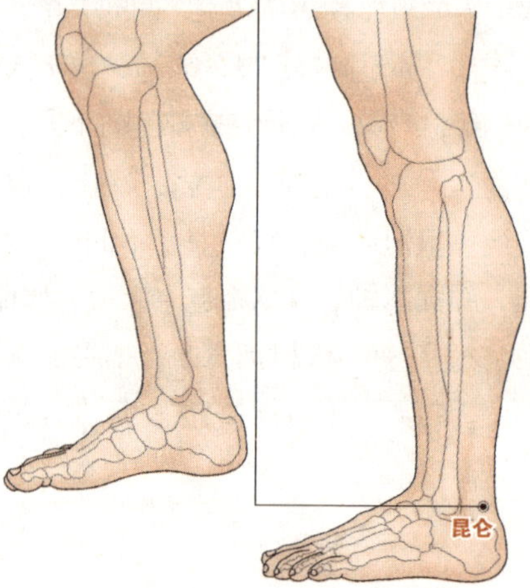

取穴技巧

正坐垂足，将要按摩的脚稍向斜后方移至身体侧边，脚跟抬起。用同侧手，四指在下，掌心朝上扶住脚跟底部。大拇指弯曲，指腹置于外脚踝后的凹陷处，则大拇指所在位置即是。

程度	拇指压法	时间/分钟
轻	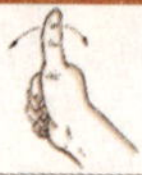	1~3

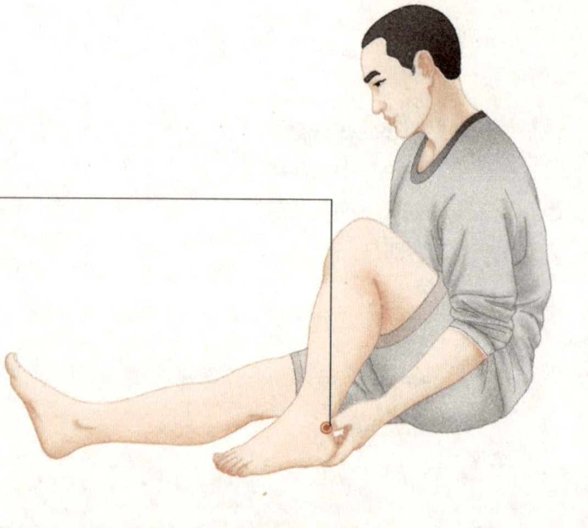

申脉穴

宁神止痛不眩晕

别名： 鬼路穴、阳跷穴。

命名： 申，指这个穴位在八卦中属金，因为穴内物质为肺金特性的凉湿之气；脉，脉气的意思。“申脉”的意思是指膀胱经的气血在此变为凉湿之性。

部位： 人体申脉穴位于足外侧部，外踝直下方凹陷中。

主治疾病： 头痛、眩晕、癫痫、腰腿酸痛、目赤肿痛、失眠、踝关节扭伤、内耳眩晕、精神分裂症。

自我按摩： 正坐垂足，脚跟抬起，用同侧的手，四指在下，掌心朝上，扶住脚跟底部；用拇指的指腹按揉穴位，左右两穴，每次各按揉1～3分钟。

精确取穴

人体的足外侧部位，脚外踝中央下端1厘米凹陷处即是。

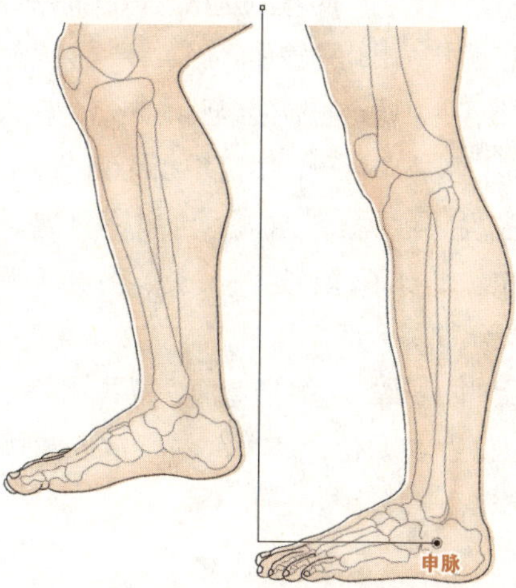

取穴技巧

正坐垂足，将要按摩的脚稍向斜后方移至身体侧边，脚跟抬起。用同侧手，四指在下，掌心朝上扶住脚跟底部。大拇指弯曲，指腹置于外脚踝后的凹陷处，则大拇指所在位置即是。

程度	拇指压法	时间/分钟
轻	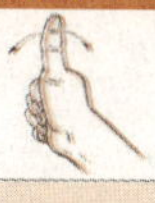	1~3

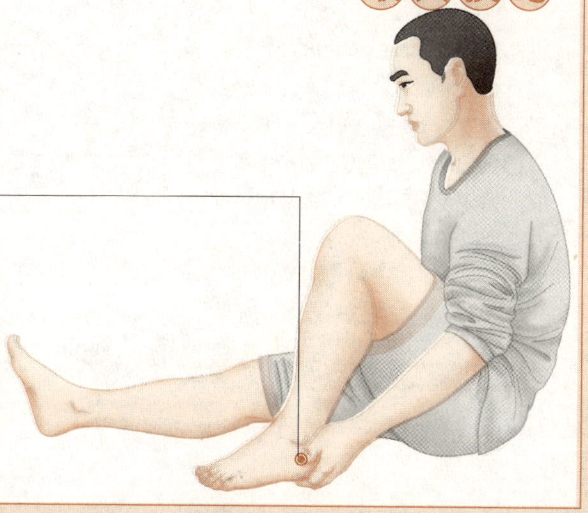

至阴穴

矫正胎位有特效

别名： 无

命名： 至，极的意思；阴，寒、水的意思。“至阴”的意思是指人体内膀胱经的寒湿水气由此外输体表。

部位： 属足膀胱经经脉的穴道，在人体足小趾末节外侧，距趾甲角约0.1寸。

主治疾病： 头痛、目痛、鼻塞、鼻衄、半身不遂、足关节炎、月经不调、更年期综合征。

自我按摩： 拇指弯曲，以指甲垂直下压，掐按穴位，每次左右各(或双侧同时)掐按1～3分钟。

精确取穴

人体的足小趾末节外侧，距趾甲角0.1寸处即是。

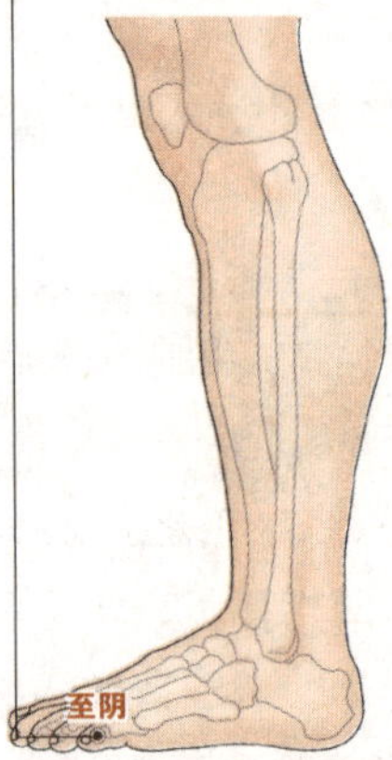

取穴技巧

正坐垂足，将要按摩的脚稍向斜后方移至身体侧边。脚跟着地，脚趾斜向外侧翘起。俯身弯腰，同侧手末四指握脚底，掌心朝上，拇指弯曲，置于足小趾端外侧，趾甲角旁，则拇指指尖所在的位置即是。

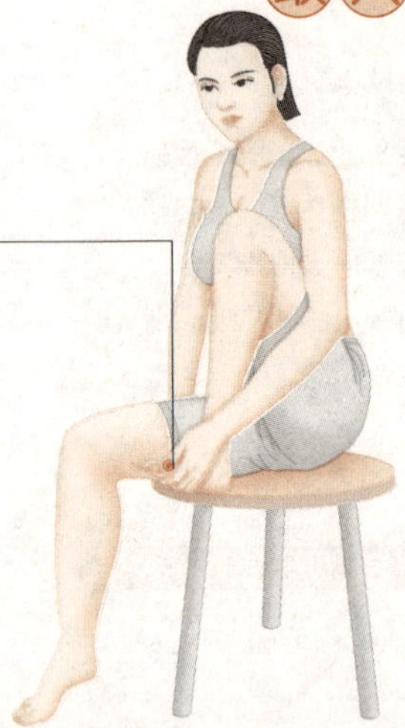

程度	拇指压法	时间/分钟
轻	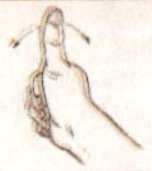	1~3

涌泉穴

搓脚心好处多多

别名： 无。

命名： 涌，溢出的意思；泉，泉水。“涌泉”是指体内肾经的经水从此处穴位溢出体表，所以称“涌泉”。

部位： 属足肾经经脉的穴道。在足底足前部的凹陷处，第二、第三趾的趾缝纹头端和足跟连线的前1/3处。

主治疾病： 精神分裂症、阳痿、失眠、多眠症、高血压、晕眩、焦躁、糖尿病、过敏性鼻炎、更年期障碍、怕冷症、肾脏病。

自我按摩： 用一侧的手轻握住另一侧的脚，四指放在脚背，用大拇指的指腹从下往上推按穴位，有痛感。左右脚心每日早晚各推按1～3分钟。

精确取穴

第二、第三趾趾缝纹头端与足跟连线的前1/3处。

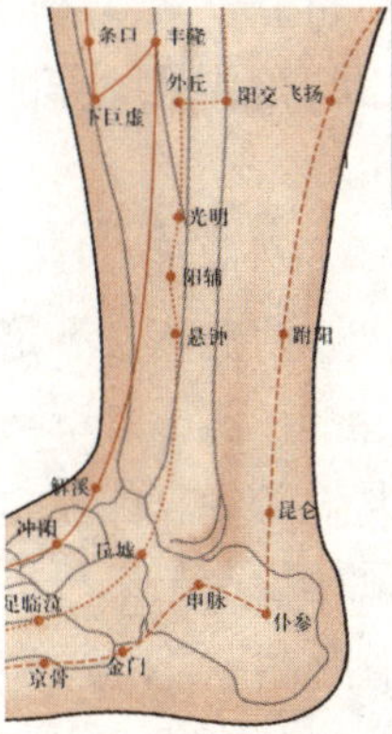

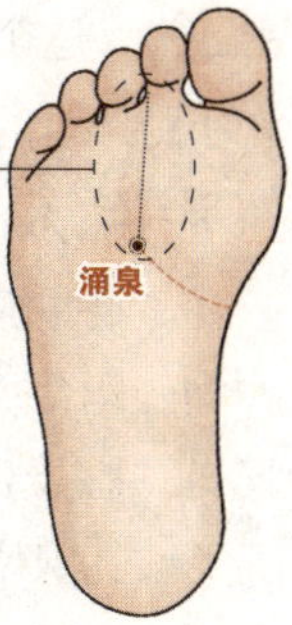

取穴技巧

正坐，翘一足于另一膝上，足掌朝上，用另一手轻握，四指置于足背，弯曲大拇指按压处即是。

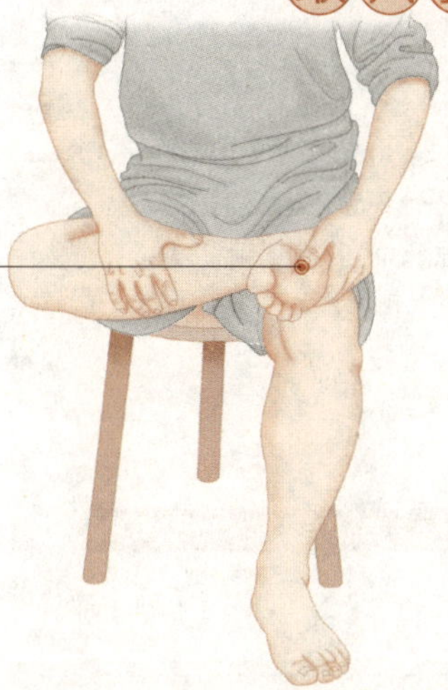

程度	拇指压法	时间/分钟
重	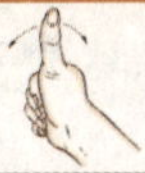	1~3

足临泣穴

脚上功夫治头痛

别名： 无。

命名： 足，指穴位在足部；临，居高临下的意思；泣，眼泪。“足临泣”指胆经的水湿风气在此化雨冷降。

部位： 这个穴位在足背的外侧，第四趾和小趾跖骨的夹缝中。

主治疾病： 头痛、目外眦痛、目眩、瘰疬、胁肋痛、疟疾、痹痛不仁、足跗肿痛、胆经头痛、腰痛、肌肉痉挛、结膜炎、胆囊炎、中风、神经官能症、乳腺炎、乳腺增生、颈淋巴结结核。

自我按摩： 用大拇指的指腹按揉穴位，有酸、胀、痛的感觉；先左后右，两侧穴位每次按揉1～3分钟。

精确取穴

位于足背外侧，第四趾关节的后方，小趾伸肌腱的外侧凹陷处。

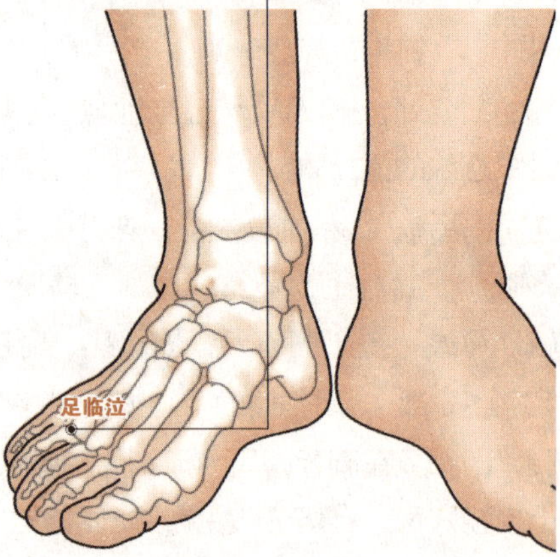

取穴技巧

正坐，垂足，抬左足翘置于座椅上，伸左手，轻握左脚趾，四指在下，弯曲大拇指，用指甲垂直轻轻掐按穴位即是。

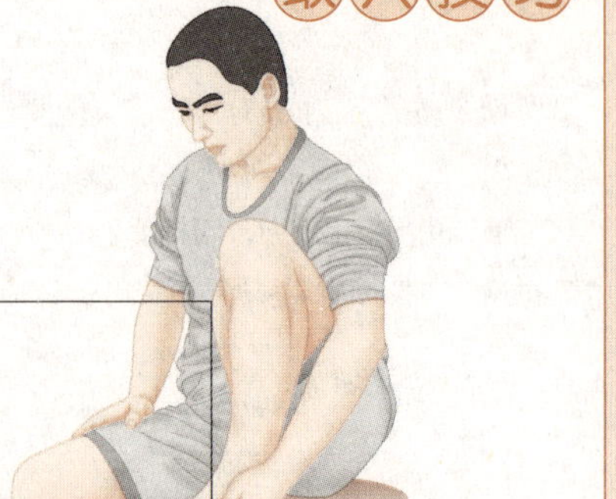

程度	拇指压法	时间/分钟
重	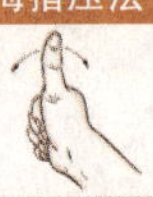	1~3

足窍阴穴

定咳顺气必点穴

别名： 无。

命名： 足，指穴位在足部；窍，空窍的意思；阴，指穴内物质为阴性水液。“足窍阴”的意思是指胆经经水由此穴回流体内的空窍之处。

部位： 属足胆经经脉的穴道，位于人体的第四趾末节外侧，距趾甲角0.1寸。

主治疾病： 偏头痛、目眩、目赤肿痛、耳聋、耳鸣、喉痹、胸胁痛、足跗肿痛、多梦、热病、脑贫血、胆道蛔虫症。

自我按摩： 用大拇指指腹揉按穴位，有酸、胀、痛的感觉。每次左右各揉按1～3分钟，先左后右。

精确取穴

该穴位于人体脚背部的第四趾末节外侧，距趾甲角0.1寸。

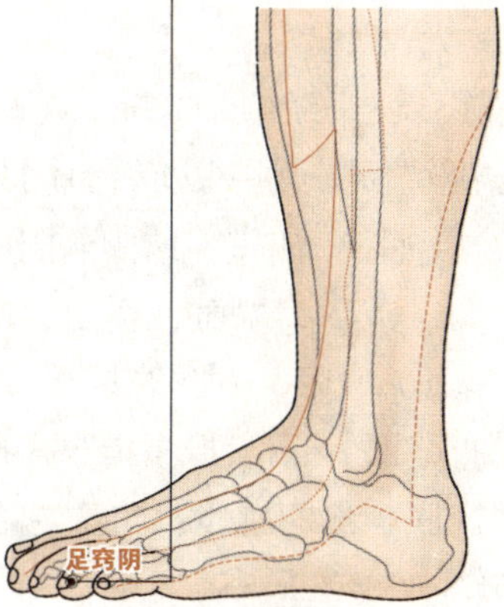

取穴技巧

正坐，垂足，抬左足翘置于座椅上，伸左手，轻握左脚趾，四指在下，弯曲大拇指，用指甲垂直轻轻掐按穴位即是。

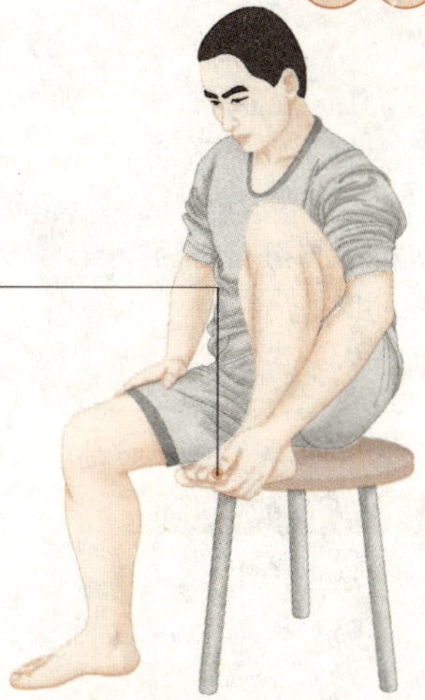

程度	拇指压法	时间/分钟
重	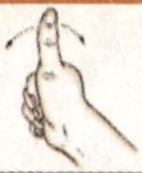	1~3

大敦穴

缓解焦躁的情绪

别名： 水泉穴、大训穴、大顺穴。

命名： 大敦，大树敦的意思，这里指穴内气血的生发特性。本穴物质为体内肝经外输的温热水液，本穴又是肝经之穴，所以名“大敦”。

部位： 属足肝经经脉的穴道，在人体足部，大趾(靠第二趾一侧)甲根边缘约0.1寸处。

主治疾病： 疝气、缩阴、阴中痛、月经不调、带下、尿血、癃闭、遗尿、淋疾、癫狂、痫症、小腹疼痛。

自我按摩： 用大拇指指腹揉按穴位，有酸、胀、痛的感觉。每次左右各揉按3～5分钟，先左后右。

精确取穴

人体大敦穴位于足大趾末节外侧，距趾甲角0.1寸。

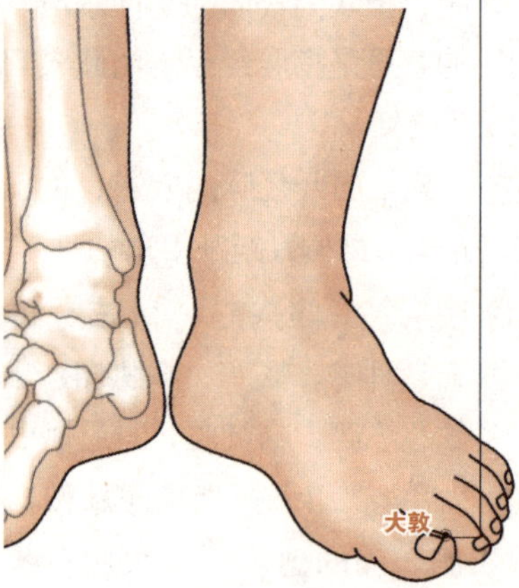

取穴技巧

正坐，垂足，屈曲左膝，抬左足置于椅上，用左手轻握左脚趾，四指在下，弯曲大拇指，以指甲尖垂直掐按穴位即是。

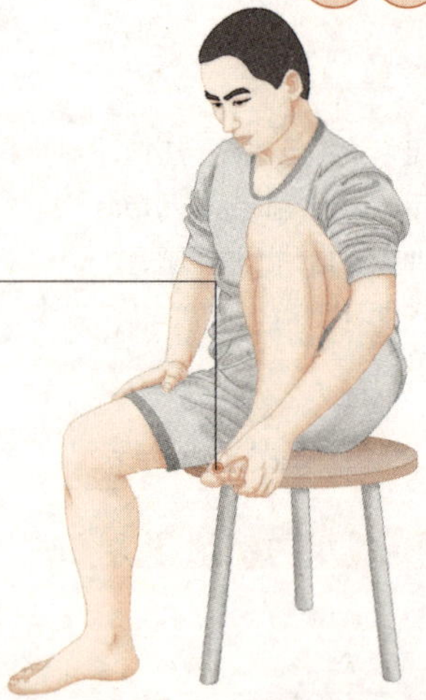

程度	拇指压法	时间/分钟
重	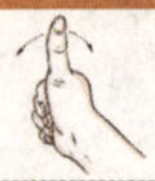	3~5

太冲穴

不吃药也能降压

别名： 大冲穴。

命名： 太，大的意思；冲，冲射之状。“太冲”的意思是指肝经的水湿风气在此穴位向上冲行。

部位： 属足肝经经脉的穴道，在足背侧，第一、二趾跖骨连接部位中。用手指沿拇趾和次趾的夹缝向上移压，到能够感觉到动脉的时候即该穴。

主治疾病： 头痛、眩晕、高血压、失眠、肝炎、月经不调、耳聋、子宫出血、乳腺炎。

自我按摩： 以食指和中指指尖垂直由下往上揉按，有特殊胀、酸、疼痛的感觉。每次左右各按揉3～5分钟，先左后右。

精确取穴

该穴位于人体脚背部第一、二趾跖骨结合部之前凹陷处。

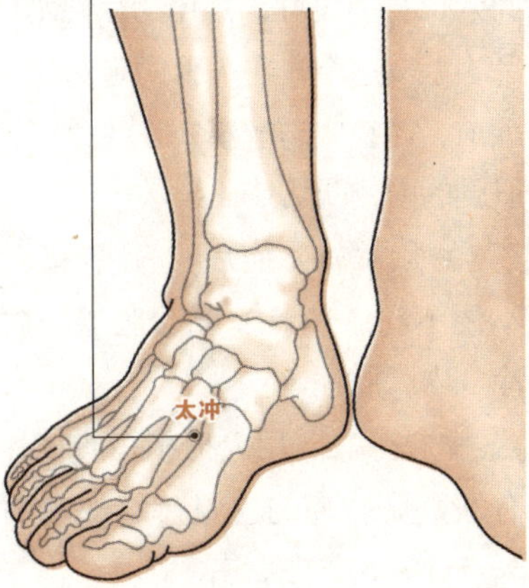

取穴技巧

正坐，垂足，曲左膝，举脚置座椅上，臀前，举左手，手掌朝下置于脚背，弯曲中指，中指指尖所在的位置即是。

程度	二指压法	时间/分钟
轻	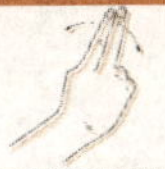	3~5

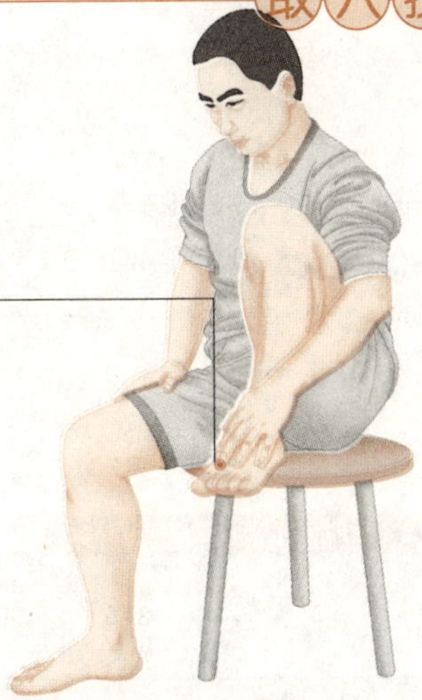

中封穴

关爱男人每一天

别名： 悬泉穴。

命名： 中，正中的意思；封，封堵的意思。“中封”的意思是指肝经风气在此穴位势弱缓行，并化为凉性水气。

部位： 这个穴在人体的足背侧，当足内踝前，商丘穴与解溪穴连线之间，胫骨前肌腱的内侧凹陷处。

主治疾病： 疝气、阴茎痛、梦遗、小便不利、黄疸、胸腹胀满、腰痛、足冷、内踝肿痛。

自我按摩： 用大拇指指腹揉按穴位，有酸、胀、痛的感觉。每次左右各揉按3~5分钟，先左后右。

精确取穴

该穴位于人体的足背侧，足内踝前1寸处。

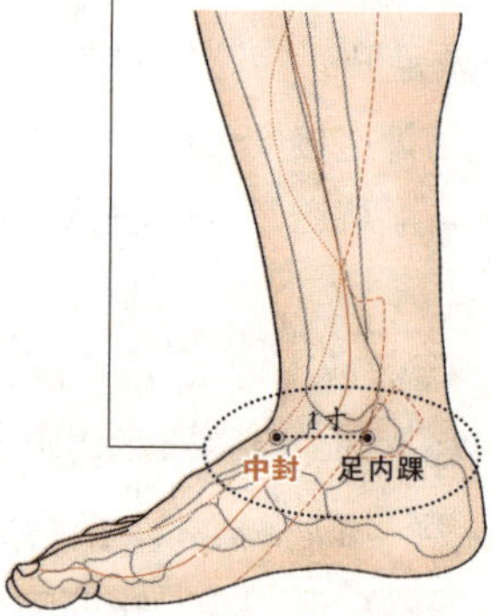

取穴技巧

正坐，将右脚置于左腿上，左手掌从脚后跟处握住，四指在脚后跟，拇指位于足内踝外侧，拇指的位置即是。

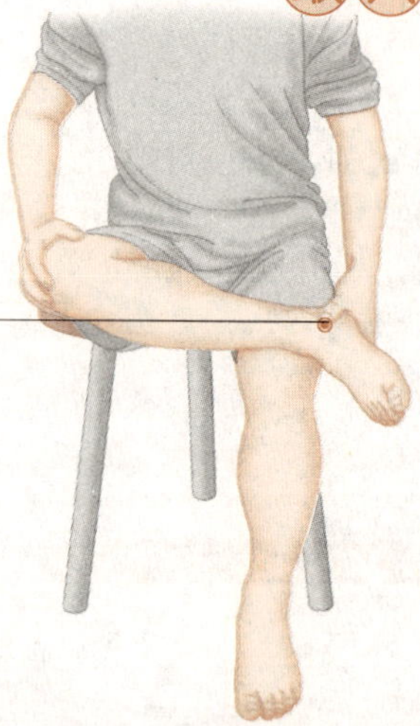

程度	拇指压法	时间/分钟
重	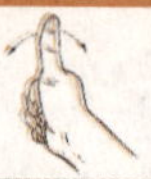	3~5

伏兔穴

常按伏兔腰腿好

别名： 外沟穴、外丘穴。

命名： 伏，停伏、降伏的意思；兔，五行中属卯木，喻风。“伏兔”的意思就是指胃经气血物质中的脾土微粒在此沉降堆积。

部位： 属足胃经经脉的穴道，在人体的大腿前面，髂前上棘与髌骨外侧端的连线上，髌骨上6寸处。

主治疾病： 腰痛、膝冷、下肢神经痛、下肢麻痹瘫痪、膝关节炎、荨麻疹、疝气、脚气。

自我按摩： 用双手食、中、无名三指垂直揉按，或者可轻握拳，用手背指节突起处揉按。每天早晚各按1次，每次揉按1～3分钟。

精确取穴

大腿前面，髂前上棘与髌骨外侧端的连线上，髌骨上6寸处。

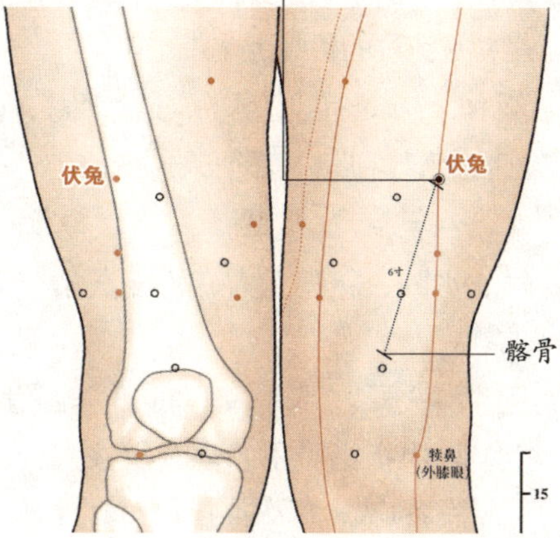

取穴技巧

正坐，双手食、中、无名三指放于大腿的前外侧，从膝盖上线再向上1/3处，其余两指跷起，则中指所在位置即是该穴。

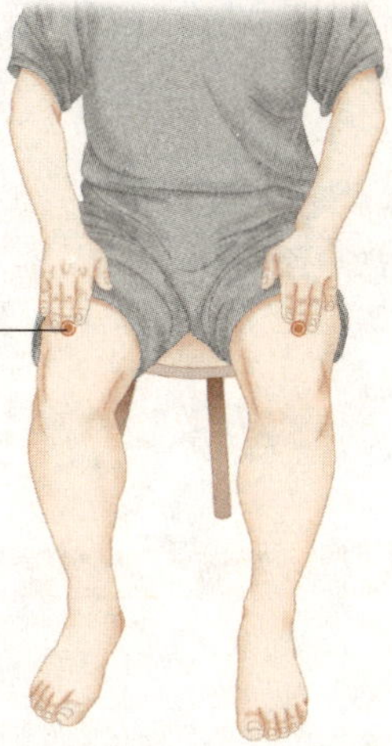

程度	三指压法	时间/分钟
适度		1~3

犊鼻穴

腿疼患者的福音

别名：外膝眼穴。

命名：“犊”的意思是指小牛、脾土；“鼻”的意思是指牵牛而行的上扪之处。“犊鼻”的意思是说此处穴位的地部脾土微粒被流过的胃经经水带走。

部位：属足胃经经脉的穴道。屈膝，在膝部髌骨和髌韧带外侧的凹陷中。

主治疾病：腿膝疼、下肢麻痹、脚气、水肿、膝脚无力，不能久站、大便失禁。

自我按摩：双手掌心向下，轻置膝盖上，以中指指腹用力垂直揉按穴位。每天早晚各1次，每次揉按1～3分钟。

精确取穴

膝部，髌骨下缘，髌韧带(髌骨与胫骨之间大筋)两侧有凹陷，其外侧凹陷中。

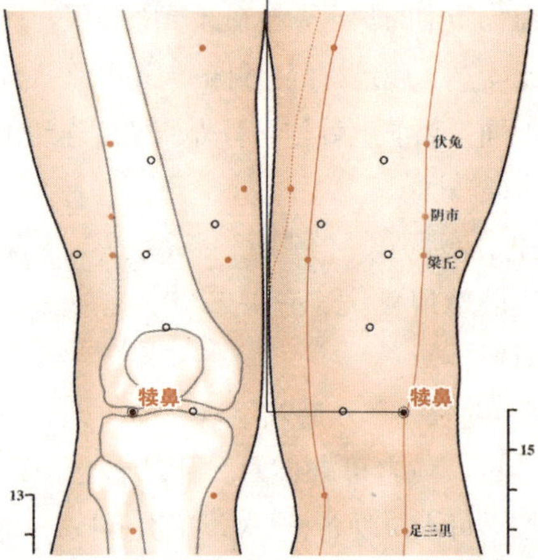

取穴技巧

双手掌心向下，轻置于膝盖上，中指放于膝盖髌骨下外侧的凹陷处，则中指所在位置即是。

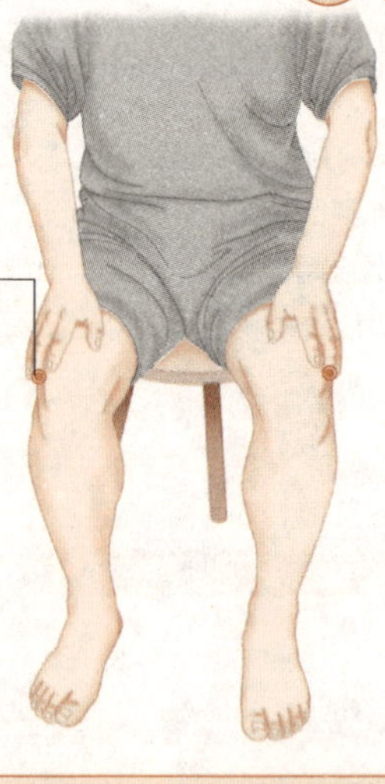

程度	中指折叠法	时间/分钟
适度	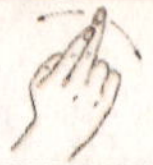	1~3

足三里穴

点足三里治胃病

别名： 无。

命名： 足三里是胃经的合穴，也就是胃脏精气功能的聚集点，主治腹部上、中、下三部之症，因此名为“三里”。

部位： 属足阳明胃经经脉的穴道，位于小腿前外侧，当犊鼻穴下3寸，距胫骨前嵴一横指(中指)处。

主治疾病： 胃肠虚弱、胃肠功能低下、食欲不振、瘿气、肠雷鸣、腹泻、便秘、肝脏疾患、胃痉挛、急慢性胃炎、急慢性肠炎、胃下垂。

自我按摩： 用中指的指腹垂直用力按压穴位，有酸痛、胀、麻的感觉。每天早晚各揉按1次，每次1～3分钟。

精确取穴

外膝眼下3寸，距胫骨前嵴一横指，当胫骨前肌上。

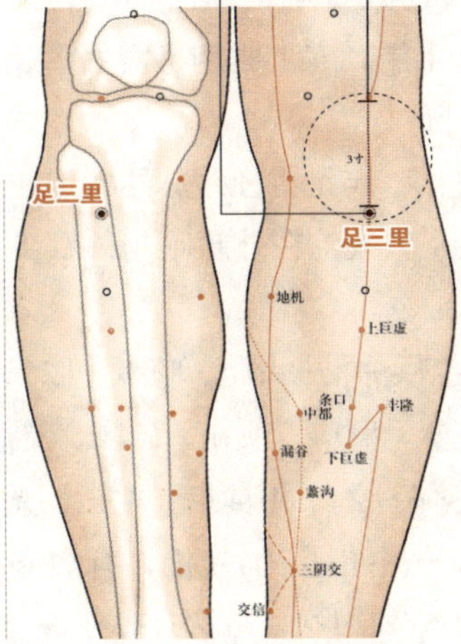

取穴技巧

正坐，屈膝90°，手心对髌骨(左手对左腿，右手对右腿)，手指朝下，无名指指端处即是该穴。

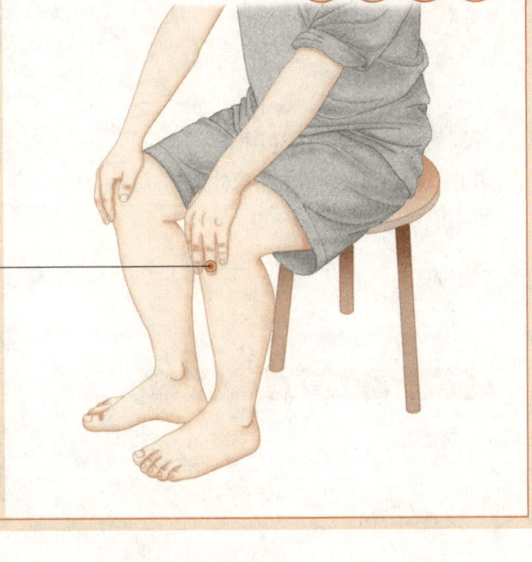

程度	中指折叠法	时间/分钟
重	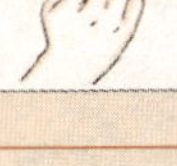	1~3

丰隆穴

按丰隆咳痰不忧

精确取穴

外踝尖上8寸，条口穴外1寸，胫骨前嵴外二横指处。

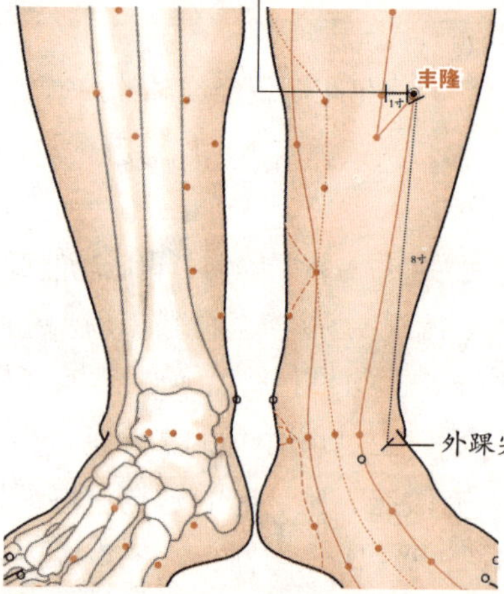

别名： 无。

命名： 丰隆穴是足胃经与足脾经的络穴，因为足胃经谷气(胃食五谷之气)隆盛，至此丰溢，穴上肌肉丰满而隆起，所以名为丰隆。

部位： 属足胃经经脉的穴道，位于足外踝上8寸(大约在外膝眼与外踝尖的连线中点)处。

主治疾病： 头痛、咳嗽、眩晕、下肢神经痉挛、麻痹，便秘、尿闭、支气管炎。

自我按摩： 用食指、中指、无名指的指腹按压(中指用力)穴位，有酸痛感。每天早晚各按揉1次，每次1～3分钟。

取穴技巧

正坐，屈膝、垂足，一手手指放于同侧腿的侧部，其中中指位于外膝眼到外踝尖连线的中点处，则中指所在位置即是该穴。

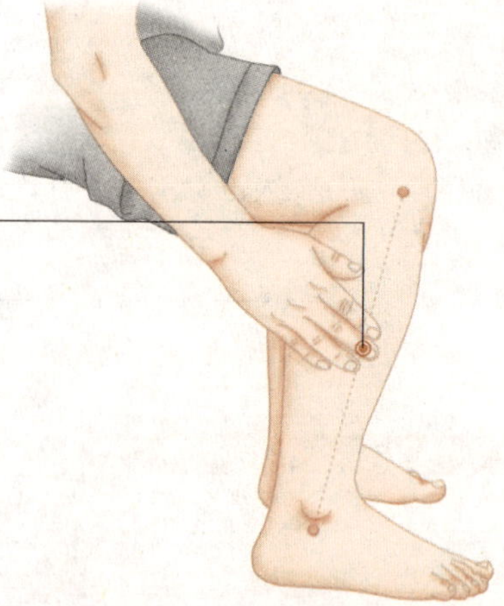

程度	三指压法	时间/分钟
适度	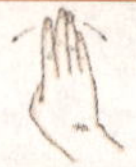	1~3

三阴交穴

妇科疾病的克星

别名： 承命穴、太阴穴、下三里穴。

命名： 三阴，即足三阴经；交，交会的意思。“三阴交”的意思就是指足部的三条阴经中气血物质在此穴交会。

部位： 属足脾经经脉的穴道，在人体小腿内侧，足内踝上缘四指宽，踝尖正上方胫骨边缘凹陷中。

主治疾病： 月经不调、经痛、带下、不孕、崩漏、闭经、子宫脱垂、产后血晕、遗精、遗尿、阳痿、肾炎、急性心肌梗死。

自我按摩： 大拇指弯曲，用指尖垂直按压胫骨后缘，会有强烈的酸痛感。每天早晚各按1次，每次揉按1～3分钟。

精确取穴

小腿内侧，足内踝尖上3寸，胫骨内侧缘后方。

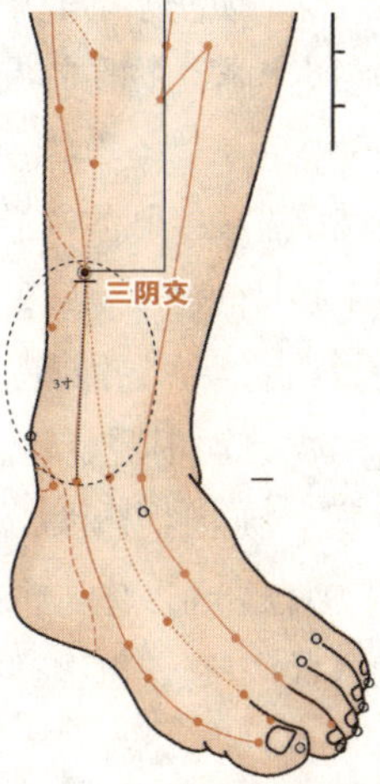

取穴技巧

正坐，抬脚置另一腿上，以另一侧手除拇指外的四指并拢伸直，并将小指置于足内踝上缘处，则食指下，踝尖正上方胫骨边缘凹陷处即是该穴。

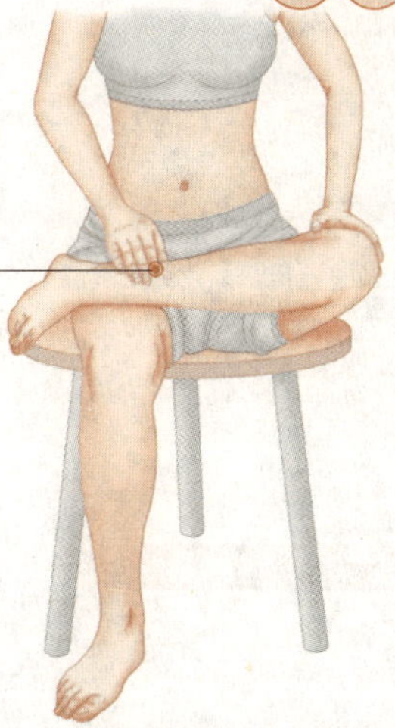

程度	拇指压法	时间/分钟
适度	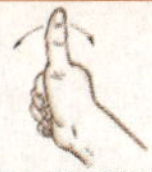	1~3

阴陵泉穴

让您便便畅畅通

别名： 无。

命名： 阴，水的意思；陵，土丘的意思；泉，水泉穴。“阴陵泉”的意思就是指脾经地部流行的经水和脾土物质的混合物在此穴中聚合堆积。

部位： 属足脾经经脉的穴道，在人体的小腿内侧，膝下胫骨内侧凹陷处，与阳陵泉相对。

主治疾病： 肾炎、尿潴留、腹胀、腹绞痛、肠炎痢疾、尿失禁、尿路感染、小便不利。

自我按摩： 大拇指弯曲，用拇指的指尖从下往上用力揉按，会有刺痛和微酸的感觉。每天早晚各揉按1次，每次揉按1～3分钟。

精确取穴

小腿内侧，胫骨内侧踝后下方凹陷处。

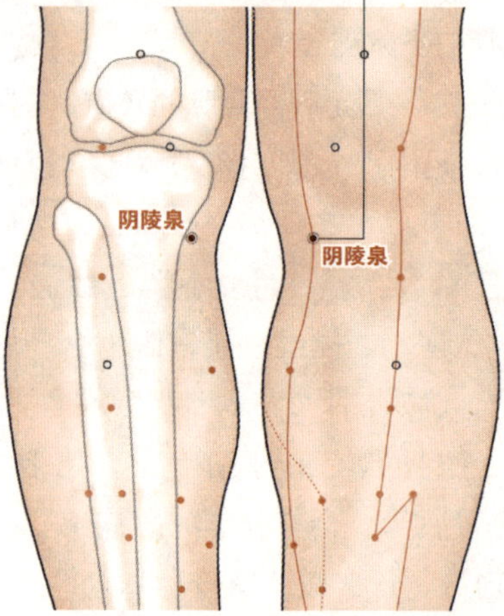

取穴技巧

正坐，将一脚翘起，放置于另腿膝上。另一侧手轻握膝下处，拇指指尖所在的膝下内侧凹陷处即是该穴。

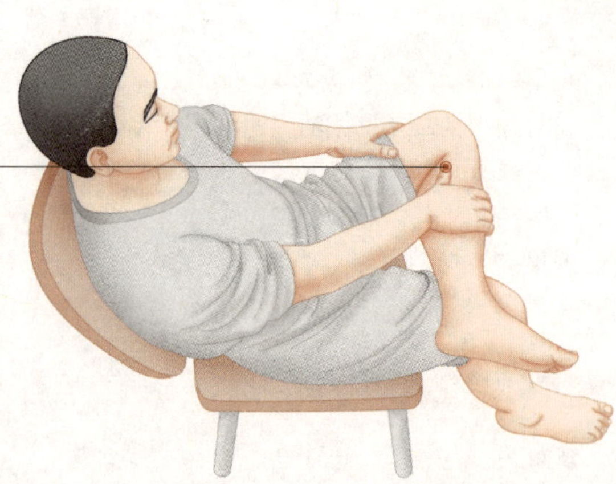

程度	拇指压法	时间/分钟
重		1~3

血海穴

清血利湿血海行

别名： 百虫窝穴、血郄穴。

命名： 血，指受热后变成的红色液体；海，大的意思。“血海”的意思就是说此处穴位是脾经所生之血的聚集之处。

部位： 属足脾经经脉穴道。屈膝，在大腿内侧，髌底内侧端上2寸处，当股四头肌内侧头的隆起处。

主治疾病： 子宫脱垂、月经不调、经闭、痛经，带下，产后恶露不尽、睾丸炎、气逆、腹胀、风疹、湿疹、阴部瘙痒、糖尿病。

自我按摩： 大拇指弯曲，用大拇指的指尖按揉穴位。每天早晚各按揉1次，每次按揉3～5分钟。

精确取穴

屈膝，在大腿内侧，髌底内侧端上2寸，股四头肌内侧头的隆起处。

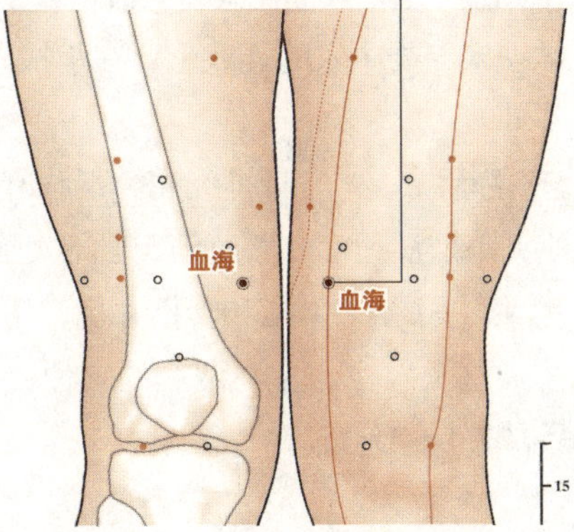

取穴技巧

正坐，翘左足置放在右腿膝盖上，将右手拇指以外的四指并拢，小指尖置于左腿膝盖骨内侧的上角，则食指指肚所在位置即是该穴。

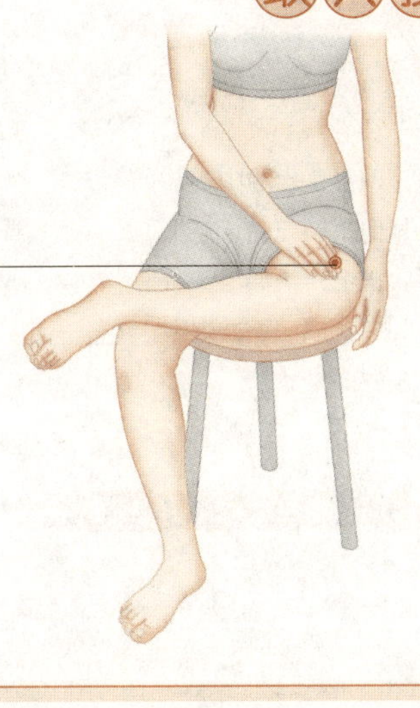

程度	拇指压法	时间/分钟
适度	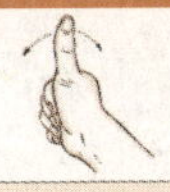	3~5

殷门穴

强健腰腿点殷门

别名： 无。

命名： 殷，盛大、众多、富足的意思；门，指出入的门户。

部位： 这处穴位在人体的大腿后面，当承扶穴与委中穴的连线上，在承扶穴下6寸处。

主治疾病： 坐骨神经痛、下肢麻痹、小儿麻痹后遗症、腰背痛、股部炎症。

自我按摩： 中指和食指并拢，用指腹按揉这个穴位。左右两侧的穴位，每次各按揉1～3分钟。

精确取穴

大腿后面，当承扶与委中的连线上，承扶下6寸处即是。

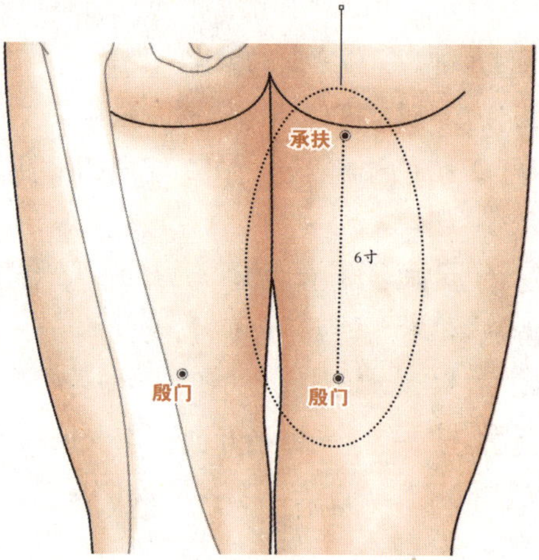

取穴技巧

正坐，双手食指与中指并拢，其他手指弯曲，放于大腿后正中，臀部与膝盖的中间位置偏上处，则中指所在位置即是。

程度	二指压法	时间/分钟
适度	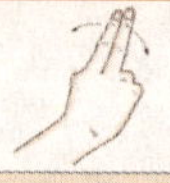	1~3

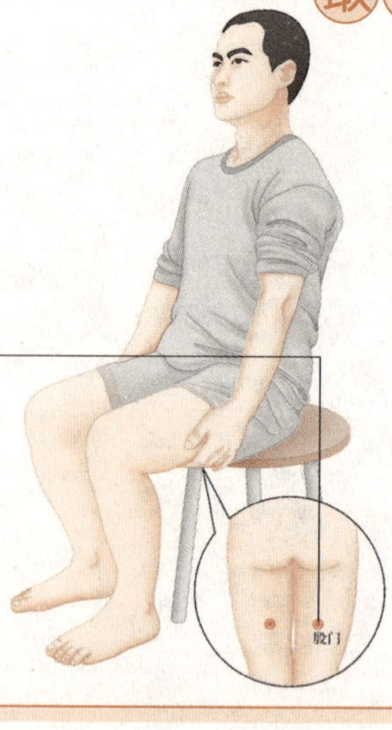

委中穴

腰痛背痛求委中

别名： 腘中穴、郄中穴、血郄穴。

命名： 委，堆积的意思；中，穴内气血所在为天、人、地三部的中部。“委中”的意思是指膀胱经的湿热水汽在这里聚集。

部位： 属足膀胱经经脉的穴道，在膝盖里侧中央。

主治疾病： 腰痛、四肢发热、热病汗不出、小便难、中暑、急性胃肠炎、坐骨神经痛、小腿疲劳、颈部疼痛、下肢痹痛、腰骶疼痛、膝关节疼痛、疮毒。

自我按摩： 用食指的指腹，向内用力按揉，每次左右两侧穴位各按揉1～3分钟，也可以双侧同时按揉。

精确取穴

横纹中点，当股二头肌腱与半腱肌肌腱的中间即是。

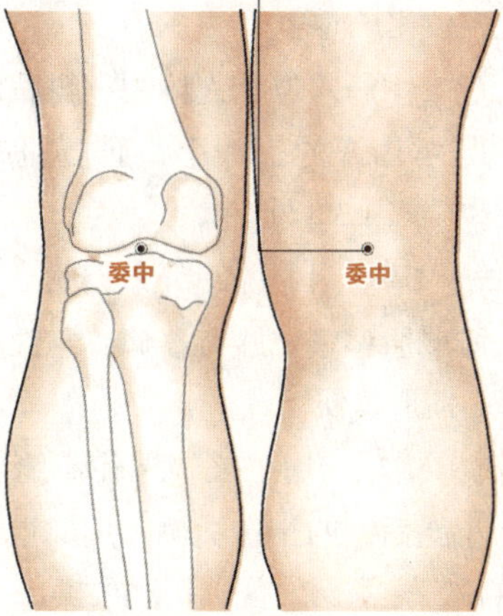

取穴技巧

端坐垂足，双手轻握大腿两侧，大拇指在上，其余四指在下，食指放于膝盖里侧，即腿弯的中央，则食指所在的位置即是该穴。

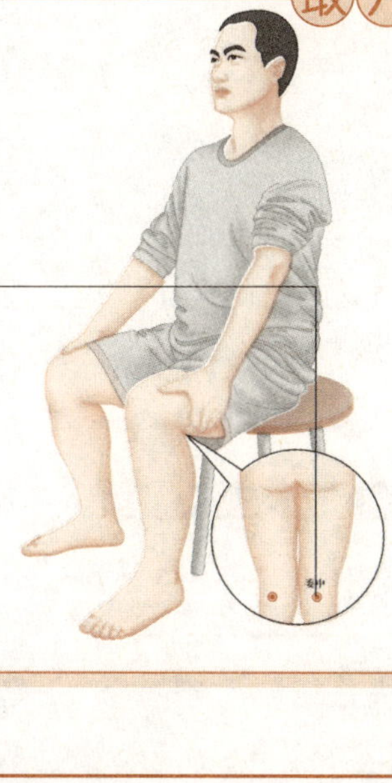

程度	拇指压法	时间/分钟
适度		1~3

承筋穴

小腿痉挛揉承筋

别名： 腨肠穴、直肠穴。

命名： 承，承受的意思；筋，肝所主的风。“承筋”的意思是指膀胱经的上行阳气在此穴位化风而行。

部位： 承筋穴位于人体的小腿后面，当委中穴与承山穴的连线上，腓肠肌的肌腹中央，委中穴下5寸处。

主治疾病： 小腿痛、下肢麻痹、坐骨神经痛、腓肠肌痉挛、腰背疼痛、急性腰扭伤、痔疮、脱肛、便秘。

自我按摩： 用手轻轻握住小腿侧部，拇指在小腿后，四指在腿侧，用拇指的指腹按揉穴位。左右两穴位，每次按揉1～3分钟。

精确取穴

人体的小腿后面，当委中穴与承山穴的连线上，腓肠肌肌腹中央，委中穴下5寸处即是。

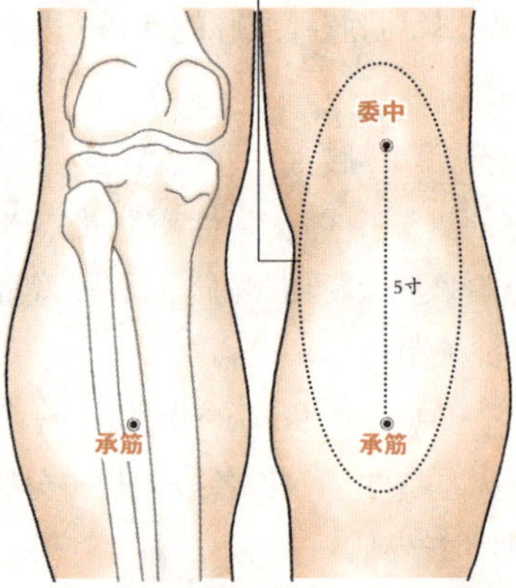

取穴技巧

正坐垂足，一手五指并拢，手背贴小腿肚，将拇指放于同侧腿的膝盖后腿弯处，则小指所在的小腿正中央处，即小腿后部肌肉的最高点处即是该穴。

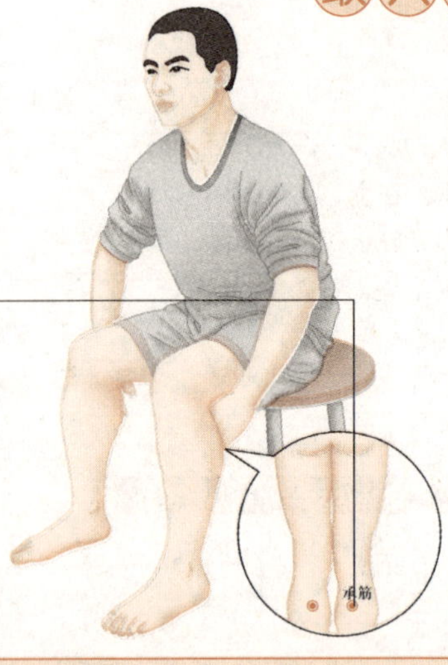

程度	拇指压法	时间/分钟
适度	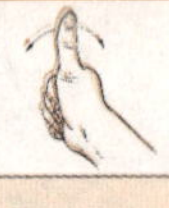	1~3

承山穴

腿脚有力不抽筋

别名： 鱼腹穴、肉柱穴、伤山穴、鱼肠穴、鱼腰穴。

命名： “承山”的意思是随膀胱经经水下行的脾土微粒在此处固化。

部位： 在小腿后面正中，委中穴与昆仑穴之间，当伸直小腿和足跟上提时腓肠肌肌腹下出现凹陷处。

主治疾病： 足跟疼痛、膝盖劳累、四肢麻痹、痔疮、便秘、脱肛、瘫痪、糖尿病。

自我按摩： 用四指轻轻握住小腿，用大拇指的指腹按揉穴位，每次左右穴位各按揉1～3分钟，也可以两侧穴位同时按揉。

精确取穴

小腿后面正中，委中穴与昆仑穴之间，当伸直小腿和足跟上提时腓肠肌肌腹下出现凹陷处即是。

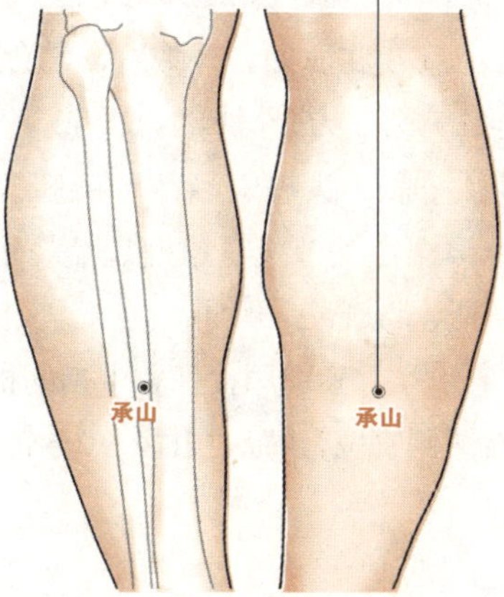

取穴技巧

正坐翘足，将欲按摩的脚抬起，放置在另外一腿的膝盖上方。用同侧的手掌握住脚踝，大拇指指腹循着脚后跟正中(阿里基腱)直上，在小腿肚下，“人”字形的中点处即是该穴。

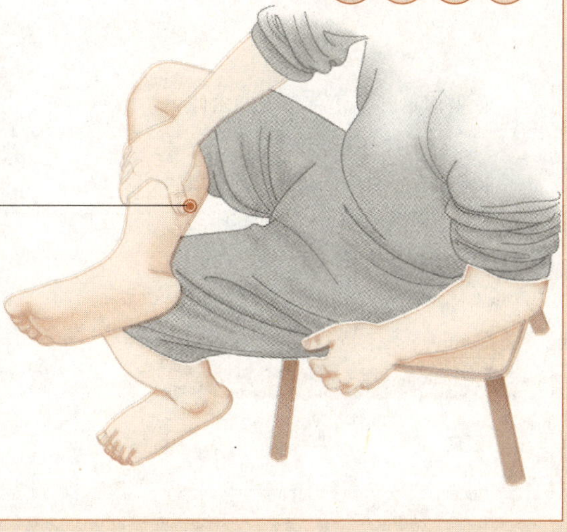

程度	拇指压法	时间/分钟
适度	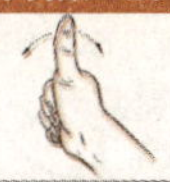	1~3

飞扬穴

除头痛神采飞扬

别名： 厥阳穴、厥阴穴、厥扬穴。

命名： 飞，指穴内物质为天部之气；扬，指穴内物质扬而上行。“飞扬”的意思是指膀胱经气血在此处吸热上行。

部位： 在小腿后面，外踝后，昆仑直上7寸，承山穴外下方1寸处。

主治疾病： 头痛、目眩、腰腿疼痛、痔疾、风湿性关节炎、癫痫、流鼻水、鼻塞、痔疮、膀胱炎、癫痫。

自我按摩： 分别用食指和中指的指腹按揉左右两侧穴位，每次按揉1～3分钟。

精确取穴

小腿后面，外踝后，昆仑穴直上7寸。

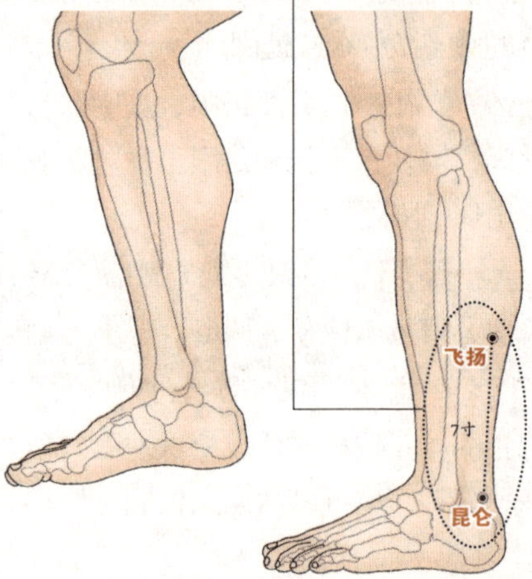

取穴技巧

正坐垂足，稍稍将膝盖向内倾斜，一手食中两指并拢，其他手指弯曲，以食中两指指腹顺着跟腱外侧的骨头向上摸，小腿肌肉的边缘即是该穴。

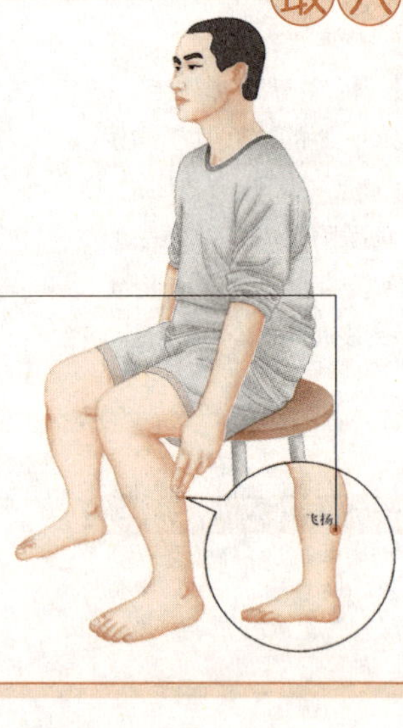

程度	二指压法	时间/分钟
适度		1~3

太溪穴

尿道疾病按太溪

别名： 大溪穴、吕细穴。

命名： 太，大的意思；溪，溪流的意思。“太溪”的意思是指肾经水液在此形成较大的溪水。

部位： 属足肾经经脉的穴道，在人体足内侧，内踝后方和脚跟骨筋腱之间的凹陷处。

主治疾病： 肾炎、尿道炎、月经不调、小儿遗尿、遗精、神经衰弱、腰痛、脚踝疼痛、咽喉肿痛、耳鸣、失眠、咯血。

自我按摩： 四指放在脚背上，大拇指弯曲，从上往下刮按。左右脚上的穴位，每天早晚各刮按1～3分钟。

精确取穴

太溪穴位于足内侧，内踝后方与脚跟骨筋腱之间的凹陷处。

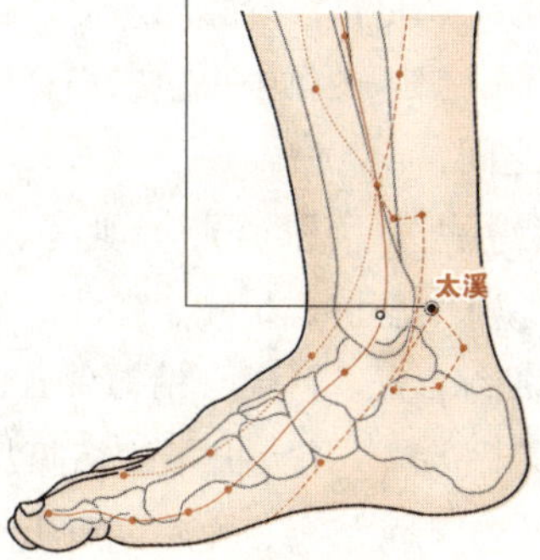

取穴技巧

抬一足置于另脚膝盖上。用另一手轻握，四指置放脚背，弯曲大拇指按压即是。

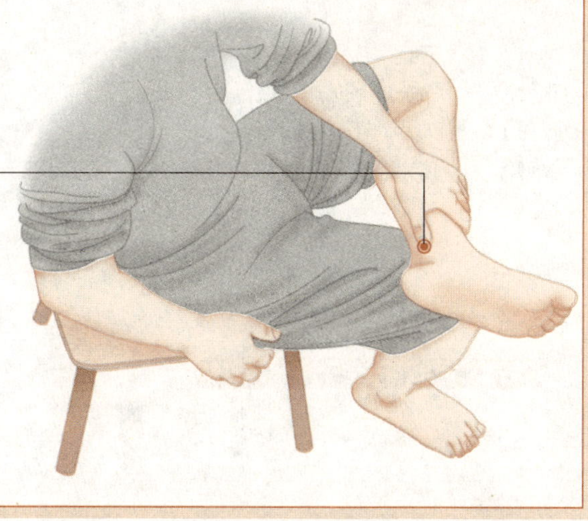

程度	拇指压法	时间/分钟
轻	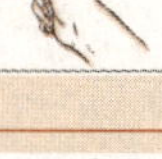	1~3

复溜穴

更年期的调理师

别名： 伏白穴、昌阳穴。

命名： 复，再的意思；溜，悄悄地散失；“复溜”的意思是指肾经的水湿之气在此穴再次吸热蒸发上行。

部位： 属足肾经经脉的穴道，在人体的小腿里侧，脚踝内侧中央上二指宽处，胫骨和跟腱之间。

主治疾病： 尿道炎、泄泻、肠鸣、水肿、腹胀、腿肿、足痿、盗汗、身热无汗、更年期综合征、肾炎、精力衰退、肺痨。

自我按摩： 用大拇指的指腹从下往上推揉穴位，有酸痛感；左右两脚上的穴位，每天早晚各推揉1～3分钟。

精确取穴

复溜穴位于人体的小腿里侧，脚踝内侧中央上二指宽处，胫骨与跟腱间(或太溪穴直上2寸，跟腱的前方)。

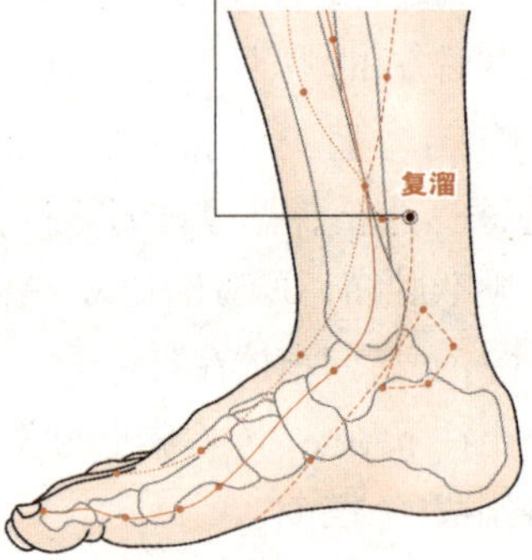

取穴技巧

垂足，将一足抬起，翘放另一足膝盖上。再以另手轻握，四指放脚背，大拇指指腹所压之处即是。

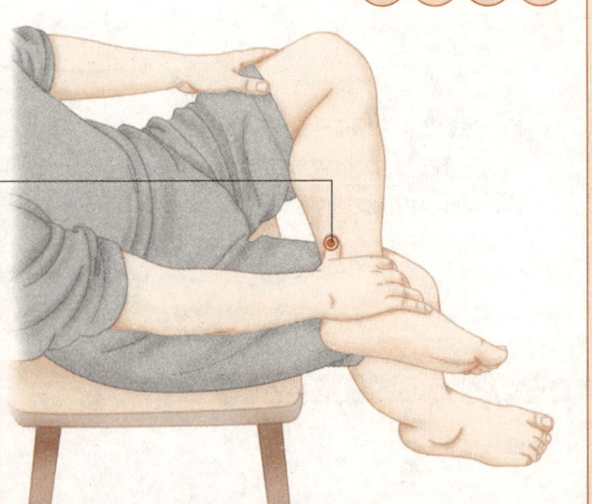

程度	拇指压法	时间/分钟
轻	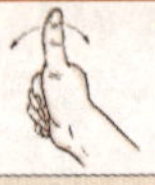	1~3

筑宾穴

肾脏保护靠筑宾

别名： 无。

命名： 筑，与“祝”相通，庆祝；宾，指的是宾客。“筑宾”的意思是足三阴经气血混合重组后的凉湿水气在这个穴位交于肾经。

部位： 属足肾经经脉的穴道，在人体的小腿内侧，当太溪穴和阴谷穴的连线上，太溪穴上5寸处，腓肠肌肌腹的内下方。

主治疾病： 肾炎、膀胱炎、睾丸炎、盆腔炎、水肿、呕吐涎沫、疝气、癫痫、精神分裂症。

自我按摩： 用大拇指的指腹从下往上推揉穴位，有酸痛感。左右穴位，每天早晚各推揉1～3分钟。

精确取穴

当太溪穴与阴谷穴的连线上，太溪穴上5寸，腓肠肌肌腹的内下方。

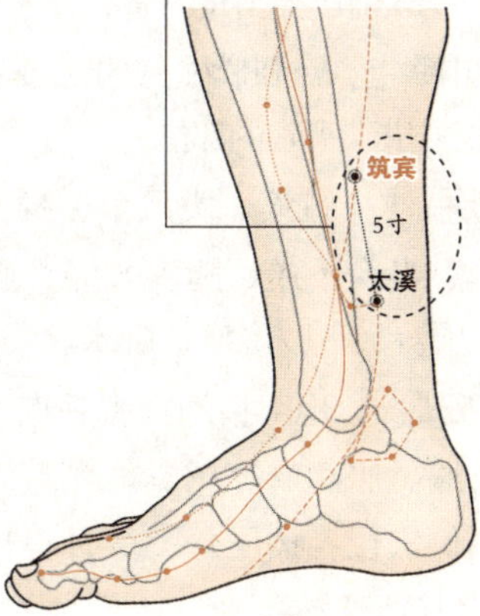

取穴技巧

正坐，垂足，将一足抬起，翘放另一足膝盖上。再以另手轻握，四指放脚背，大拇指指腹所压之处即是。

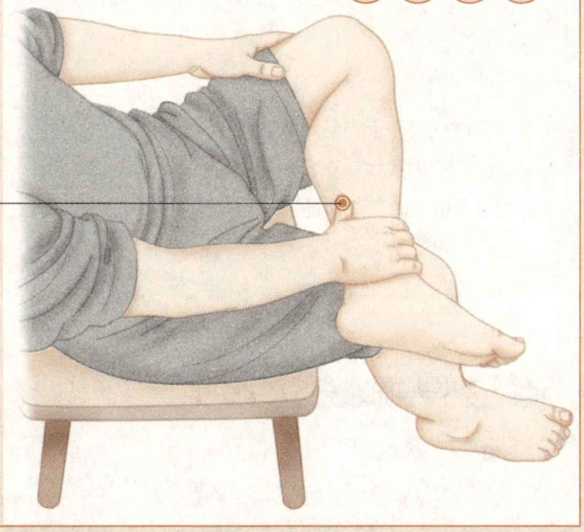

程度	拇指压法	时间/分钟
重	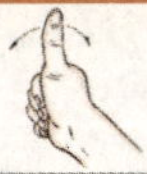	1~3

风市穴

瘫痪患者的福音

别名：无。

命名：风，风气的意思；市，集市的意思。“风市”的意思是指胆经经气在这个穴位散热冷缩后，化为水湿风气。

部位：属足胆经经脉的穴道，在人体大腿外侧的中线上，当腘横纹上7寸，或者直立垂手时，中指尖所在的部位。

主治疾病：瘫痪、类风湿、脚气、全身瘙痒、半身不遂、腿膝酸痛、腰重起坐难、感冒、下肢痿痹、麻木。

自我按摩：用中指的指腹垂直下压穴位，有酸、胀、麻等感觉。先左后右，每次两侧穴位各按压1～3分钟，也可以两侧穴位同时按揉。

精确取穴

风市穴位于人体的大腿外侧部的中线上，腘横纹上7寸。

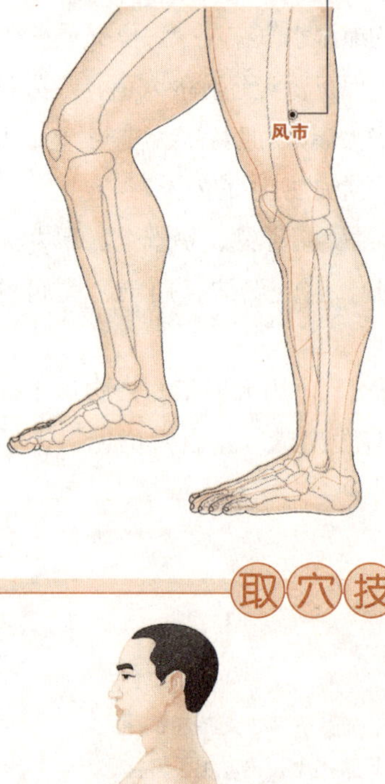

取穴技巧

直立，或侧卧，手自然下垂，手掌轻贴大腿中线如立正状。中指指腹所在位置的穴位即是。

程度	中指压法	时间/分钟
重		1~3

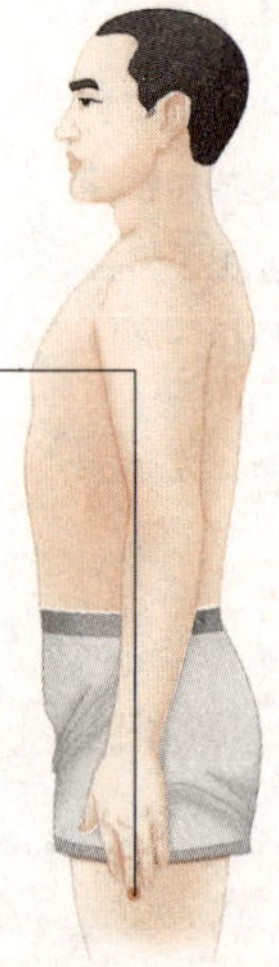

阳陵泉穴

抽筋痛苦及时了

别名： 筋会穴、阳陵穴。

命名： 阳，阳气；陵，土堆；泉，源源不断。“阳陵泉”是指胆经的地部经水在此穴位大量气化。

部位： 属足胆经经脉的穴道，在人体膝盖斜下方，小腿外侧的腓骨小头稍前的凹陷中。

主治疾病： 抽筋、筋骨僵硬、酸痛、胃溃疡、肝炎、高血压、肋间神经痛、肩关节痛、膝关节痛、胆绞痛、胆囊炎、胆道蛔虫。

自我按摩： 大拇指弯曲，用指腹垂直揉按穴道，有酸、胀、痛的感觉。先左后右，两侧穴位每次各揉按1～3分钟。

精确取穴

阳陵泉穴位于人体的膝盖斜下方，小腿外侧之腓骨小头稍前凹陷中。

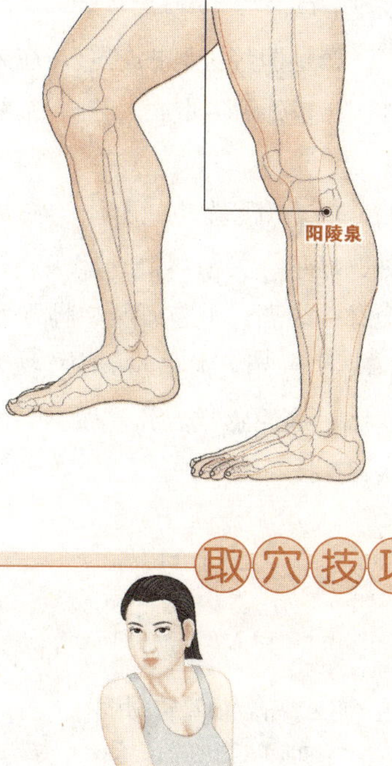

取穴技巧

正坐，垂足，约成90°，上身稍前俯，用左手手掌轻握右脚膝盖前下方，四指向内，大拇指指腹所在位置的穴位即是。

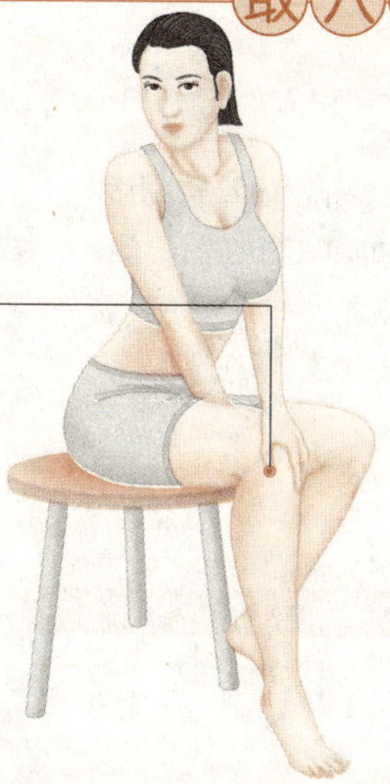

程度	拇指压法	时间/分钟
重	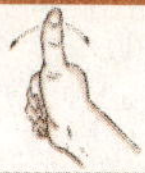	1~3

阳辅穴

腰肾功能保护神

别名： 无。

命名： 阳，指阳气；辅，辅佐的意思。“阳辅”的意思是指胆经的水湿之气在此穴位吸热上行。

部位： 属足胆经经脉的穴道，在人体的小腿外侧，当外踝尖上4寸，腓骨前缘稍前方。

主治疾病： 腰肾功能不佳、肾炎、膝下水肿、痉挛、关节疼痛、偏头痛、高血压、全身神经痛、下肢瘫痪、脚气等。

自我按摩： 用大拇指的指腹揉按穴位，有酸、胀、痛的感觉。先左后右，两侧穴位每次各揉按1～3分钟。

精确取穴

该穴位于人体的小腿外侧，当外踝尖上4寸，腓骨前缘稍前方。

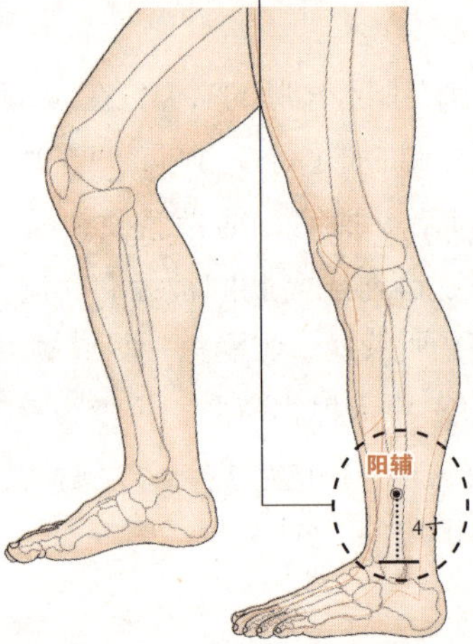

取穴技巧

正坐，垂足，稍向前俯身，用左手、掌心向前，四指在内，大指在外，由脚跟上向前，抓住小腿跟部，大拇指指腹所在位置的穴位即是。

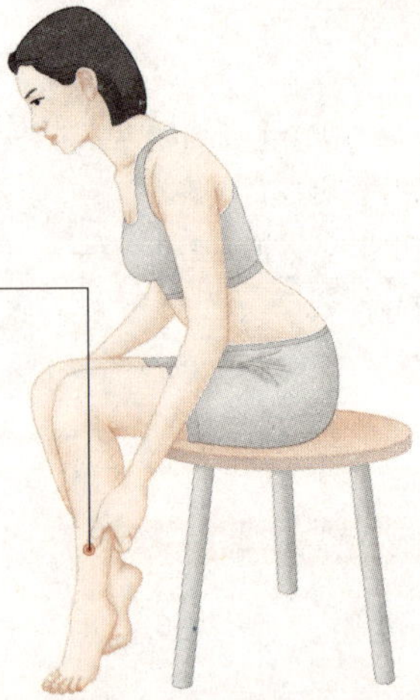

程度	拇指压法	时间/分钟
重	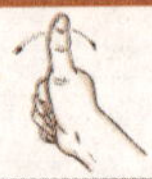	1~3

曲泉穴

难言之隐找曲泉

别名：无。

命名：曲，隐秘的意思；泉，泉水的意思。“曲泉”的意思是指肝经的水湿云气在此穴位处聚集。

部位：这个穴位在人体的膝内侧，屈膝，当膝关节内侧端，股骨内侧髁的后缘，半腱肌、半膜肌止端的前缘凹陷处。

主治疾病：月经不调、痛经、白带、阴挺、阴痒、产后腹痛、遗精、阳痿、疝气、小便不利、头痛。

自我按摩：四指并拢，从下往上按揉，有胀、酸、疼痛的感觉。两侧穴位先左后右，每次各按揉3~5分钟，也可以两侧穴位同时按揉。

精确取穴

该穴位于膝关节内侧面横纹内侧端，股骨内侧髁的后缘，半腱肌、半膜肌止端的前缘凹陷处。

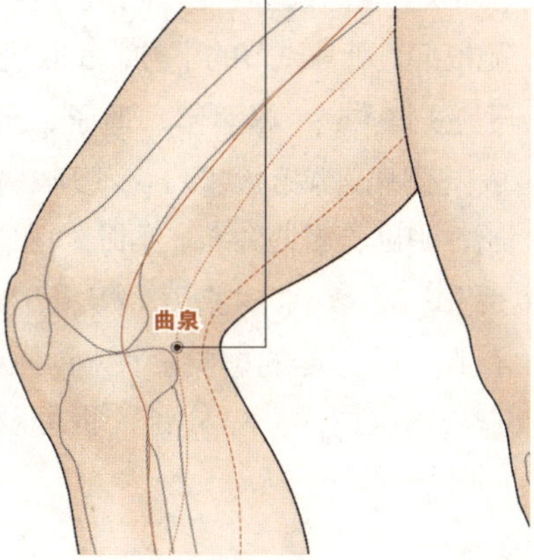

取穴技巧

屈膝正坐，手掌置于腿的外侧，拇指置于膝盖上，四指并拢置于膝内侧横纹端凹陷处，中指指尖所在的位置即是。

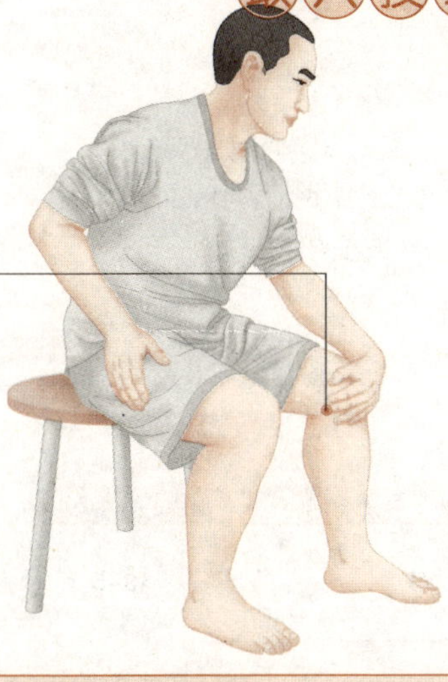

程度	四指压法	时间/分钟
轻	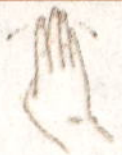	3~5

足五里穴

睾丸病痛无须愁

别名：五里穴、股五里。

命名：足，指穴位在足部；五里，指这个穴位气血的作用范围像五里一样广大。

部位：在大腿内侧，当气冲直下3寸，大腿根部，耻骨结节的下方，长收肌的外缘。

主治疾病：尿潴留、遗尿、阴部湿痒、股内侧痛、胸闷气短、少腹胀痛、小便不通、阴挺、睾丸肿痛、嗜卧、阴囊湿疹。

自我按摩：四指并拢从下往上揉按，有胀、酸、疼的感觉。两侧穴位，先左后右，每次按揉3～5分钟，也可以两侧穴位同时按揉。

精确取穴

该穴位于人体的大腿内侧，气冲穴直下3寸，大腿根部，耻骨结节的下方，长收肌的外缘。

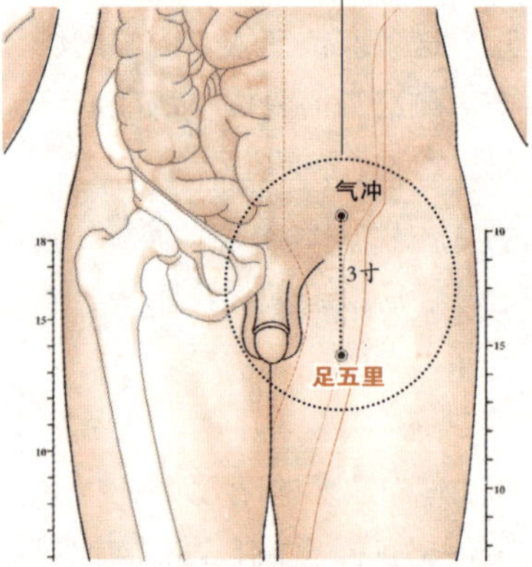

取穴技巧

正坐，垂足，将手平放于大腿根部，掌心向着腿部，四指并拢，食指指尖所在的位置即是。

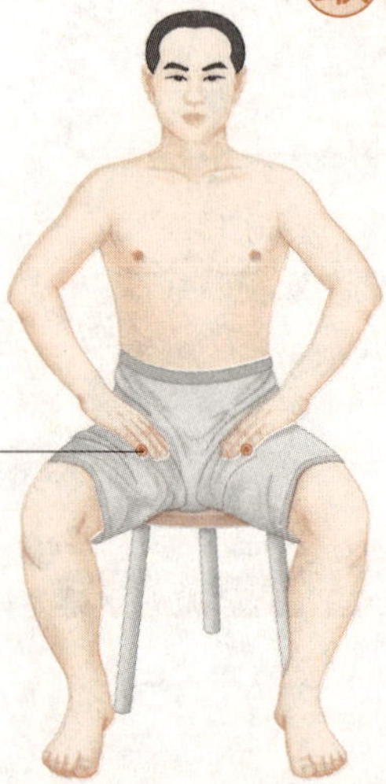

程度	四指压法	时间/分钟
重		3~5

阴廉穴

给女人多点呵护

别名： 无。

命名： 阴，阴性水湿的意思；廉，收廉的意思。“阴廉”的意思是指肝经的水湿风气在此处穴位散热吸湿冷缩。

部位： 此穴位在人体大腿内侧，当气冲穴直下2寸，大腿根部，耻骨结节的下方，长收肌外缘。

主治疾病： 月经不调、带下、不育症、阴部瘙痒、阴肿、疝痛。

自我按摩： 四指并拢，从下往上按揉，有胀、酸、疼痛的感觉；两侧穴位，先左后右，每次按揉3～5分钟，也可以两侧穴位同时按揉。

精确取穴

该穴位于人体的大腿内侧，当气冲穴直下2寸，大腿根部，耻骨结节的下方，长收肌的外缘。

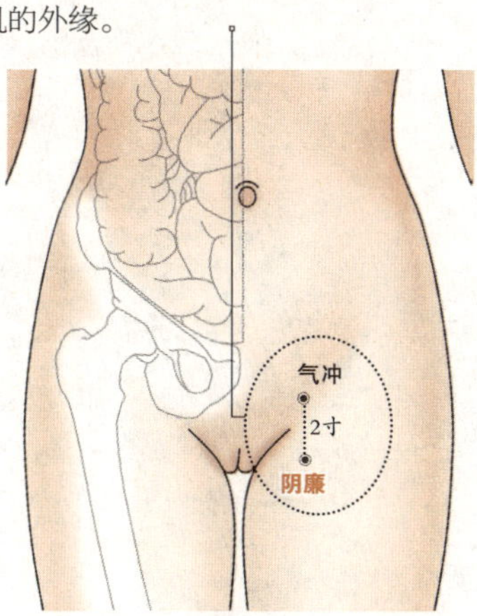

取穴技巧

正立，两手叉着腿部，掌心向着腿，四指并拢平贴于小腹部，小指刚好在腿根部，拇指位于腿外侧，无名指指尖所在的位置即是。

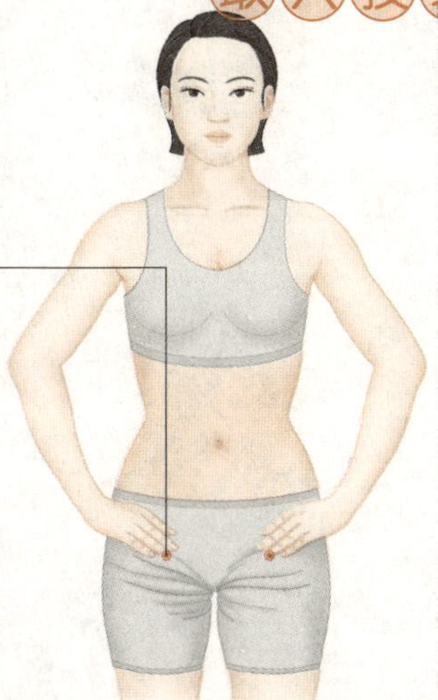

程度	四指压法	时间/分钟
重	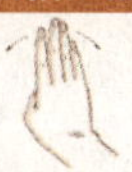	3~5

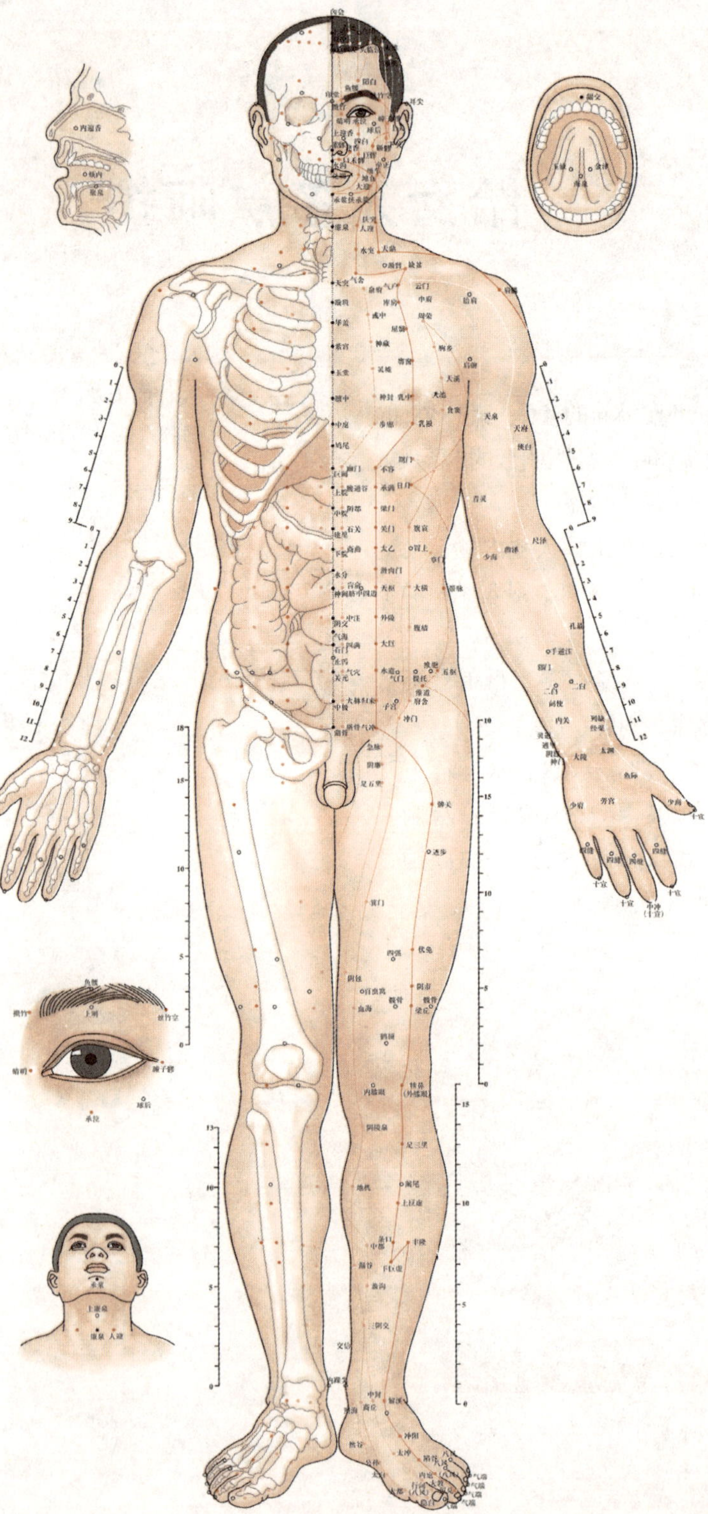

第八章

奇经穴位有奇效

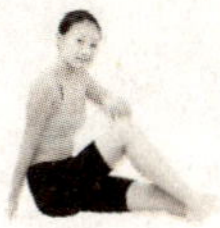
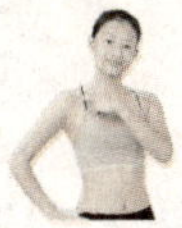
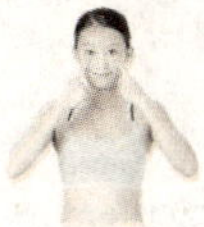
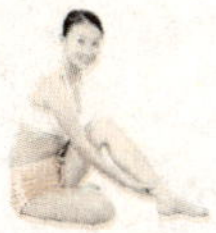
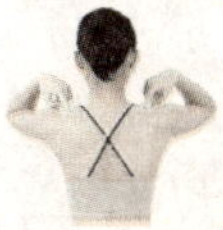
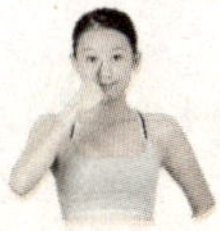
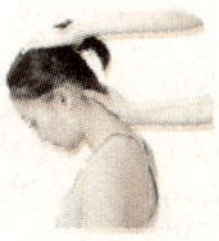
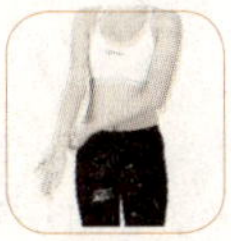

太阳穴

头痛必点太阳穴

精确取穴

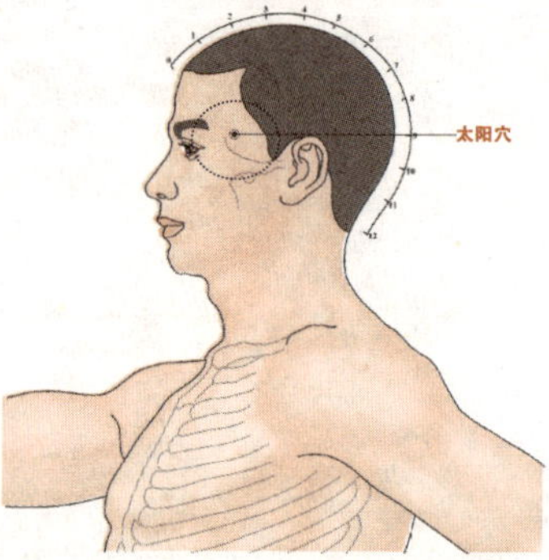

部位： 由眉梢到耳朵之间大约1/3的地方，用手触摸最凹陷处就是太阳穴。

主治： 头痛、偏头痛、眼睛疲劳、牙痛等疾病。

功效： 解除疲劳、振奋精神、止痛醒脑。

肘尖穴

痈疽疔疮按肘尖

精确取穴

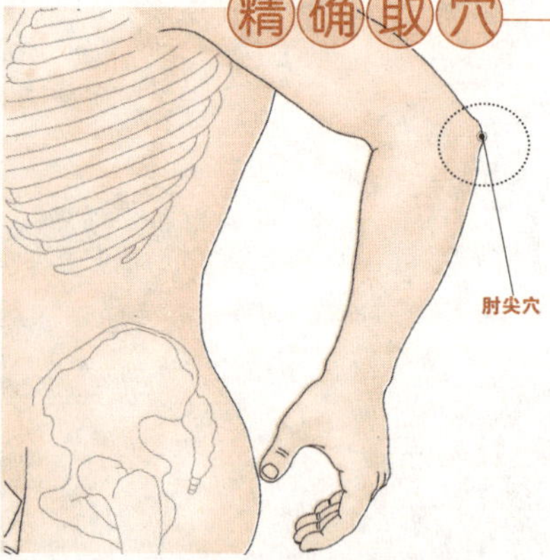

部位： 位于肘后部，屈肘当尺骨鹰嘴的尖端。

主治： 目肿痛、目翳、痈疽、疔疮、肠痈、瘰疬。

功效： 清热解毒。

八风穴

牙痛胃痛点八风

部位： 位于足背侧，第一至第五趾间，趾蹼缘后方赤白肉际处，每侧4穴，左右两侧共8个穴位。

主治： 咳嗽，哮喘，肺结核、牙痛、胃痛。

功效： 舒筋活络，清热解毒。

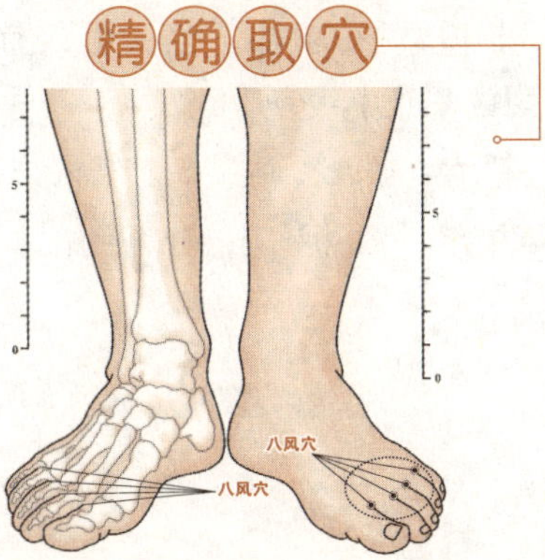

鱼腰穴

近视刮刮鱼腰穴

部位： 位于额部，瞳孔直上，眉毛中。

主治： 目赤肿痛、眼睑下垂、近视、急性结膜炎。

功效： 镇惊安神，疏风通络。

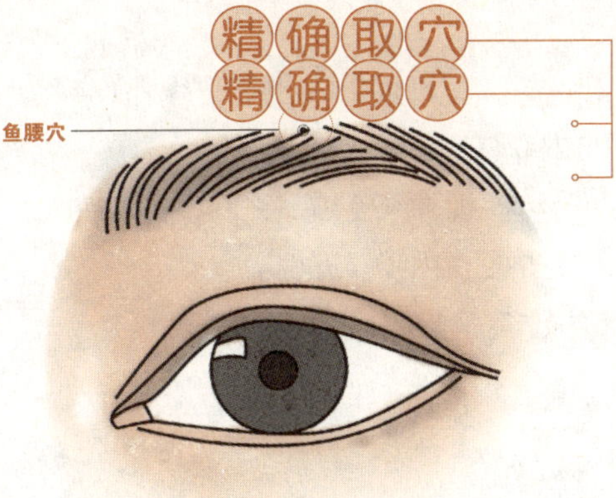

百劳穴

咳嗽哮喘百劳止

部位： 在项部，当大椎穴直上2寸，后正中线旁开1寸。

主治： 咳嗽、哮喘、肺结核。

功效： 滋补肺阴，舒筋活络。

精确取穴

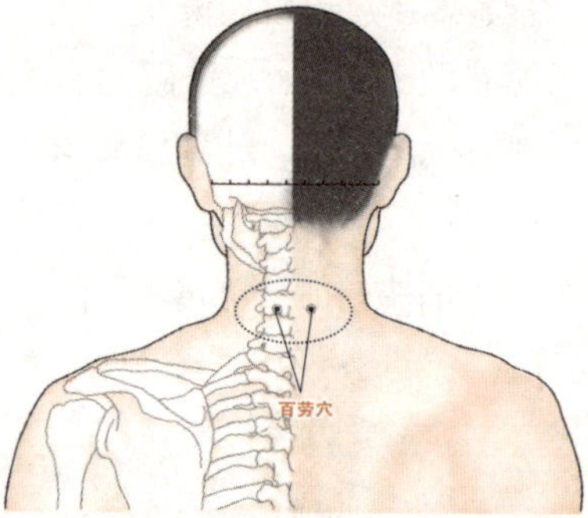

球后穴

眼部疾病有妙招

部位： 位于面部，当眶下缘外1/4与内3/4交界处。

主治： 视神经萎缩、视网膜色素变性、早期白内障、近视。

功效： 清热明目。

精确取穴

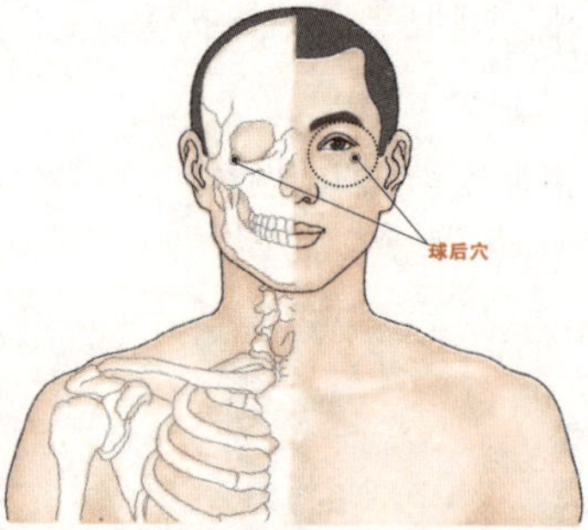

胆囊穴

胆道疾病找胆囊

部位： 在小腿外侧上部，当腓骨小头前下方凹陷处，胆经阳陵泉穴直下1~2寸。

主治： 胆囊炎、胆绞痛、胆道蛔虫症、腰腿痛、下肢痿痹、胸胁痛、慢性胃炎、口眼㖞斜。

功效： 利胆通络。

精确取穴

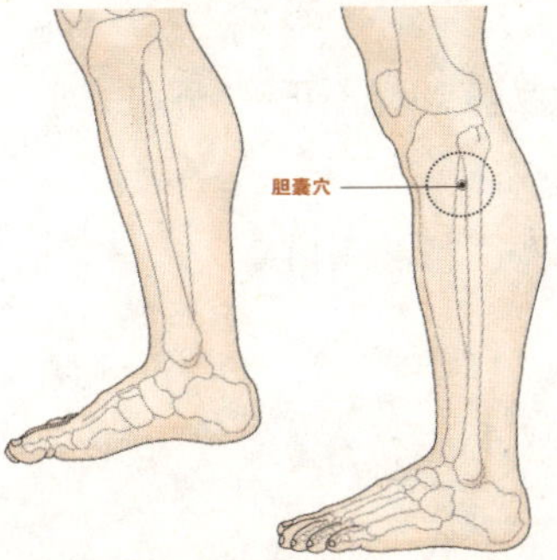

十宣穴

十指连心治昏迷

部位： 位于十个手指尖端的正中，左右手共十个穴。

主治： 中风、中暑、昏迷。

功效： 活血、化瘀、消滞、解痉。

精确取穴

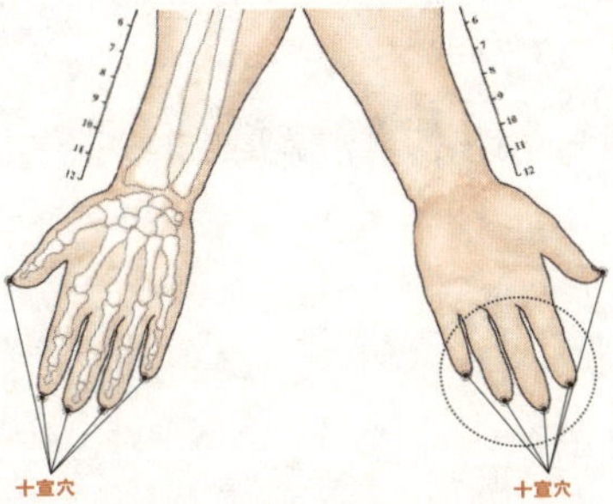

外明穴

屈光不正外明正

部位：位于眼外眦角上三分，眶上缘内方。

主治：屈光不正、角膜白斑、视神经萎缩。

功效：清热明目。

精确取穴

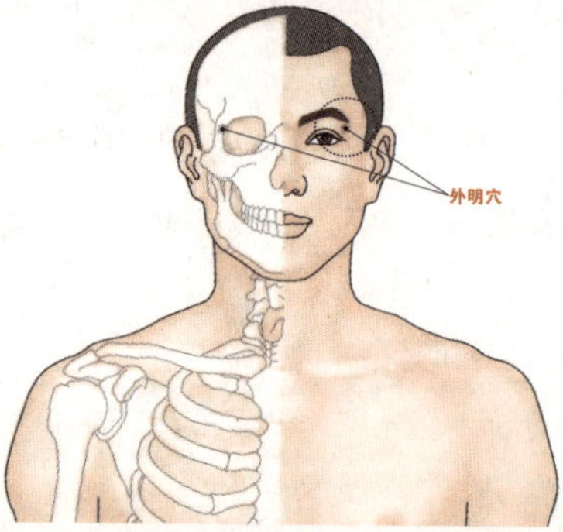

耳尖穴

清热祛风耳尖穴

部位：在耳郭的上方，当折耳向前，耳郭上方的尖端处。

主治：目赤肿痛、急性结膜炎、角膜炎。

功效：清热祛风，解痉止痛。

精确取穴

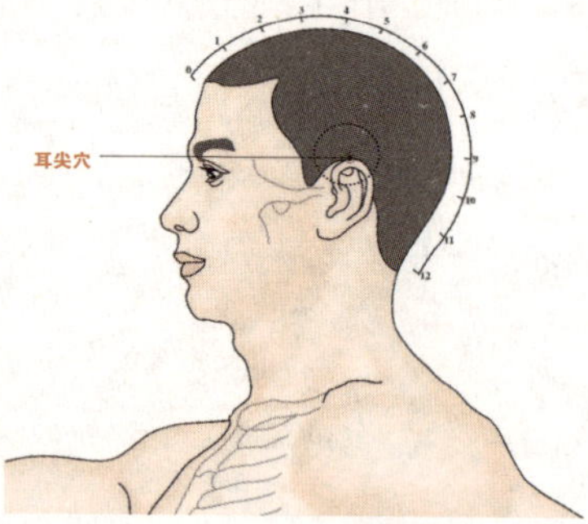

子宫穴

呵护子宫有子宫

精确取穴

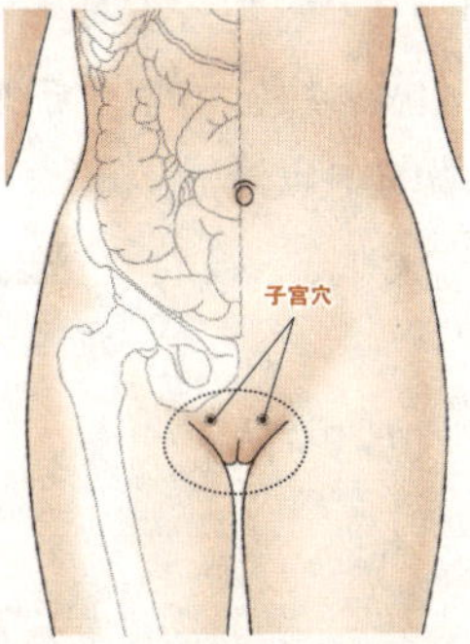

部位： 在下腹部，当脐中下4寸，中极旁开3寸。

主治： 子宫下垂、月经不调、痛经、功能性子宫出血、子宫内膜炎、不孕症等。

功效： 调经理气，升提下陷。

发际穴

清神醒脑点发际

精确取穴

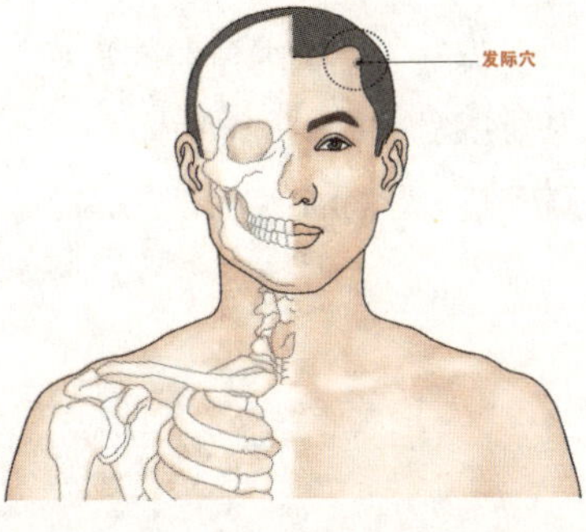

部位： 发际穴位于人体太阳穴上部发际的前额发际点。

主治： 指压发际点可以除去睡意，即时见效，非常灵验。

功效： 清神醒脑。

安眠穴

高枕无忧揉安眠

部位： 在颞部，胸锁乳突肌停止部乳突下陷中（翳明穴）和胸锁乳突肌与斜方肌上端之间的凹陷处（风池穴）连线的中点处。

主治： 失眠，头痛，眩晕，心悸，癫狂。

功效： 镇惊安神。

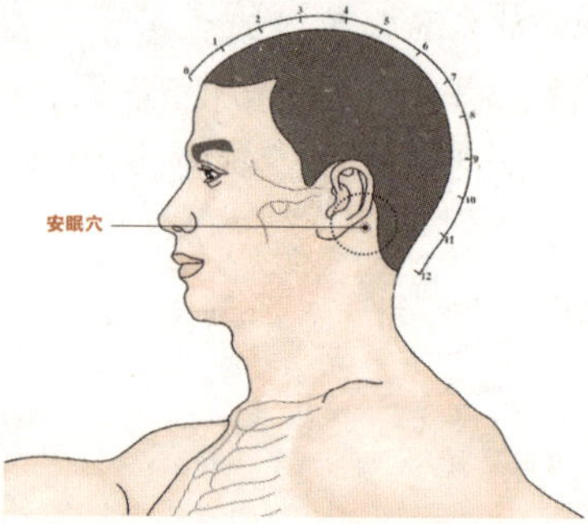

内踝尖穴

脚气烦恼不见了

部位： 位于足内侧面，当内踝的凸起处。

主治： 牙痛、扁桃体炎、伤寒发热、脚气、小腿内侧肌肉群痉挛、腓肠肌痉挛。

功效： 舒筋活络，清热解毒。

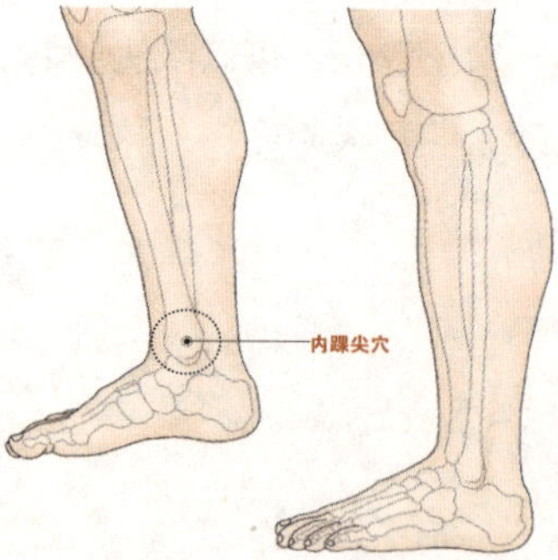

二白穴

痔疮脱肛点二白

部位： 在前臂掌侧，腕横纹中点上4寸，桡侧腕屈肌腱两侧，一侧2穴。

主治： 痔疮、脱肛、漏疮或痛或痒或下血、里急后重、前臂疼痛、胸胁痛。

功效： 清肠利湿，理气止痛。

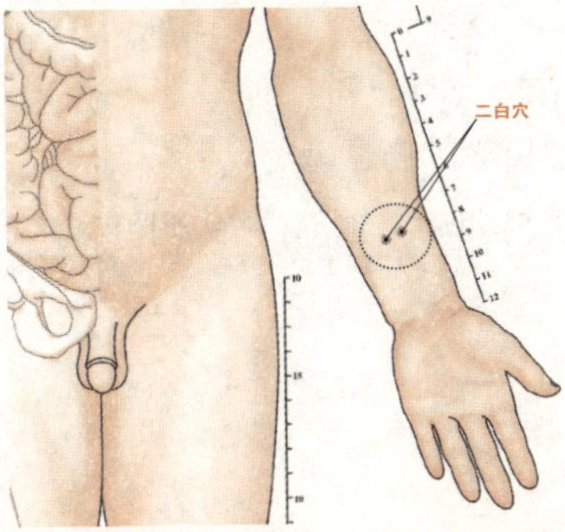

四神聪穴

失眠健忘按头顶

部位： 在头顶部，当百会前后左右各1寸处，共4个穴位。

主治： 头痛、眩晕、失眠、健忘、癫痫、精神病、脑血管病后遗症等。

功效： 镇静安神，清头明目，醒脑开窍。

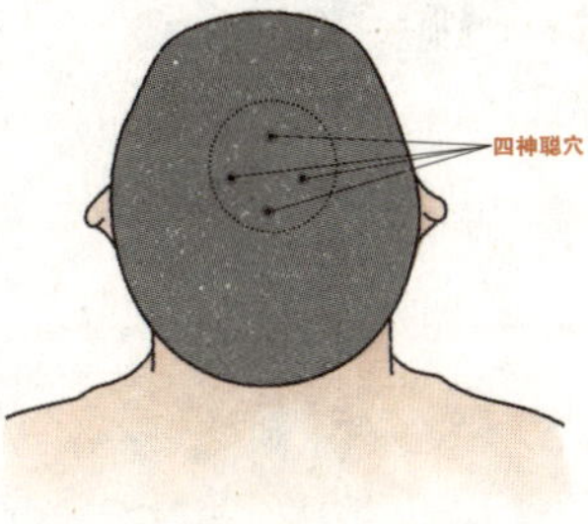

当阳穴

疏风通络精神好

部位： 在头前部当瞳孔直上，前发际上1寸。

主治： 偏头痛，神经性头痛、眩晕、目赤肿痛、鼻炎。

功效： 疏风通络，清头明目。

精确取穴

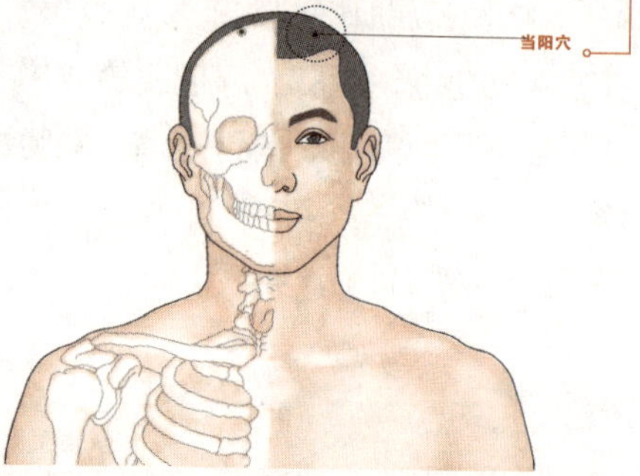

定喘穴

哮喘病人必记穴

部位： 位于后正中线上，第七颈椎棘突下定大椎穴，旁开0.5寸处。

主治： 哮喘、支气管炎、支气管哮喘、百日咳、落枕、肩背痛。

功效： 止咳平喘，通宣理肺。

精确取穴

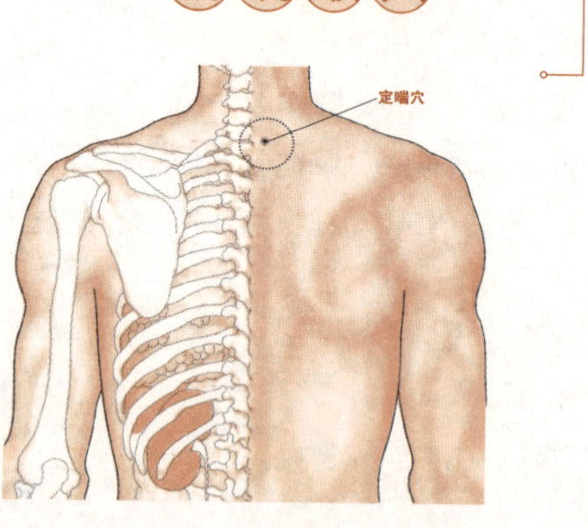

金津穴

口腔疾病点金津

部位： 在口腔内，当舌下系带左侧的静脉上。

主治： 急性扁桃体炎、口腔溃疡、舌炎、咽炎、消渴。

功效： 清泻热邪，生津止渴。

精确取穴

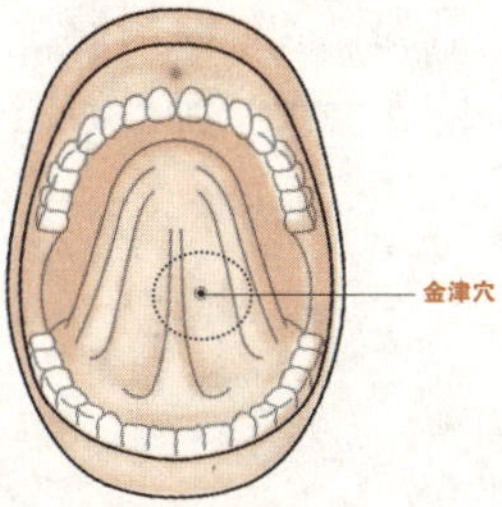

玉液穴

口腔疾病点玉液

部位： 在口腔内，当舌下系带右侧的静脉上。

主治： 急性扁桃体炎、口腔溃疡、舌炎、咽炎、消渴。

功效： 清泻热邪，生津止渴。

精确取穴

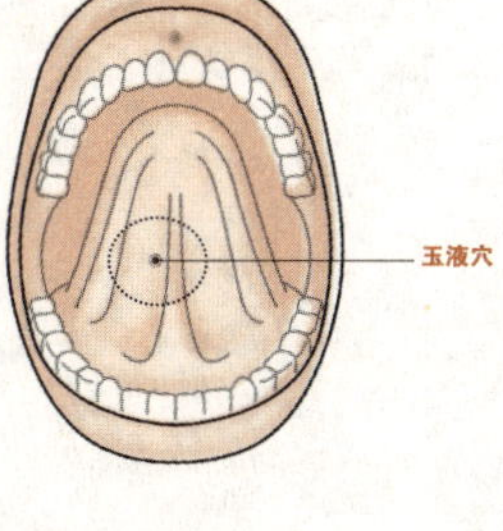

乳上穴

乳痈病痛及时了

部位：位于胸部，在锁骨中线上，第四肋间隙直上1寸处。

主治：乳痈、肋间神经痛。

功效：清热解毒，理气止痛。

精确取穴

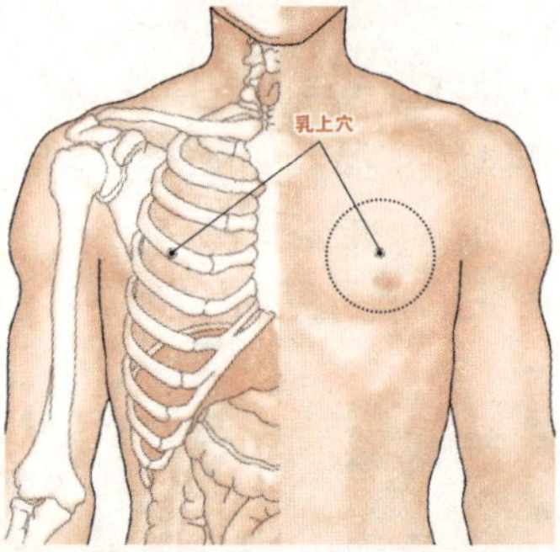

翳明穴

明目聪耳安心神

部位：在项部，当翳风后1寸。

主治：近视、远视、雀盲、早期白内障。

功效：明目聪耳，宁心安神。

精确取穴

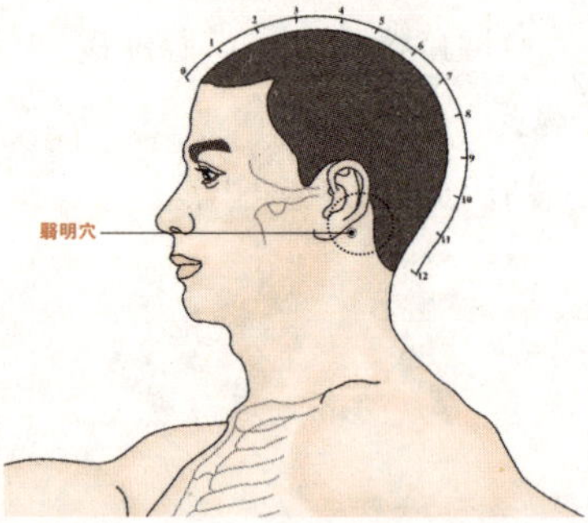

阑尾穴

消化不良找阑尾

部位： 足三里穴直下2寸，膝膑以下约5寸，胫骨前嵴外侧一横指处。

主治： 急慢性阑尾炎、消化不良、胃炎、下肢瘫痪。

功效： 清热解毒，化瘀通腑。

精确取穴

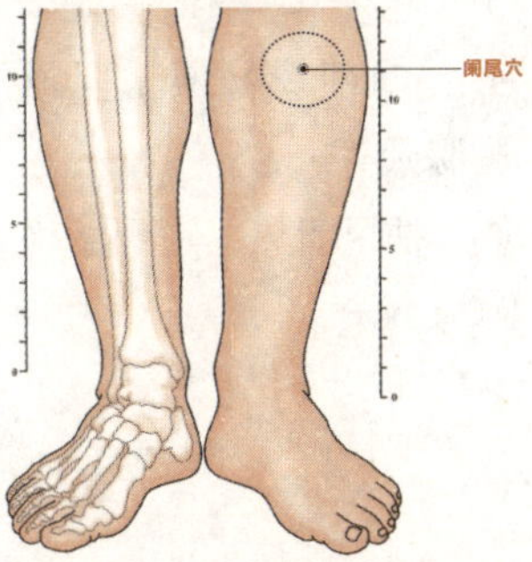

独阴穴

胃痛呕吐找独阴

部位： 在足第二趾的跖侧远侧趾间关节的中点。

主治： 胃痛、呕吐、月经不调、心绞痛。

功效： 调理冲任。

精确取穴

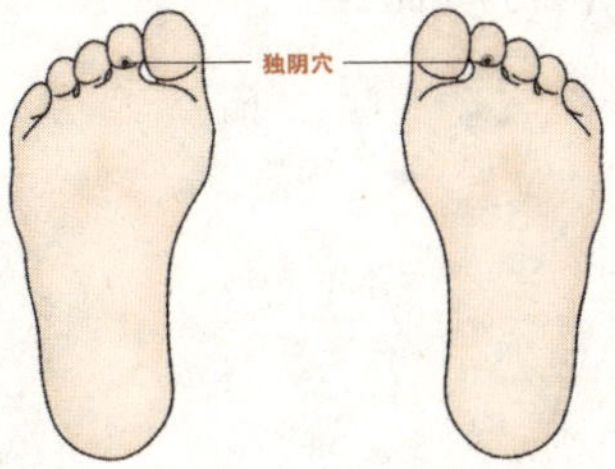

牵正穴

通经活络少不了

部位： 在面颊部，耳垂前方0.5寸，与耳中点相平处。

主治： 面神经麻痹、口疮、下牙痛、腮腺炎等。

功效： 祛风清热，通经活络。

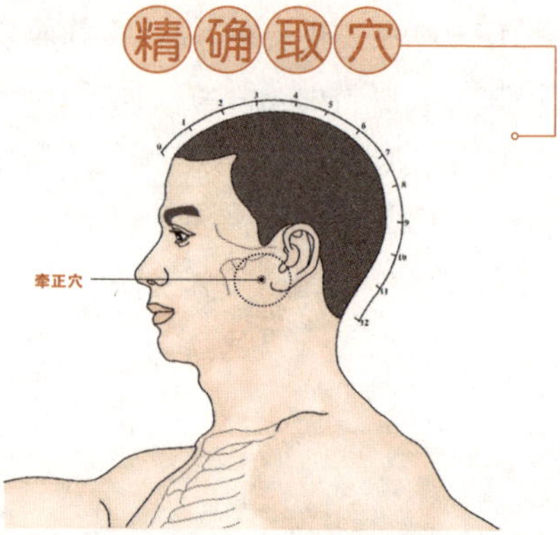

外踝尖穴

外踝尖穴治牙痛

部位： 在足外侧面，外踝的凸起处。

主治： 牙痛，腓肠肌痉挛。

功效： 舒筋活络。

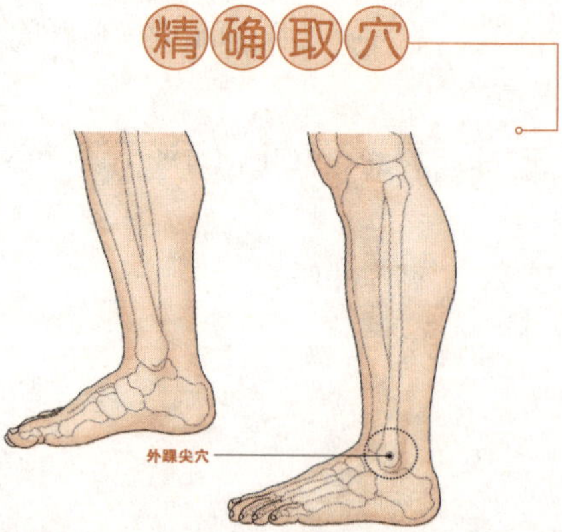

夹承浆穴

面部神经活力穴

部位： 在下颌部，当颏唇沟中点两旁开1寸处。

主治： 面神经麻痹、三叉神经痛、面肌痉挛、急性牙髓炎、牙龈炎等。

功效： 清热疏风。

精确取穴

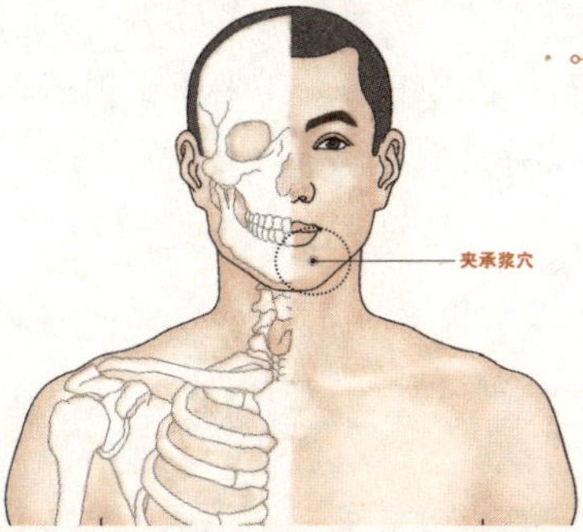

巨阙俞穴

肋间神经不再痛

部位： 在背部，位于第四、五胸椎棘突之间凹陷中。

主治： 支气管炎、支气管哮喘、肋间神经痛、失眠、心绞痛。

功效： 宁心安神，止咳平喘。

精确取穴

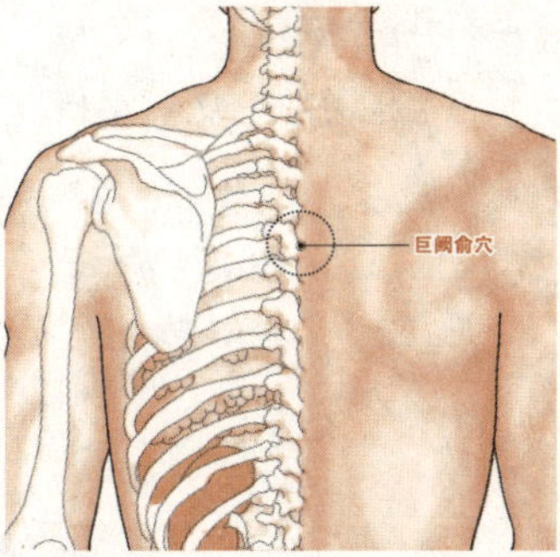

百虫窝穴

皮肤瘙痒特效穴

部位： 屈膝，在大腿内侧，髌底内侧端上3寸，(血海穴上1寸)。

主治： 蛔虫病、荨麻疹、风疹，皮肤瘙痒症、湿疹等。

功效： 祛风活血，驱虫止痒。

精确取穴

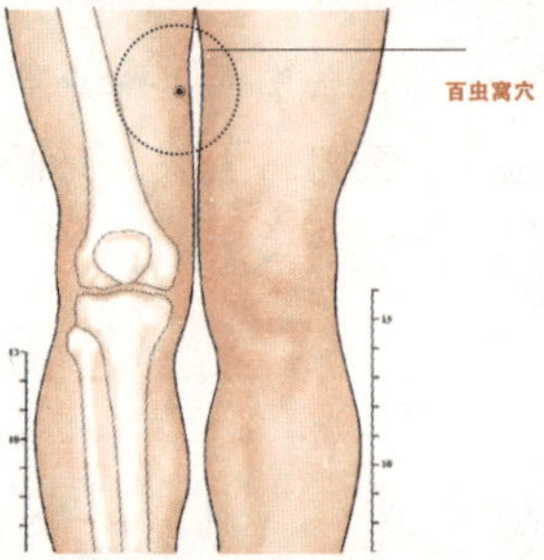

八邪穴

手指麻木按八邪

部位： 在手指背侧，微握拳，第一至第五指间，指蹼缘后方赤白肉际处，左右共8个穴位。

主治： 手指关节疾病、手指麻木、头痛、咽痛。

功效： 祛风通络，清热解毒。

精确取穴

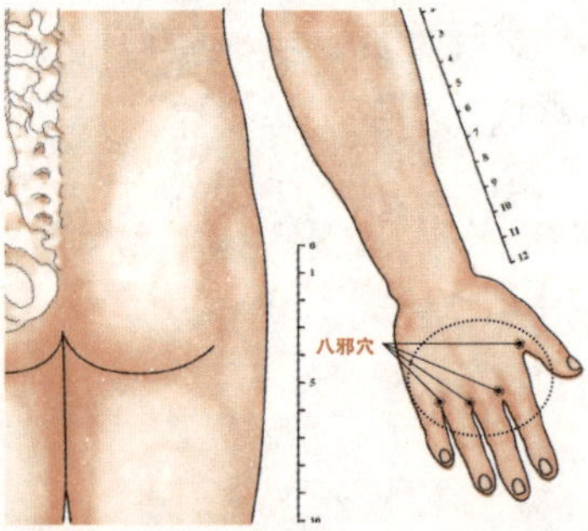

膝眼穴

关节炎症揉膝眼

部位： 屈膝，在髌韧带两侧凹陷处，在内侧的称内膝眼，在外侧的称外膝眼。

主治： 各种原因引起的膝关节病，髌骨软化症等。

功效： 活血通络，疏利关节。

精确取穴

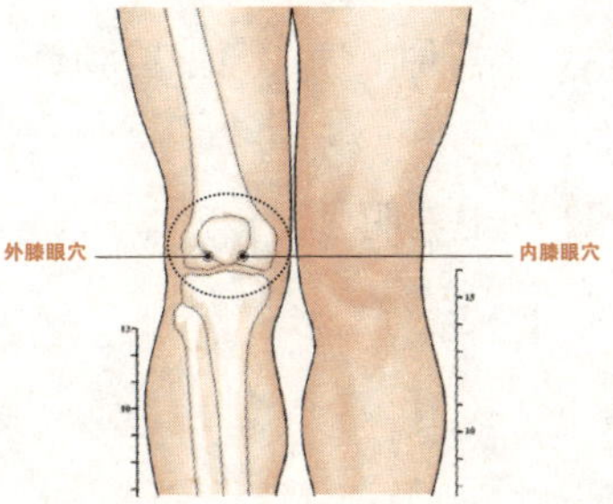

四缝穴

祛痰化积找四缝

部位： 在第二至第五指掌侧，近端指关节的中央，一侧4穴。

主治： 小儿疳积、腹泻、百日咳、气喘、咳嗽、蛔虫病等。

功效： 消食导滞，祛痰化积。

精确取穴

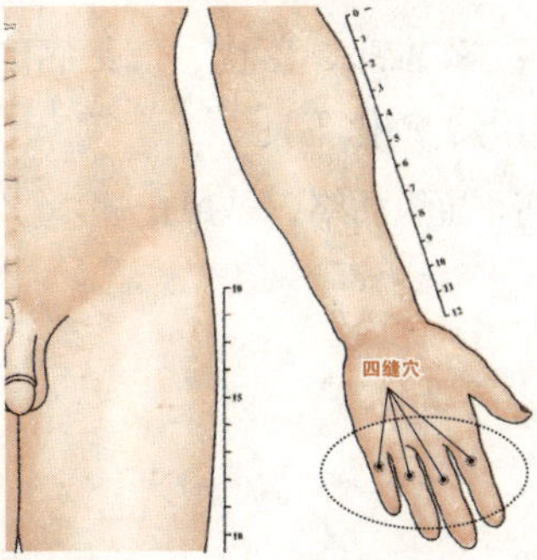

大骨空穴

明目养眼大骨空

部位： 在拇指背侧，指间关节的中点处。

主治： 各种眼病、急性胃肠炎、鼻出血。

功效： 退翼明目。

精确取穴

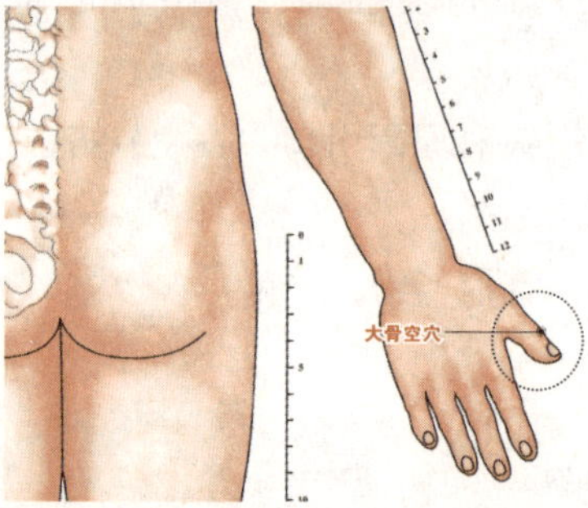

外劳宫穴

祛风止痛疗效好

部位： 在手背侧，第二、三掌骨之间，掌指关节后0.5寸。

主治： 颈椎病、落枕、偏头痛、腹痛、腹泻、消化不良。

功效： 通经活络，祛风止痛。

精确取穴

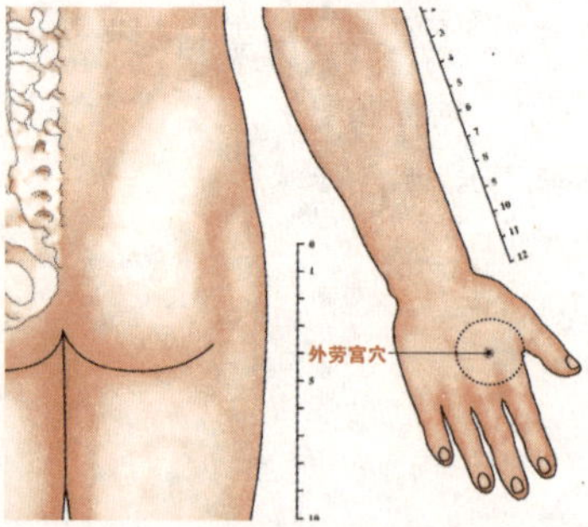